DIE VERLETZUNGEN

DER

SEHBAHNEN DES GEHIRNS

MIT BESONDERER BERÜCKSICHTIGUNG

DER KRIEGSVERLETZUNGEN

VON

PROF. DR. H. WILBRAND
AUGENARZT
OBERARZT AM KRANKENHAUSE EPPENDORF-
HAMBURG.

UND

PROF. DR. A. SAENGER
NERVENARZT
OBERARZT AM KRANKENHAUSE ST. GEORG-
HAMBURG.

MIT ZAHLREICHEN TEXTABBILDUNGEN.

WIESBADEN.

VERLAG VON J. F. BERGMANN.

1918.

ISBN 978-3-642-89436-7   ISBN 978-3-642-91292-4 (eBook)
DOI 10.1007/978-3-642-91292-4

Druck der König   Universitätsdruckerei H. Stürtz A. G. Würzburg.

Vorwort.

———

Da die Ausfallserscheinungen der Funktionen des Gehirns bei den Schuss-verletzungen des Schädels zur Zeit sowohl in praktischer, wie in theoretischer Hinsicht ein ganz besonderes Interesse beanspruchen, glaubten wir, speziell unseren militärischen Kollegen durch diese Arbeit, welche eine Erweiterung und Vermehrung des betr. Kapitels in dem VII. Bd. unserer Neurologie des Auges nach den jüngsten Erfahrungen und Beobachtungen darstellt, dien-lich sein zu können.

Hierbei möchten wir nicht verfehlen, der Medizinalabteilung des Kriegs-ministeriums unseren ergebensten Dank dafür auszusprechen, dass sie es einem von uns (S.) ermöglicht hat, auch Erfahrungen im Felde zu sammeln.

Leider hat sich die Drucklegung durch die besonderen Verhältnisse des Krieges verzögert.

Die Verfasser.

Systematisches Inhaltsverzeichnis.

Seite

Den Verletzungen der Sehbahnen des Gehirns hatte man schon im Frieden ein grosses Interesse entgegengebracht. Dasselbe ist gegenwärtig infolge der ausserordentlich häufigen Kopfschüsse in diesem Kriege noch gestiegen.

§ 1. Von den Netzhäuten ziehen die Sehnerven in konvergenter Richtung zum Chiasma, woselbst eine partielle Kreuzung der Sehnervenfasern stattfindet und zwar so, dass im rechten Tractus opticus die Fasern aus den beiden rechten, im linken Tractus diejenigen aus den linken Hälften der Netzhaut zusammen verlaufen. Jeder Tractus endigt in den gleichseitigen primären Sehcentren: das Corpus geniculatum laterale, der hintere Teil des Sehhügels und der vordere Vierhügel. Vom äusseren Kniehöcker zieht die Gratioletsche Sehstrahlung in die um die Fissura calcarina belegene mediane Fläche des Hinterhauptslappens in die Sehrinde.

Monokulare Sehstörungen sind für Läsionen des Sehnerven charakteristisch mit Ausnahme des nachher zu besprechenden temporalen Halbmondes.

Bitemporale Hemianopsieformen sind für Chiasmaaffektionen kennzeichnend.

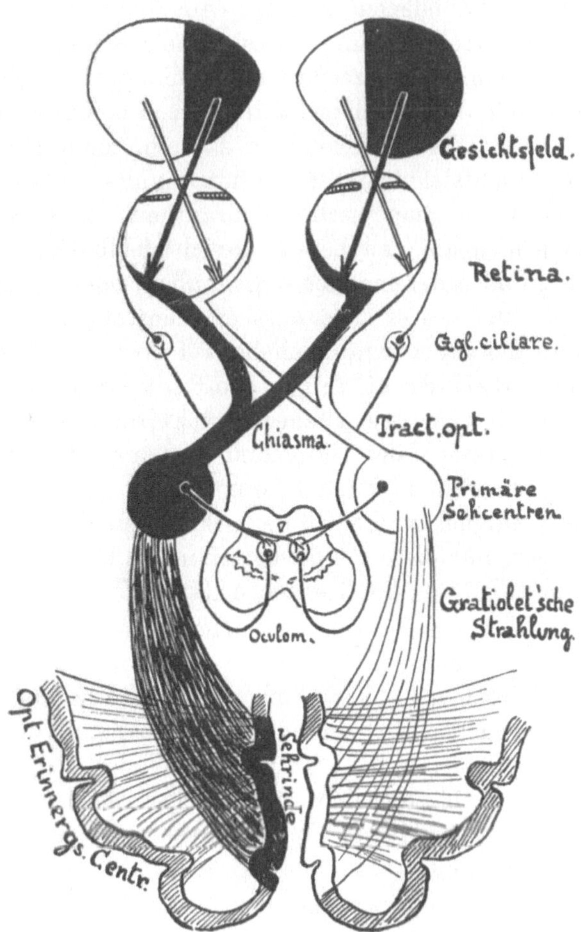

Fig. 1.

Sehbahn und Pupillenreflexbahn nach Bing.

Die homonyme Hemianopsie entsteht durch organisch bedingte Veränderungen vom Chiasma an bis zum kortikalen Sehcentrum.

§ 2. Unter homonymer Hemianopsie verstehen wir gleichzeitig entstandene und auf den gleichnamigen Gesichtsfeldhälften eines jeden Auges gelegene Defekte, welche durch eine einheitliche einseitige, oder durch eine doppelseitige Läsion der optischen Hemisphärenbahn zwischen Chiasma und dem kortikalen Sehcentrum, letzteres mit eingeschlossen, hervorgerufen worden sind.

Unter typischer homonymer Hemianopsie verstehen wir einen gleichzeitig entstandenen kompleten und absoluten[1]) Ausfall entweder der rechten, oder der linken Gesichtsfeldhälften beider Augen.

Wenn die Bezeichnung Hemianopsie auch „Halbnichtsehen" bedeutet, so braucht dabei doch nicht die ganze homonyme Gesichtsfeldhälfte eines jeden Auges in Wegfall gekommen zu sein, sondern es können allerlei Modalitäten der Gesichtsfelddefekte: wie homonyme-hemianopische centrale Skotome, oder homonym-hemianopische Quadranthemianopsien etc. dabei auftreten, Defekte, die jedoch auf den beiden Gesichtsfeldhälften an symmetrischen Stellen gelegen und untereinander sehr ähnlich, oder kongruent sein müssen. Nur sehr selten ereignet es sich, dass ein centralwärts vom Chiasma in der optischen Bahn gelegener Krankheitsherd lediglich den peripheren temporalen Gesichtsfeldrest (Fig. 1) o RD v RS o resp. O R′Sv R′D o des gegenliegenden Auges ausser Funktion setzt. Dieser Gesichtsfeldrest, peripherer „temporaler Halbmond" genannt, bleibt im binokularen Gesichtsfelde von den sich deckenden homonymen Gesichtsfeldhälften ausgeschlossen und steht lediglich zu Fasern des gekreuzten Faszikels in Beziehung. Ein doppelseitiger, nur diese Partie betreffender Herd würde im binokulären Gesichtsfelde (Fig. 1a) die Grenzen o RD v R′S o übrig lassen.

Was die Bezeichnung „Hemianopsie" anbelangt, so ist dieselbe zweckentsprechender, als die frühere „Hemiopie". Diese letzterwähnte Bezeichnung — Halbsehen — bezog man auf die erhalten gebliebene Funktion der entsprechenden Netzhauthälften, so dass z. B. als mit rechtsseitiger homonymer Hemiopie behaftet ein Kranker angesehen wurde, der nur noch mit den rechten Netzhauthälften eines jeden Auges sehen konnte, während die rechten Gesichtsfeldhälften in Wegfall gekommen waren. Mit der Bezeichnung „Hemianopsie" weisen wir dagegen direkt auf den Ort der gestörten Funktion hin.

Es ist merkwürdig, dass einem so häufigen, so auffälligen und so wichtigen Symptom, wie der homonymen Hemianopsie erst seit den siebenziger Jahren des vorigen Jahrhunderts die allgemeine Aufmerksamkeit zuteil geworden ist. Der Grund für diese bedeutsame Erscheinung lag wohl hauptsächlich in der Vernachlässigung der perimetrischen Untersuchung und in der Leichtgläubigkeit der Ärzte den Patienten gegenüber. Denn die meisten

---

[1]) Komplet wegen des Ausfalls der ganzen Fläche der homonymen Hälften, absolut weil jegliche Licht- und Farbenempfindung darin in Wegfall gekommen ist.

mit homonymer Hemianopsie Behafteten, und zumal solche, die ihre Augen nicht einzeln zu prüfen pflegen, machen die Angabe, auf dem Auge der Seite des Gesichtsfeldausfalles nicht sehen zu können. Ja selbst manche Kranke, die man durch die monokulare Untersuchung auf das Behaftetsein mit Halbsehen aufmerksam gemacht hat, beharren doch bei ihrem anfänglichen Glauben, nur mit dem einen Auge nicht sehen zu können. Es ist eben einmal in einem Teile des mindergebildeten Publikums der Wahn verbreitet, mit dem rechten Auge sähe man die rechte und mit dem linken Auge die linke Seite der Gegenstände.

Wenn ferner auch der komplete Ausfall der homonymen Gesichtsfeldhälften eine krankhafte Erscheinung darstellt, die den meisten Patienten als eine grobe Orientierungsstörung ohne weiteres auffällig wird, so ist dies

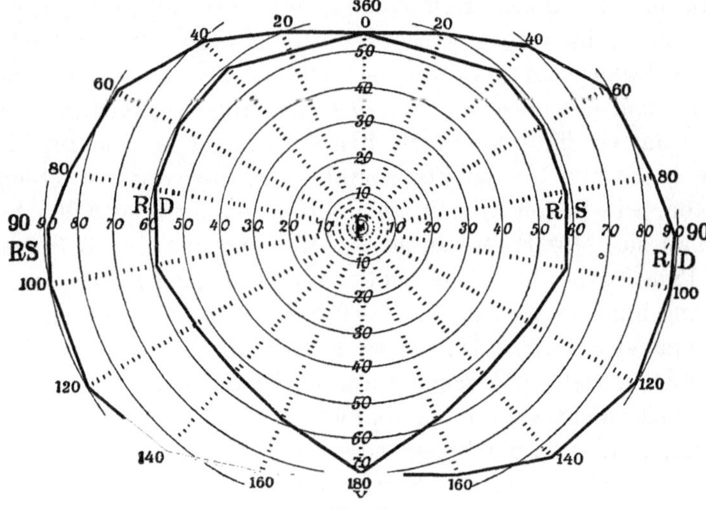

Fig. 1 a.

Das binokulare Gesichtsfeld nach Förster.

bei den inkompleten Hemianopsien meist nicht der Fall. Hier ist die Hemianopsie ein Symptom, nach welchem gesucht werden muss. Noch mehr gilt dies für die reinen Farbenhemianopsien kompleten oder inkompleten Charakters. Erst durch die Entwickelung der cerebralen Lokalisationslehre hat man der Hemianopsie die gebührende Aufmerksamkeit zuteil werden lassen. Jetzt ist sie eines der wichtigsten und für die Lokalisation bedeutungsvollsten Symptome unter den Gehirnkrankheiten. Denn auf ihr basierende, exakt vorgenommene Funktionsprüfungen geben uns feststehende Marksteine auf der Bahn der Erkenntnis, gegen welche die nie einwandfreien Tierexperimente und die kaum einwandfreien anatomischen Untersuchungen an beweisender Kraft weit zurückstehen. Hierbei müssen wir aber immer betonen, dass der bleibende Gesichtsfelddefekt nur durch die zerstörten Leitungs- und Rindenelemente, und die Grösse der hemianopischen Gesichtsfelddefekte durch die Anzahl der zerstörten leitenden oder empfindenden Elemente bewirkt wird. Die Frage über die Organisation des Sehcentrums gehört, wie Henschen sagt, zu den wichtigsten Problemen der cerebralen Forschung, und zwar sowohl von anatomischen und physiologischen, wie von klinischen und psychologischen Gesichtspunkten aus. Eine sichere Kenntnis von der Organisation des Sehcentrums ist die unabweisliche Vorbedingung eines weiteren Fortschreitens zu einer tieferen Auffassung der Tätigkeit des Gehirns.

§ 3. Bezüglich der ausgefallenen Gesichtsfeldhälften in ihrem Verhältnisse zu der erkrankten Hemisphäre kann man sich sehr leicht orientieren, wenn man bedenkt, dass die linke Hemisphäre mit den linken Netzhauthälften und die rechte Hemisphäre mit den rechten Netzhauthälften eines jeden Auges in Verbindung steht. Zufolge der Projektion nach aussen muss daher bei der rechtsseitigen homonymen Hemianopsie der Herd im linken Tractus resp. in der linken Hemisphäre, und bei der linksseitigen homonymen Hemianopsie im rechten Tractus resp. in der rechten optischen Hemisphärenbahn gelegen sein. Damit ist auch dem physiologischen Gesetze der Kreuzung, dem die übrigen Nervenbahnen unterworfen sind, Genüge geleistet. Denn da wir für gewöhnlich binokular sehen, und im binokularen Gesichtsfelde (siehe Fig. 1a) der Fixierpunkt und die vertikale Trennungslinie für die rechten, wie linken Gesichtsfeldhälften gemeinschaftlich ist, so sehen wir, wenn man sich die Fortsetzung der Medianebene des Körpers auf den binokularen Fixationspunkt gelegt denkt, alles was nach rechts von der vertikalen Trennungslinie im binokularen Gesichtsfelde gelegen ist, mit der linken Hemisphäre und vice versa. Darum sind auch mit homonymer Hemianopsie erkrankte Personen viel schlimmer daran, als Einäugige, denn sie haben trotz ihrer zwei Augen eigentlich nur ein halbes, weil ihr binokulares Gesichtsfeld hart am Fixierpunkt nach der linken oder rechten Seite in Wegfall gekommen ist. Dieser Umstand ist bei der Bestimmung einer eventuellen Unfallsrente in Betracht zu ziehen.

§ 4. Bei der langen Strecke der optischen Leitung vom Chiasma bis zum kortikalen Sehcentrum in der Gegend der Fissura calcarina können die optischen Bahnen leicht direkt und indirekt durch Krankheitsherde in Mitleidenschaft gezogen werden. Darum bildet auch die homonyme Hemianopsie bei dem anatomisch bekannten Verlaufe der visuellen Bahnen[1] ein höchst wichtiges Symptom für die Lokalisation von Herden im Gehirn, oder an der Schädelbasis. Die homonyme Hemianopsie ist eine Herderscheinung und ist demnach stets abhängig von einer organischen Läsion. Als Folge rein funktionell nervöser Zustände im Sinne der Hysterie wird die homonyme Hemianopsie nie beobachtet, wohl aber beobachten wir, namentlich auch nach Schussverletzungen des Gehirns, eine konzentrische Einschränkung der erhalten gebliebenen homonymen Gesichtsfeldhälften, als rein funktionelles Symptom einer allgemeinen Angegriffenheit des Gehirns.

---

[1] Siehe Fig. 1.

Die Diagnose der homonymen Hemianopsie im allgemeinen.

Die Wichtigkeit der perimetrischen Untersuchung.

§ 5. Die Diagnose der homonymen Hemianopsie beruht auf dem Nachweis gleichzeitig aufgetretener, kongruenter oder sehr ähnlicher Gesichtsfelddefekte auf den homonymen Gesichtsfeldhälften beider Augen, ganz unabhängig davon, ob die ganzen homonymen Gesichtsfeldhälften in Wegfall gekommen sind, oder nur Teile derselben resp. ob ein absoluter, oder nur relativer Ausfall der Sehqualitäten in denselben stattgefunden hat.

Die Diagnose der typischen kompleten und absoluten homonymen Hemianopsie macht im allgemeinen keine Schwierigkeiten. Man kann das Vorhandensein derselben leicht schon dadurch feststellen, dass der Untersucher sein eines Auge vom Patienten fixieren lässt und beobachtet, ob Handbewegungen in der rechten und linken Seite von dem Erkrankten erkannt werden, oder nicht. Ohne Untersuchung darf man sich aber nicht auf die Aussagen des Patienten allein verlassen, weil dieselben häufig angeben, rechts erblindet zu sein, wenn rechtsseitige homonyme Hemianopsie besteht und vica versa.

Während bei Kranken mit nicht ganz intaktem Sensorium diese Untersuchungsmethode den einzigen reellen Nachweis für eine vorhandene Hemianopsie liefert, ist aber sonst unter allen Umständen die Forderung auf eine genaue perimetrische Untersuchung von geübter Seite zu verlangen.

Der Anforderung einer genauesten perimetrischen Prüfung stehen jedoch bei einzelnen Fällen unüberwindbare technische Schwierigkeiten entgegen, die teils wegen des Alters des Patienten, teils wegen der psychischen und nervösen Zustände desselben nicht zu beheben sind.

Bei frischen Schädelschüssen mit Bewusstseinstrübung benutzt man den Blinzelreflex zur Feststellung der in Ausfall gekommenen Gesichtsfeldhälften. Man führt ein Licht nicht zu nahe vor dem Gesichte des Patienten zur Vermeidung des sensiblen Reizes (wegen der Wärme und der Luftbewegung) von der einen Seite her plötzlich ins Gesichtsfeld und beobachtet den reflektorischen Lidschluss. Diejenige Gesichtsfeldhälfte, innerhalb deren diese Reflexbewegung unterbleibt, entspricht der ausser Funktion gesetzten gegenüberliegenden Retinalhälfte des gleichen Auges. Da bei bewusstlosen Patienten die Augen meist ruhig stehen, braucht man für eine ruhige Fixation nicht zu sorgen. Am zweckmässigsten benützt man zu dieser Untersuchungsmethode eine elektrische Birne, welche im halbdunklen Zimmer plötzlich zum Glühen gebracht wird. Durch häufige wiederholte Untersuchungen wird man auf diese Weise über das Vorhandensein grösserer Defekte schon ins klare kommen.

Die Hemianopsie überhaupt ist ein Symptom, das sich meist dem Patienten nicht aufdrängt, sondern auf das in vielen Fällen gefahndet werden muss, denn die Störungen, welche die hemianopischen Defekte bewirken, stehen nicht in dem festen Verhältnis zu dem Umfang des Defektes, sondern hauptsächlich zu ihrer Lage zum Fixierpunkt. Da bei kleinen centralen homonym-hemianopischen Defekten die Orientierung im Raume durchaus frei bleibt, so werden, wenn nicht besonders danach gesucht wird, solche Gesichtsfelddefekte leicht übersehen. Das gleiche bezieht sich auf schmale sektorenförmige und periphere homonym-hemianopische Defekte.

Wie aus den folgenden Fällen ersichtlich ist, äussert sich die inkomplete homonyme Hemianopsie in einer grossen Mannigfaltigkeit von Defektformen, sowohl als einfache, als auch als doppelseitige Hemianopsie, bei welchen keine Stelle der homonymen Hälften von grösseren oder kleineren partiellen Defekten (Skotomen, sektorenförmigen Defekten, Quadranthemianopsien) verschont bleibt. Das Gegenstück hierzu bilden die an symmetrischen Stellen der homonymen Gesichtsfeldhälften gelegenen inselförmigen Gesichtsfeldreste (makuläre und periphere inselförmige Gesichtsfeldreste).

Die homonyme Hemianopsie nach Schädeltraumen.

§ 6. Becké (1) stellte aus der Literatur der letzten zehn Jahre (1903) 175 Fälle von Erkrankungen des Hinterhauptslappens zusammen, darunter 151 mit Hemianopsie. Die 175 Fälle waren 20 mal durch Trauma, 45 mal durch Tumoren und 110 mal durch Erweichungsherde und Abscesse entstanden.

Unter 20 Fällen traumatischer Erkrankungen waren

18 mal Hemianopsie,
3 „ Erblindung,
3 „ Stauungspapille,
5 „ Gesichtshalluzinationen,
1 „ Alexie,
1 „ optische Aphasie,
1 „ Seelenblindheit,
1 „ konjugierte Augenablenkung,
5 „ Kopfschmerz,
3 „ Hemiplegie und Hemianästhesie

beobachtet worden.

Die durch Traumen hervorgerufene homonyme Hemianopsie unterscheiden wir bezüglich der Sehstörungen in einfache und doppelseitige homonyme Hemianopsie, bezüglich des mechanischen Momentes

a) in Frakturen nach Einwirkung stumpfer Gewalt,
b) in posttraumatische Spätapoplexien,
c) in Verletzungen durch Instrumente und
d) in Schussverletzungen.

a) Frakturen nach Einwirkung stumpfer Gewalt auf den Schädel.

§ 7. In Friedenszeiten sind von äusseren auf das Gehirn einwirkenden und homonyme Hemianopsie erzeugenden Traumen die komplizierten Schädelfrakturen am häufigsten. Dabei stellen die auf den hinteren Abschnitt des Schädels einwirkenden Traumen das hauptsächlichste Kontingent. So betrafen unter 40 in diesem Abschnitt angeführten Fällen von Schädelfraktur nach Einwirkung stumpfer Gewalt:

19 Fälle den Hinterkopf,
9 „ die Gegend des Scheitels und Hinterkopfs,
2 „ „ Schläfenbeingegend,
2 „ „ Scheitelbeingegend,
1 Fall die Stirn,
bei 7 Fällen war keine genauere Lokalisation angegeben.

An der Stelle der Zertrümmerung findet sich eine blutige Infiltration des Gewebes, alle Stadien einer Enzephalitis und nicht selten im weiteren Verlaufe Abscessbildung, wie in den folgenden Beobachtungen:

Marchand-Stauffer-Schmidt-Rimpler (2). Patient 33 Jahre alt. Komplizierte Splitterfraktur des hinteren Teils des rechten Scheitelbeines, Fieber, Trepanation, ein Gehirnabscess inzidiert, Eiter entleert. Paralyse der linken Seite. Besserung. Nachher frei von Lähmungen und centralen Störungen. Drei Jahre später: Schwindelgefühl, Vergesslichkeit. Rechts Papille in der temporalen Hälfte etwas blass. Linkes Auge infolge von Leukom nach Trauma erblindet. Linksseitige homonyme Hemianopsie. Fünf Jahre später Lungenschwindsucht; epileptiforme Anfälle. Tod.

Sektion: Der Defekt des rechten Hinterhauptslappens, welcher die Hemianopsie hervorgerufen hatte, hatte die ganze Fläche desselben, insbesondere den Cuneus, sowie die angrenzenden Teile der Konvexität der unteren Fläche zerstört.

Uthoff (3) teilt einen Fall von traumatischem akutem Hirnabscess mit rechtsseitiger homonymer Hemianopsie und Gesichtshalluzinationen mit, dadurch entstanden, daß ein herabfallender Mauerstein die linke Hinterhauptsgegend verletzt hatte. Der ophth. Befund war negativ. Sehschärfe, Augenbewegungen und Pupillenreaktion erschienen normal. Gesichtshalluzinationen traten von Zeit zu Zeit auf und verschwanden dann wieder. Die Gesichtshalluzinationen wurden immer nach rechts in die beiden Gesichtsfeldhälften verlegt und überschritten nicht die vertikale Mittellinie, zugleich erfolgten sie immer in den vor dem Kranken befindlichen Raum. Zeitweise bestand das Bild der typischen Stauungspapille, die später nach der Operation des Hirnabscesses zurückging.

Die Autopsie ergab schliesslich einen sehr grossen Abscess des linken Okzipitallappens, der die Sehstrahlungen bis zur inneren Kapsel zerstört und auch die Rinde in der Gegend des Sehcentrums in Mitleidenschaft gezogen hatte.

Pontoppidan (4). 37jähriger Arbeiter. Fraktur mit Depression in der rechten Ohrgegend. Abmeisselung. Abscess: komplete linksseitige Hemianopsie, dann linksseitige Hemiplegie. Die rechte Hemisphäre zeigte sich bei der Sektion zum grössten Teile zerstört, zum Teil mit Abscessen und Narben durchsetzt.

Uthoff (5). Schwere Verletzung des Hinterhauptbeines in der Form einer Depression nach links von der Mittellinie. Rechtsseitige homonyme Hemianopsie. Entfernung des Knochenstückes, und bei Einschnitt der Dura, von 6 ccm Eiter mit Blut. Später rechtsseitige motorische und sensible Parese, Ataxie der rechten Hand, Benommenheit, sowie Zeichen sensorischer Aphasie. Doppelseitige Stauungspapille. Entleerung des Eiters aus dem Gehirn mit Besserung. Exitus. Narbe auf dem Okzipitallappen links mit Fistelbildung. Im hinteren Teile des linken Temporallappens und des vorderen Teiles des Okzipitallappens ein grösserer chronischer Abscess mit ausgedehnter sekundärer Enzephalitis jüngeren Datums.

Anschütz (6) berichtete über eine Verletzung der linken Hinterhauptsgegend durch einen herabfallenden Ziegelstein bei einem 33jährigen Steinträger. Bewusstlosigkeit, rechtsseitige homonyme Hemianopsie und in den erblindeten Hälften Lichterscheinungen etc. (Tiere, Nebel, Sterne, eine grosse Frau, Hunde, Katzen, Soldat). Tags darauf Fieber. Es fand sich eine Depressionsfraktur des Schädeldaches und ein Hirnabscess. Besserung durch Tamponade.

Bonhoeffer (7) beobachtete eine Zertrümmerung des Hinterhauptsbeines mit Verletzung des linken Okzipitallappens. Es fand sich rechtsseitige homonyme Hemianopsie, vorübergehende rechtsseitige hemianopische Gesichtshalluzinationen und eine kurzdauernde Orientierungsstörung. Als dauerndes Herdsymptom blieb die linksseitige Hemianopsie bestehen. Einige Monate später traten, gleichzeitig mit allgemeinen Hirndruckerscheinungen, aphasische Symptome, sowie motorische und sensible Hemiparese auf. Trepanation: Entleerung des Abscesses. Wiederherstellung des alten Status mit linksseitiger homonymer Hemianopsie. Verschlimmerung. Zweite Trepanation. Tod.

Sektion: Von der Verletzungsstelle nahe dem Pol des Hinterhauptslappens gelangt man links bis zur Tiefe von 6 cm in eine schmale Höhle, die dem ursprünglichen Wundkanal entspricht. Nicht direkt mit dem Kanale kommunizierend, jedoch durch kein gesundes Gewebe von ihm getrennt, gelangt man in eine mindestens hühnereigrosse Abscesshöhle. Die ganze Umgebung des Abscessackes befindet sich in frischer Erweichung. Die Erweichung erstreckt sich über einen grossen Teil der Okzipitalwindung und nach vorne bis zum hinteren Ende der zweiten und dritten Schläfenwindung und umfasst ihr Marklager. Der Abscesssack liegt lateralwärts vom Hinterhorn. Zerstört, zum Teil nur verdrängt, ist die Sehstrahlung, das untere Längsbündel, das Marklager der Angular- und zum Teil auch der Marginalwindung.

Tauber (8) berichtet über eine Trepanation, ausgeführt bei einem Manne, der nach einem vor einigen Monaten erhaltenen Schlage auf das linke Scheitelbein die Erscheinungen der Rindenepilepsie, des Hirndruckes und einer rechtsseitigen homonymen Hemianopsie darbot. Bei der Trepanation wurde eine pigmentierte Rindenpartie ausgelöffelt. Zwei Monate darauf erfolgte der Tod. Es fand sich $1^1/_2$ cm unter der operierten Stelle ein 40 ccm Eiter enthaltender Abscess.

Regulski (9). 19jähriger Knabe. Steinwurf gegen das Hinterhaupt; jauchige Wunde im hinteren oberen Winkel des Os parietale. Linksseitige, fast komplete homonyme Hemianopsie. Blosslegung der Wunde. Fissuren und Entfernung eines Knochensplitters. Wegen Zunahme der cerebralen Erscheinungen erneute Operation mit Entleerung eines Abscesses. Besserung. Polyurie. Rückgang der homonymen Hemianopsie bis auf einen peripheren Defekt, hauptsächlich im unteren Quadranten. Der Abscess hatte offenbar die Sehstrahlungen in der Tiefe unter der Gegend des Gyrus angularis getroffen.

Alt (10). 49 Jahre alter Mann. Einen Monat nach einem Schlag auf die linke Seite des Kopfes hinter dem Ohr entstand Kopfweh mit Anschwellung des äusseren Gehörganges und Ödem des Processus mastoideus. Inzision des Trommelfelles. Fliessen von Eiter während längerer Zeit. Gedächtnisschwäche. Amnestische Aphasie. Komplete rechtsseitige Hemianopsie.

Sektion: Grosse mit Eiter gefüllte Höhle zwischen Dura und Schädeldach, entsprechend der Stelle des Schlages. Diese Höhle steht in Verbindung mit einem nussgrossen, im Okzipitallappen gelegenen Abscesses, welcher nur von einer dünnen Lage der Rinde bedeckt ist.

Janeway (11) berichtet über einen Fall von einem grossen Hirnabscess, welcher die Marksubstanz fast des ganzen rechten Hinterhauptslappens einnahm und nicht ganz bis an die Oberfläche reichte. Sechs Wochen nach einer Kopfverletzung mit nachgefolgter Eiterung und Erysipel hatten sich linksseitige Hemiparese und unvollständige Hemianästhesie, linksseitige homonyme Hemianopsie und Stauungspapille entwickelt.

Lewick (12). 40jähriger Musiker. Im Mai und Juni 1865 leichte Schläge auf den Kopf. Im Juli und August Kopfweh, Schwindel und Schlafsucht. Hemianopsia homonyma sinistra (11 Tage vor dem Tode). Koma im achten Monat nach dem Trauma. Im rechten Okzipitallappen ein grosser Abscess.

Beevor und Horsley (13) veröffentlichten einen Fall von Verletzung (12jähriger Knabe) des Hinterkopfes durch einen Pferdehufschlag. Ophth. fand sich eine doppelseitige Stauungspapille und funktionell eine rechtsseitige gleichseitige Hemianopsie. Es wurde die Diagnose auf einen Abscess im linken Gyrus angularis gestellt, was sich bei der

Trepanation als richtig erwies. Der tödliche Ausgang erfolgte durch den sich wiederholenden Prolapsus cerebri.

Lexer (14) stellte einen Patienten geheilt vor, der nach schwerer, unter Fistelbildung geheilter Schädelverletzung (1900) im Jahre 1901 von ihm wegen Hirnabscesses operiert wurde. Der Abscess führte tief in den Okzipitallappen hinein und heilte infolgedessen unter Ausfallserscheinungen aus: Hemianopsie, Fazialis-Akustikuslähmung. Der Schädeldefekt ist knöchern verschlossen; die Heilung besteht seit 1902.

Über eine isolierte Tractushemianopsie ohne Beteiligung des Chiasmas nach Einwirkung stumpfer Gewalt auf den Schädel liegen bis jetzt keine Sektionsbefunde vor. In der folgenden Beobachtung war offenbar zugleich ein Schädelbasisbruch vorhanden, der die Blutung aus der Nase zur Folge hatte, während das die homonyme Hemianopsie verursachende Moment vielleicht auf einer durch das Trauma geweckten Lues beruhte:

Hessberg (15) sah bei einem 42jährigen Arbeiter nach einem Sturz auf den Hinterkopf, der von Bewusstlosigkeit und Blutung aus der Nase gefolgt war, eine homonyme rechtsseitige Hemianopsie, Anisokorie, L. > R., Lichtreaktion erhalten, beiderseits normale Papillen. Drei Wochen später fand sich eine typische reflektorische Pupillenstarre mit geringer Entzündung der Papillen. R. S = $^6/_{10}$; L. S = $^6/_8$. Das Gesichtsfeld besserte sich im Verlauf, behielt aber den homonymen Charakter. Auch eine spastische Hemiplegie der rechten Seite, die anfangs bestanden hatte, ging ziemlich rasch zurück. Wassermann positiv.

§ 8. Was die Einwirkungen des Traumas auf die Gehirnsubstanz bei den Schädeltraumen anbelangt, so sind dieselben je nach der Intensität des Traumas und des Widerstandes der Schädelknochen verschieden.

So finden wir in der folgenden Gruppe von Fällen eine Depression der letzteren:

Hirschberg (16), Fall 1. Verletzung des Hinterkopfes mit Eindrückung des oberen Teiles des Hinterhauptsbeines, rechtsseitige homonyme Hemianopsie, linksseitige Taubheit und Fazialisparese.

Peters (17) fand bei einem 29jährigen Manne, der im Alter von neun Monaten eine Schädelfraktur mit Depression in der linken Hinterhauptsgegend erlitten hatte, rechtsseitige komplete homonyme Hemianopsie bei normaler Sehschärfe links und rechts = $^1/_5$, sowie ophthalmoskopisch Atrophie der gekreuzten Bündel.

De Beck (18) berichtet über einen Fall von Erblindung bzw. Herabsetzung des Sehvermögens auf Lichtempfindung nach Schädelfraktur (Gegend des rechten Scheitel- und Hinterhauptsbeines). Ophth. beiderseits Stauungspapille. Nach Entfernung der eingedrückten Knochen und von Blutgerinnseln nach Eröffnung der Dura verlor sich allmählich die Stauungspapille und stieg das Sehvermögen. Dabei zeigte der Sehnerv mehr und mehr ein normales Aussehen. Die Erblindung wird als eine kortikale bezeichnet.

In Ewetzkys Falle (19) erfolgte in einem Alter von 30 Wochen eine Verletzung des Kopfes durch einen Hufschlag. Im 13. Lebensjahre wurde eine Herabsetzung des Sehvermögens auf Fingerzählen in 5 m konstatiert, sowie eine linksseitige Hemianopsie und eine starke Einengung der rechtsseitigen Gesichtsfeldhälften. Ophth. fanden sich nur die Netzhautgefässe von weissen Streifen umsäumt. Von Zeit zu Zeit traten epileptische Anfälle auf. Es fanden sich am Hinterhauptsbein und am Os parietale Vertiefungen und Unregelmässigkeiten.

Heuse (20). Rechtsseitige homonyme Hemianopsie nach Fall auf den Kopf. Es bestand hier ein tiefes Dunkelheitsskotom. Am Schädel fanden sich kolossale Depressionen der Knochen, die Ossa parietalia zeigten eine tiefe hufeisenförmige Rinne, welche bis in das linke Hinterhauptsbein zu verfolgen war. Die Dunkelheit des Skotoms nahm ab.

Philipps (21). Rechtsseitige homonyme Hemianopsie nach Depression gerade unterhalb des hinteren oberen Winkels des Schädelbeines. Gesichtshalluzinationen.

Über Splitterfrakturen mit Verletzung, oder Blosslegung der Gehirnsubstanz berichten:

Gelpke (22) untersuchte einen Fall von völliger Splitterfraktur des linken Hinterhauptsbeines, einer teilweisen Läsion des linken Parieto-Okzipitalbeines, einer völligen Zertrümmerung der unteren Windungen des linken Okzipitallappens (Cuneus). Es fand sich eine leichtere Form von amnestischer Aphasie und Störungen in dem Orientierungsvermögen, eine normale Sehschärfe mit ophth. normalem Augenspiegelbefund, normale Pupillenreaktion, Alexie und rechtsseitige gleichseitige Hemianopsie mit bedeutender Einschränkung der linken beiden Gesichtsfeldhälften für den Formensinn, dagegen geringere für den Lichtsinn. In noch höherem Grade war dies bei den Grenzen der einzelnen Farben der Fall.

Hughes (23) berichtete über einen Fall von komplizierter Fraktur des Schädels in der Okzipitalgegend, in welchem zwei grosse Knochenstücke gehoben und entfernt wurden. Ein sehr bedeutender Verlust von Gehirnmasse war entstanden. Der Kranke genas bis auf das Sehvermögen in vollkommener Weise. Eine homonyme Hemianopsie nach rechts war übrig geblieben. Augenspiegelbefund normal.

Willet (24) beobachtete eine rechtsseitige homonyme Hemianopsie mit hemianopischer Pupillenreaktion bei einer Fraktur der linken Hinterhauptsgegend und Blosslegung von Gehirnsubstanz.

Resnikow und Davidenko (25) beobachteten in einem Falle von Schädel- und Gehirnverletzung infolge Läsion des linken Gyrus angularis rechtsseitige gleichseitige Hemianopsie, Erweiterung der rechten Pupille, Abblassung der linken Papillenhälften, Ataxie und stereognostische Störung in den rechten Extremitäten, sowie Aphasie.

Eigene Beobachtung: N. O., einem 30jährigen Schauermann, war ein schwerer Ladebaum auf den Kopf gefallen. Über dem Hinterhauptsbein ein kinderfaustgrosser Substanzverlust (komplizierte Splitterfraktur). Die Querwunde war 17 cm lang, die Vertikalwunde 8 cm. Anfangs blind; dann blieb dauernd ein makulärer Gesichtsfeldrest zurück (vgl. Fig. 2). Gedächtnisschwäche. Optische Aphasie und Alexie. Hochgradige Orientierungsstörung. Sehschärfe normal.

Wickel (26) berichtet über einen Fall von linksseitiger gleichseitiger Hemianopsie nach Trauma. Die Verletzung, welche den jetzt 11jährigen Kranken im 5. Lebensmonat betroffen hatte, war ein Sturz von einer Treppe, bei dem das Kind mit dem Hinterkopfe hart aufgeschlagen war. Die nächste Folge war mehrtägige Bewusstlosigkeit, dann bildete sich eine mit klarer Flüssigkeit gefüllte Geschwulst aus (Hirnhautwasserbruch), diese schwand nach mehrmaliger Entleerung gänzlich, an ihrer Stelle blieb eine Knochenlücke bestehen, die mit der Zeit noch etwas zunahm, und zwar an der Hinterhauptsschuppe rechts oben, also entsprechend der Umgebung der Fissura calcarina. Seit dem 11. Lebensjahre epileptische Anfälle.

Reyher (27). Einem 17jährigen Waldarbeiter war ein mittelgrosser Stamm auf den Hinterkopf gefallen. Operation. Schwere Verletzung der Okzipital- und Parietallappen. Nach fast zwei Monaten Augenhintergrund normal. Centrale Sehschärfe = $^6/_{10}$. Gesichtsfeld bis auf die Fovea centralis eingeengt. Beiderseits werden Blau und Grün verwechsel . Schreibt seinen Namen sicher. Längere Worte kann jedoch Patient nicht lesen. Zu diesen Symptomen gesellte sich noch eine optische Aphasie und ein herabgesetztes Orientierungsvermögen. Der Zustand wechselte und besserte sich.

Über eine Quetschung des Kopfes berichtete:

James (28). Eine 58jährige Frau wurde nach Quetschung der einen Kopfseite von einer rechtsseitigen homonymen Hemianopsie befallen.

In der folgenden Beobachtung dürfte wohl die Hemianopsie durch eine Blutung in den Hinterhauptslappen bewirkt worden sein:

Bellouard (29). Bei einem Sturz schlug der Kopf gegen einen Pfahl an. Am nächsten Tage Schwindelgefühl. Linksseitige homonyme Hemianopsie von dauerndem Bestande.

Tsuchida (30). Ein 26jähriger Kranker, der im Alter von $^5/_4$ Jahren gefallen war, seit dem vierten Jahre an Krampfanfällen und kompleter homonymer Hemiananopsie gelitten hatte, wurde wegen Meningocele operiert. Tod. Sektion: Ependymitis mit einem alten Defekt (Blutung) im Okzipitallappen.

Zweifelhaft erscheint der folgende Fall bezüglich eines etwa vorhandenen Abscesses:

Tilley (31). Patient bekam durch Trauma ein Geschwür in der rechten Parieto-Okzipitalgegend. Wurde bewusstlos auf der Strasse gefunden. Nach zehn Tagen kehrte das Bewusstsein, obschon nicht vollständig, zurück. Linke Pupille schon seit Jahren enger, als die rechte. Homonyme linksseitige Hemianopsie mit Aussparung der Macula.

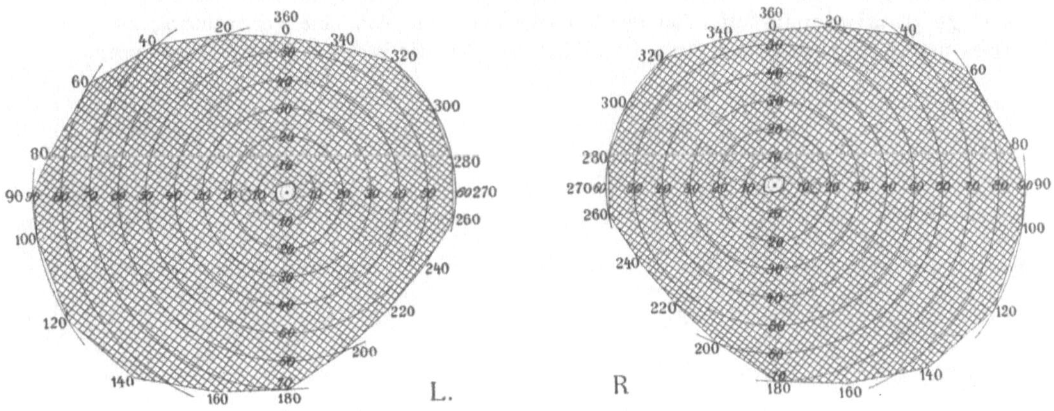

Fig. 2.
(Eigene Beobachtung: Fall N. O.)

b) Die homonyme Hemianopsie wahrscheinlich als Folge einer posttraumatischen Spätapoplexie.

§ 9. Csapodi (32). 71jährige Frau. Heftiger Fall auf die rechte Rückenhälfte, wobei im Kopf eine Erschütterung gefühlt wurde. Linksseitige homonyme Hemianopsie. In der rechten Gesichtsfeldhälfte sah die Patientin gut, allein die Gegenstände schienen ihr nicht am richtigen Orte zu sein. Später traten auch Halluzinationen auf. Dieser Zustand besserte sich, die Hemianopsie blieb.

Eskridge und Rogers (33) beobachteten bei einem 23jährigen Manne, der einen Schlag gegen die Stirn über dem rechten Auge erlitten hatte und einige Monate später stuporös wurde, eine Abblassung beider Sehnerven, verbunden mit sensorischer Aphasie und rechtsseitiger Hemianästhesie. Bei der Trepanation fand sich im linken Hinterhauptslappen ein alter Blutherd in einer Kapsel. Im Laufe der Rekonvaleszenz konnte eine rechtsseitige homonyme Hemianopsie nachgewiesen werden.

Abadie (34) beobachtete bei einem Mädchen, das im siebten Lebensjahre nach einem Trauma des Hinterkopfes vorübergehend an linksseitiger Jacksonscher Epilepsie gelitten hatte, eine Wiederholung derselben beträchtlich später, verbunden mit einer rechtsseitigen Hemianopsie und Herabsetzung der Sehschärfe. Ophthalm. fand sich eine doppelseitige Neuritis optici mit beträchtlichem Ödem. Eine Lumbalpunktion hatte einen günstigen Erfolg.

Bohne (35) berichtete über einen Fall von traumatischer Spätapoplexie. Ein 41jähr. Dachdecker fiel mit der linken Körperhälfte auf einen mit Steinen gepflasterten Boden und war einen Augenblick bewusstlos. 60 Tage nach dem Unfall Schwindelanfall, Nach-

schleifen des rechten Beines, Sprachstörung und eine Lähmung des M. rectus superior des
rechten Auges. Nach einigen Wochen rezidivierende apoplektische Insulte mit rechtsseitiger
Hemiparese und unvollständiger rechtsseitiger Hemianopsie. Es entwickelte sich
ferner eine Neuritis optici mit partieller Atrophie.

Henschen (37). 55jähriger Mann. Fünf Wochen nach einer Schädelfraktur trat
eine Sehstörung auf, sowie eine Anästhesie in der rechten Hand. Nach $5^1/_2$ Jahren wurde ein
linksseitiges homonym-hemianopisches Skotom beobachtet. Die Autopsie ergab
an beiden Spitzen des Okzipitallappens Defekte älteren Datums.

c) Homonyme Hemianopsie nach Verletzung des Schädels durch Instrumente.

α) Stichverletzungen:

§ 10. Friedenwald (39) teilte mit, dass ein 30jähriger Mann vor einem Jahre
eine Stichverletzung in den Hinterkopf erhalten habe und unmittelbar nachher bewusstlos
und blind geworden sei. Nach 2—3 Wochen traten epileptiforme Krämpfe und linksseitige Hemianopsie auf. Bei der Trepanation fand sich eine Verwachsung zwischen
Dura und Pia, entsprechend etwa dem mittleren Teil des rechten Hinterhauptslappens.

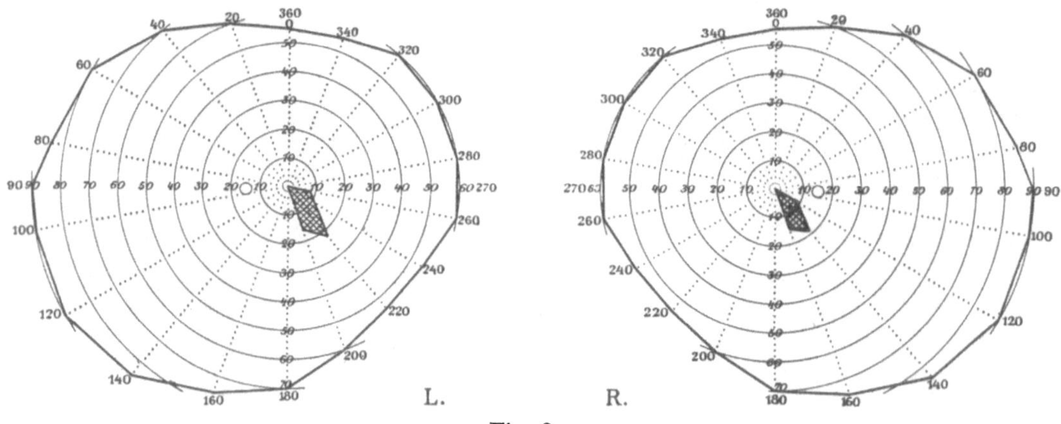

Fig. 3.

Wernicke (40) beobachtete nach einer Stichverletzung in der linken Hinterhaupts-
gegend einen vorübergehenden komatösen Zustand und ein Herabhängen des linken oberen
Lides. Dazu traten dann später Schwindelanfälle und eine homonyme rechtsseitige
Hemianopsie, die als einzige Erscheinung mehrere Monate bestehen blieb. Es wurde eine
Blutung in der Gegend der Stichöffnung (linke erste Hinterhauptswindung) angenommen.

Henschen (37). Nach einem Messerstich im März 1900 in den linken Okzipitallappen, wobei eine 3,5 cm lange und kaum 1 cm breite Messerklinge von hinten in das Gehirn
in der Höhe der Fissura calcarina eingedrungen war, entstand ein makuläres, centrales,
homonym-hemianopisches Skotom bei erhaltenem peripheren Gesichtsfelde. Bei der
Untersuchung 7—8 Jahre später bestand noch das makuläre homonym-hemianopische
Skotom von der gleichen Form und Grösse. Drei Jahre nach der Verwundung bekam
er mit Zwischenzeiten von vielen Monaten epileptiforme Anfälle, denen rechtsseitige
Photopsien nnd Gesichtshalluzinationen, welche sich nur im rechten Teile des Gesichtsfeldes abspielten, vorausgingen.

Eigene Beobachtung: Eine Frau war von einer kleinen Leiter nach rückwärts
mit der linken Seite des Hinterkopfes in eine Rouleauschraube derartig gefallen, dass dieselbe den Schädel durchbohrt hatte und mit der Kneifzange herausgezogen werden musste.
Sofort trat eine Sehstörung auf, welche bei der Untersuchung 14 Tage später, nachdem
die Wunde geheilt war, ein kleines homonym-hemianopisches Skotom erkennen liess.
Die 13 mm lange Schraube war links am Hinterkopf in den Schädel eingedrungen, hatte

also entweder das linke Sehcentrum, oder dieses und einen kleinen Teil der demselben benachbarten Sehstrahlungen verletzt (Fig. 3).

Hebold (41). Ein Geisteskranker, der sich mit einem Nagel den linken Hinterhauptslappen in selbstmörderischer Absicht verletzt hatte, zeigte eine rechtsseitige Hemianopsie. Nach mutmasslich sechswöchentlichem Verweilen des Nagels trat der Tod unter Konvulsionen ein. Die Sektion ergab das Vorhandensein eines 10,5 cm langen Nagels, an der Basis des Gehirns ziemlich viel schmutziggraue fötide Flüssigkeit, weniger in den Seitenventrikeln. Der Fremdkörperkanal ging von der hinteren Grenze des oberen Scheitellappens 0,5 cm von der Mitte links bis zur Basis neben dem linken Hirnstiel und Gyrus hyppocampi. Die weisse Substanz im linken Okzipitallappen und im hinteren Drittel des Parietallappens war erweicht.

Schüller (42). 17jähriger Webergehilfe. Vor sieben Monaten Messerstich gegen die linke Schläfe. Die Stichnarbe befand sich in der Mitte zwischen äusserem Orbitalrande und Gehörgang. Rechtsseitige homonyme Hemianopsie mit Aussparung der Macula; Intentionstremor der rechten oberen Extremität; spastische Parese der rechten unteren Extremität; psychische Veränderungen. Auf Grund dieser Symptome wurde angenommen, dass die Messerstichverletzung den linken Hirnschenkel erreicht und auf dem Wege dahin den linken Schläfenlappen und linken Tractus opticus getroffen habe.

§ 11. Auf eine Verletzung des Tractus opticus sind die beiden folgenden Fälle zu beziehen:

Steffan (43). Ein Soldat war auf der Kasernenstiege gegen einen mit dem Gewehre in der Hand ihm entgegenkommenden Kameraden in der Weise angerannt, dass die Bajonnettspitze des letzteren sein rechtes Os zygomaticum mit grosser Gewalt getroffen hatte. Bald nach seiner Aufnahme ins Spital wurde Patient komatös und starb am 10. Tage nach der Verletzung. Sektion: eitrige Meningitis basalis des linken Tractus opticus. Derselbe zeigte, kurz bevor er das Chiasma erreicht hatte, einen seine ganze Dicke einnehmenden Substanzverlust, der sich nach Abspülen aller zertrümmerten Gewebsteile als eine, den ganzen Tractus durchsetzende Höhle darstellte. Ein Knochensplitter am hinteren Ende des Orbitaldaches war in den linken Tractus eingedrungen.

Graham (44). Ein 10jähriger Knabe, war im Alter von $1^1/_2$ Jahren auf einen Stock gefallen, der in den weichen Gaumen eingedrungen war. Kurze Zeit darauf Konvulsionen, Parese des rechten Arms und Beins, sowie des linken Fazialis, des Abduzens und der Pupillenbewegung. Ferner fanden sich: Herabsetzung der Sensibilität am rechten Arm, Zuckungen in der linken Geischtshälfte, rechtsseitige homonyme Hemianopsie und Abblassung der temporalen Hälfte der rechten Sehnervenpapille.

β) Hiebwunden.

§ 12. Marchand (45). Schädelverletzung mittelst eines Spatenschlages gegen die rechte Seite des Hinterhauptsbeines, infolgedessen Gehirnmassen entfernt wurden und Hemianopsie entstand, welche nur am rechten Auge lateralwärts beobachtet werden konnte, da das linke Auge schon früher erblindet war. Die Hemianopsie bestand unverändert fünf Jahre bis zum Tode. Die Sektion ergab fast vollständigen Defekt des rechten Hinterhauptslappens.

Possek (46). Das Hinterhaupt war von einem Axthiebe getroffen worden. Nach Wegnahme eines abgesplitterten Knochenstückes und eines Stückes prolabierten Gehirns war eine Erblindung von 7—8 Wochen aufgetreten, die in eine linksseitige Hemianopsie zurückging. Der rechte Hinterhauptslappen war somit betroffen.

Dass nach der Verletzung nicht sofort, sondern erst nach der Herausnahme der abgesprengten Knochensplitter Blindheit auftrat, wird durch einen intraduralen Bluterguss während der Operation erklärt, der einen Druck auf beide Hinterhauptslappen ausgeübt haben sollte.

Leber (47). Nach Verletzung vornehmlich der rechten Seite des Schädels durch Hammerschläge war Hemianopsie, Hemiparese, Hemianästhesie und eine Gedächtnisschwäche zurückgeblieben.

§ 13. Was die Form der Sehstörungen bei der homonymen Hemianopsie nach Traumen anbelangt, so ist auffällig, dass die Zahl der Fälle mit rechtsseitiger homonymer Hemianopsie über doppelt so gross ist, wie diejenige der homonymen linksseitigen. So bestand rechtsseitige homonyme Hemianopsie in den Fällen von Abadie, Alt, Anschütz, Basevi, Beevor und Horsley, Bohne, Bonhoeffer, Deutschmann, Dimmer, Eskridge und Rogers, Faravelli, Gelpke, Glynn, Graham, Hebold, Heiligtag, Henschen, Hessberg, Heuse II, Hirsch I, Hirsch II, Hirschberg I, Hirschberg II, Hughes, James, Kölpin, Leber, Nieden, Peters, Philipps, Resnikow und Davidenkow, Steffan, Tauber, Uhthoff I, Uhthoff II, Wernicke, Willet.

Linksseitige homonyme Hemianopsie wurde gefunden in den Fällen von Bellouard, Bruns, Csapodi, Ewetzki, Friedenwald, Henschen, Janeway, Lewick, Marchand, Mey, Possek, Regulski, Schmidt-Rimpler, Tilley, Wickel.

Die überwiegende Mehrzahl dieser Fälle zeigte komplete und absolute homonyme Hemianopsie.

Über inkomplete homonyme Defekte berichten: Bohne pag. 11 (ohne besondere Angabe des Defekts) und Heiligtag (48):

Derselbe stellte bei einem 25 jährigen Manne, der einen komplizierten Schädelbruch erlitten hatte, an der Grenze zwischen linkem Scheitel- und Hinterhauptsbein eine subkortikale Alexie fest; zugleich fand sich eine rechtsseitige unvollständige Hemianopsie.

Über den Defekt nur eines Quadranten berichtete:

Bruns (49). Knabe, Schädelbruch mit Depression in der Höhe des Gyrus angularis und supramarginalis. Sehnervenatrophie ohne neuritische Erscheinungen. Sehschärfe herabgesetzt. Linksseitige homonyme Quadranthemianopsie nach unten. Sonst keine cerebralen Erscheinungen.

Über centrale homonym-hemianopische Skotome berichten: Henschen pag. 12, Wir pag. 12.

In dem Falle Heuse pag. 9 bestand keine absolute Hemianopsie, sondern nur ein tiefes Dunkelskotom in den betroffenen Gesichtsfeldhälften.

Als Parallelverlauf funktioneller Natur zeigten die folgenden Beobachtungen eine konzentrische Einschränkung der erhalten gebliebenen Gesichtsfeldhälften:

In Glynns (50) Fall hatte eine Schädelfraktur in der Gegend des Hinterhauptslappens stattgefunden. Es bestand Seelenblindheit, rechtsseitige homonyme Hemianopsie und konzentrische Einschränkung der linken Gesichtsfeldhälften, links stärker als rechts.

Kölpin (51). Ein 53 jähriger Arbeiter erhielt vor drei Jahren eine schwere Verletzung des Hinterhaupts. Es fand sich eine rechtsseitige homonyme Hemianopsie mit gleichzeitig hochgradiger konzentrischer Einschränkung der erhalten gebliebenen Gesichtsfeldhälften, sowie eine Blässe der ganzen rechten Papillenhälfte, links der temporalen Hälfte; ferner eine rechtsseitige Hemianästhesie und hochgradige Gedächtnisschwäche.

Ferner die Fälle Gelpke pag. 9 und Mey pag. 20.

Eine auffällige nicht aufzuklärende Inkongruenz der homonym-hemianopischen Defekte zeigte der folgende Fall:

Nieden (52) berichtete über eine Verletzung der Hirnrinde des linken Okzipitallappens infolge Trepanation mit Verletzung der Dura mater, worauf sich Hemianopsie auf der temporalen Seite des rechten Auges eingestellt hatte, nachdem vor der Trepanation eine vollständige Intaktheit des Gesichtsfeldes festgestellt worden war. Die Hemianopsie des rechten Auges bestand mehrere Monate lang, hatte nach drei Monaten aber etwas abgenommen und war ganz bestimmt begrenzt, während auf dem linken Auge nur eine geringe Einengung des Gesichtsfeldes hauptsächlich im oberen inneren Quadranten sich ergab.

Doppelseitige homonyme Hemianopsie nach Schädeltraumen.

§ 14. In den beiden folgenden Beobachtungen bestand dauernde doppelseitige Erblindung:

Basevi (53). Ein 12jähriger Knabe erlitt durch ein auf den Hinterkopf gefallenes Holzstück eine Wunde in der Gegend der linken Fissura parieto-occipitalis, die später eiterte. Einige Stunden nach dem Trauma wurde vollständiger Verlust des Sehvermögens bemerkt neben konvulsivischen Zuckungen der Glieder rechts, schwächer links und Verlust des Gehörs. Einige Monate später bestand neben Kopfschmerzen, Erbrechen, Schwindel, mässiger

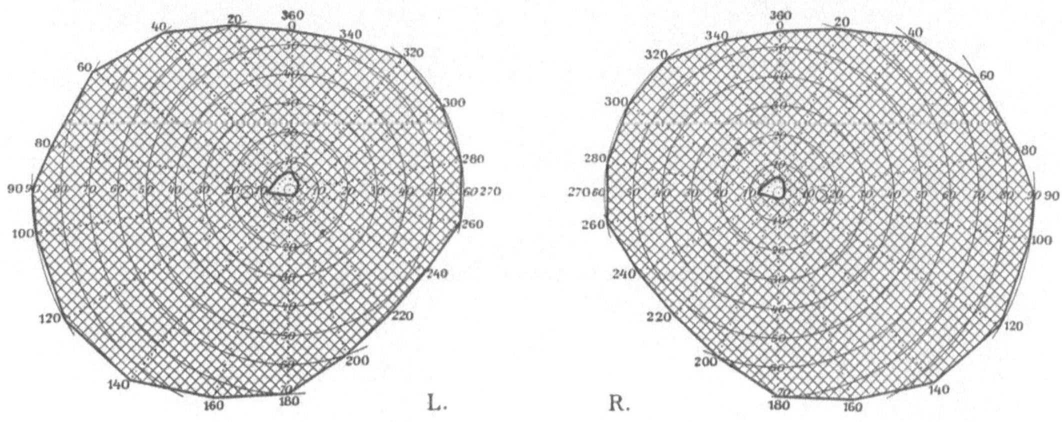

Fig. 4.
(Eigene Beobachtung: Fall J. B.)

Hemiparese und Hemianalgesie rechts, noch vollständige Blindheit, beiderseitige Mydriasis, aber langsame Pupillenreaktion auf Licht, dazu Neuritis optici. Patient entzog sich der weiteren Behandlung.

Ferner Fall de Beck pag. 9.

Die folgende Beobachtung zeigt anfänglich eine doppelseitige Erblindung, die sich später auf einen makulären Gesichtsfeldrest zurückbildete:

Gaffron (54) beobachtete bei einem 14jährigen Mädchen, welches von einem stürzenden Baume auf den Kopf getroffen war, zunächst Amaurose und ophth. nur links aussen an der Papille eine ganz kleine Blutung. Die Schädelfraktur entsprach der Gegend der Sutura lambdoidea. Das Sehvermögen war ungefähr sieben Monate nach der Verletzung: Fingerzählen in 0,5 m. Man erhielt aber bei der Prüfung der Sehschärfe den Eindruck, dass beiderseits das erhaltene Gesichtsfeld sehr enge sei. Es zeigte auch die Verletzte volle Sehschärfe, wenn man ihr einzelne Buchstaben isoliert auf grosser weisser Fläche präsentierte. Die konzentrische Einengung des Gesichtsfeldes wurde als doppelseitige homonyme Hemianopsie bezeichnet.

Ferner zeigten doppelseitige Hemianopsie die Fälle: Possek pag. 13 und Friedenwald pag. 12, sowie

Vossius-Brückner (55). 21jähriger Bergmann, Schädelbruch. Nachdem das Sensorium frei geworden war, hatte Patient Lichtschein und konnte Finger in nächster Nähe zählen. Nach vier Wochen ergab die Gesichtsfelduntersuchung für beide Augen rechts einen vollständigen Defekt, links war ein kleiner Bezirk von 15—20⁰ an dem Fixierpunkt erhalten. Die Trennungslinie umgriff den Fixierpunkt um 2⁰ nach rechts. Linke Pupille etwas weiter, als die rechte. Sehschärfe normal. Keine Farbensinn- oder sonstige Störung. Während der seitdem verflossenen 1½ Jahre trat keine Veränderung ein. Augenspiegelbefund immer normal.

Links hatte ein Knochensplitter die Dura zerrissen und oberflächliche Teile des Gehirns zerstört, rechts bestand eine geringe Depression des Schädels, die gehoben werden konnte.

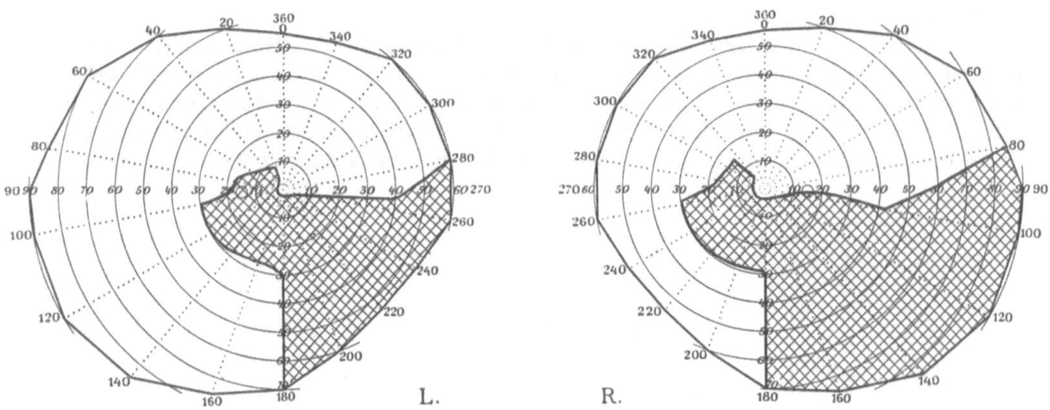

L.   R.

Fig. 5.
(Eigene Beobachtung: Fall Sievers.)

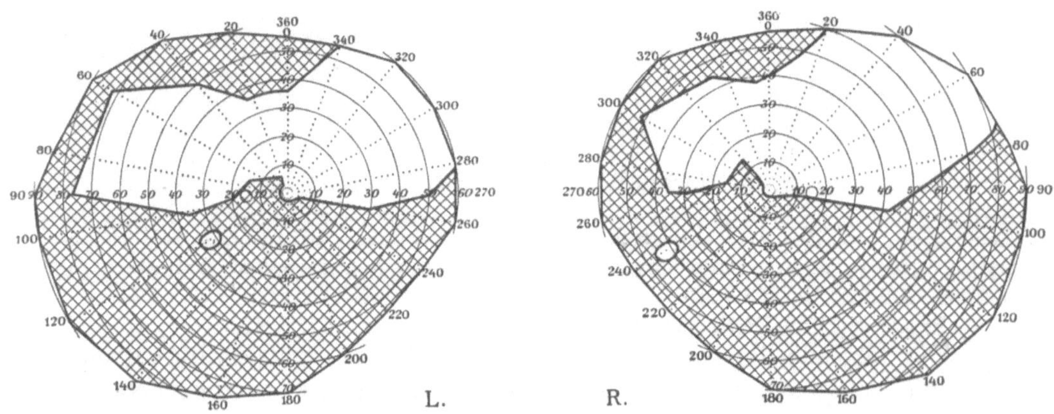

L.   R.

Fig. 6.
(Eigene Beobachtung: Fall Sievers.)

Eigene Beobachtung: J. B., 40jähriger Hafenarbeiter. Patient war in den Schiffsraum gestürzt. Kopfverletzung mit einem kinderfaustgrossen Substanzverlust über dem Hinterhauptsbein. Optische Aphasie und Alexie, in der Besserung begriffen. Gesichtsfeld siehe Fig. 4. Augenspiegelbefund normal. S = 1. Pupillenverhältnisse normal. Der Gesichtsfeldrest blieb dauernd bestehen. Innerhalb desselben waren alle Farben erhalten.

Eigene Beobachtung: M. Sievers, 30 Jahre alt, Schauermann. Demselben fiel ein Korb mit Kohlen auf den Kopf. Mehrere Tage bewusstlos. Beim Erwachen Sehstörung und Lähmung des linken Fazialis, Kopfschmerzen. Ophth. Befund normal. Sehschärfe beiderseits normal. Sonst keine anderen Erscheinungen. Das Gesichtsfeld zeigte anfangs die Form siehe Fig. 5; durch eine posttraumatische Blutung veränderte sich dasselbe nach einem Monat zur Form Fig. 6. Die Sehschärfe und der ophth. Befund blieben auf beiden Augen normal. Andere cerebrale Herderscheinungen traten nicht auf.

Nach Abrasieren der Haare zeigten sich zwei bis auf den Knochen reichende Quetschwunden am Hinterkopf. Mit der Sonde fühlte man deutlich die rauhe Knochenfläche an der Grenze der Schuppe des Hinterhauptsbeines zum Schläfenbein. Eine zweite nach links hin in derselben Linie gelegene Wunde reichte bis auf den Knochen. Palpatorisch war keine Fissur und keine Depression festzustellen.

In den beiden folgenden Fällen bestand auf der einen Seite homonyme Hemianopsie, auf der anderen Skotome:

Hirschberg (56). Verletzung des linken Scheitelbeines mit rechtsseitiger homonymer Hemianopsie. Rechts Fingerzählen in $^3/_4$ m, links in 1,5 m. Rechts Sehnerv blass, links etwas mehr rot gefärbt, aber blasser als normal.

Dimmer (57). Es handelte sich um eine schwere, die Scheitelbein- und Hinterhauptsgegend betreffende Verletzung mit rechtsseitiger homonymer Hemianopsie. Auch in den erhaltenen Gesichtsfeldhälften waren homonyme, an die vertikale Trennungslinie sich anschliessende Defekte vorhanden.

In der Beobachtung von Ewetzky (58) bestand eine linksseitige homonyme Hemianopsie und eine hochgradige konzentrische Einschränkung der rechten Gesichtsfeldhälften mit Herabsetzung des Sehvermögens auf Finger in 5 m Entfernung.

Eine Hemianopsia inferior zeigte sich in dem folgenden Falle:

De Lapersonne und Grand (59) beobachteten bei einem traumatischen Defekt des Scheitelbeines von 8—10 cm Ausdehnung einen symmetrischen Defekt der beiden unteren Gesichtsfeldhälften (Hemianopsia inferior). Anfänglich war Blindheit vorhanden. Der ophth. Befund war normal.

§ 15. Über Gesichtshalluzinationen in den erblindeten Gesichtsfeldhälften berichten: Csapodi pag. 11, Philipps pag. 10, Anschütz pag. 7, Uhthoff pag. 7, Bonhoeffer pag. 8, Henschen pag. 12.

Orientierungsstörungen bestanden in den Fällen von Bonhoeffer pag. 8 und Gelpke pag. 10.

Über Seelenblindheit wird berichtet von Glynn pag. 14 und

Szumann (60). Hier handelte es sich um eine traumatische Schädeleinsenkung, wobei die Gehirnpulsation durchzufühlen war, sowie Nystagmus verticalis und Erweiterung beider Pupillen konstatiert werden konnte. Im gereizten Zustande waren auch Seelentaubheit und Seelenblindheit vorhanden.

§ 16. Was den Augenspiegelbefund (abgesehen von den Fällen mit Hirnabscess, siehe daselbst) anbelangt, so zeigte sich derselbe normal in den Beobachtungen von Gelpke pag. 10, Hughes pag. 10, De Lapersonne pag. 17 und Mey pag. 20.

In dem Falle Gaffron pag. 15 wurde eine Blutung an der Papille konstatiert.

Über Neuritis optici berichten: Hessberg pag. 9, Ewetzky pag. 9, Bohne pag. 11, Basevi pag. 15 und Liebrecht pag. 17.

Stauungspapille wurde gefunden in den Fällen von de Beck pag. 9. Dieselbe verlor sich nach der Entfernung der eingedrückten Knochen. Ferner im Falle Abadie pag. 11; hier war es zweifelhaft, ob nicht Lues vorlag. (Über die diagnostische Bedeutung der Stauungspapille nach Einwirkung stumpfer Gewalt auf den Schädel vgl. Neurologie des Auges Bd. III, pag. 787.)

In einem Falle von Liebrecht (61) mit rechtsseitiger homonymer Hemianopsie war anfangs der ophth. Befund normal. Nach Hinzutritt von Meningitis zeigte sich Trübung der Papillen, Blutungen, weissliche Flecke und Herde auf und neben der Papille, die für Verfettung von Gliafasern und Gliazellen gehalten wurden.

Über eine atrophische Verfärbung der Papillen berichten Hirschberg pag. 17, Peters pag. 9, Resnikow und Davidenkow pag. 10, Eskridge und Rogers pag. 11, Graham pag. 13, Bruns pag. 14, Kölpin pag. 14.

§ 17. Komplikationen. Neben Kopfschmerz, Schwindel und Gedächtnisschwäche werden ebenso, wie bei den Fällen mit Abscess auch andere cerebrale Herderscheinungen hier gefunden und zwar am häufigsten aphasische Störungen. So zeigte sich:

Aphasie mit Hemianopsie: In den Beobachtungen von Gelpke pag. 10, Heiligtag pag. 14 und in unserem Falle N. O., pag. 10.

Aphasie, Hemiplegie und Lähmung des Rectus superior mit Hemianopsie: Bohne pag. 11.

Aphasie, Hemiplegie und Hemianästhesie mit Hemianopsie: Leber pag. 13.

Aphasie und Hemianästhesie mit Hemianopsie: Eskridge und Rogers pag. 11, Resnikow und Davidenkow pag. 10.

Hemianästhesie mit Hemianopsie: Henschen pag. 12, Kölpin pag. 14.

Hemianästhesie und Hemiplegie mit Hemianopsie: Basevi pag. 15.

Hemiplegie mit Hemianopsie: Hessberg pag. 9, Schmidt-Rimpler pag. 7, Schüller pag. 13, Claes pag. 20.

Jacksonsche Epilepsie bei Hemianopsie: Abadie pag. 11.

Hemianopsie mit Seelenblindheit: Glynn pag. 14, Szumann pag. 17.

Orientierungsstörungen bei Hemianopsie: Gelpke pag. 10, Unser Fall N. O., pag. 10, Bonhoeffer pag. 8.

Fazialislähmung bei Hemianopsie: Hirschberg pag. 9, Graham pag. 13.

Ptosis bei Hemianopsie: Wernicke pag. 12.

Taubheit bei Hemianopsie: Hirschberg pag. 9, Basevi pag. 15, Szumann (Seelenblindheit) pag. 17.

Nystagmus bei Hemianopsie: Szumann pag. 17.

Epileptische Anfälle bei Hemianopsie: Ewetzky pag. 9, Graham pag. 13, Tsuchida pag. 11, Friedenwald pag. 12, Henschen pag. 12, Wickel pag. 10, Hebold pag. 13, Basevi pag. 15.

Hemianopsie als alleiniges Herdsymptom: Peters pag. 9, De Beck pag. 9, Heuse pag. 24, Philipps pag. 10, Ewetzky pag. 9, Hessberg pag. 9, Hughes pag. 10, Willet pag. 10, James pag. 10, Bellouard pag. 11, Tsuchida pag. 11, Wickel pag. 10, Tilley pag. 11, Csapodi pag. 11, Friedenwald pag. 12, Henschen pag. 12, Steffan pag. 13, Unser Fall B pag. 16, Marchand pag. 13, Possek pag. 13, Bruns pag. 14, Nieden pag. 14, Faravelli pag. 19, Gaffron pag. 15, Hirschberg pag. 17, Dimmer pag. 17, Mey pag. 20, De Lapersonne pag. 17, Lenz pag. 19.

Abduzenslähmung gekreuzt mit Hemiplegie und Hemianästhesie: Graham pag. 13.

Abduzenslähmung: Hirsch pag. 17, Claes pag. 20 (doppelseitig).

Ptosis: Claes pag. 20 (mit doppelseitiger Abduzenslähmung).

Gesichtshalluzinationen: Henschen pag. 12, Philipps pag. 10, Csapodi pag. 11, Anschütz pag. 7, Uhthoff pag. 7, Bonhoeffer pag. 8.

Pupillenverhältnisse: Abgesehen von einzelnen Fällen mit ungleicher Weite war im Falle Willet pag. 10 hemianopische Pupillenreaktion gefunden worden; im Falle Hessberg pag. 9 bestand reflektorische Starre.

Beides mag wohl durch symmetrische Blutungen in die Pupillenkerne resp. in spezielle Stellen des Reflexbogens hervorgerufen worden sein.

§ 18. Die Diagnose ergibt sich aus der Art und dem Ort der Erkrankung von selbst.

Was die topische Diagnose anbelangt, so weisen, wie gesagt, einzelne Fälle von Atrophie resp. Verfärbung der Papillen, sowie der Fall von Willet pag. 10 mit hemianopischer Pupillenreaktion auf eine Tractushemianopsie hin. Ein Sektionsbefund einer solchen (ohne Chiasmazerreissung) liegt bis jetzt noch nicht vor.

Die Prognose ist abhängig von der Schwere der Verletzung des Schädels und der Sehbahnen, sowie den nachfolgenden Komplikationen, namentlich von Meningitis und Gehirnabscess.

§ 19. Über den Verlauf des Traumas selbst hatten wir bei den Fällen mit Gehirnabscess (Neurologie des Auges Bd. VII pag. 230) berichtet.

Bezüglich des Verlaufes der Sehstörungen bestand in den folgenden Beobachtungen anfangs homonyme Hemianopsie, die später sich vollständig zurückbildete:

Faravelli (62) beobachtete nach heftigem Fall auf die linke Seite des Hinterkopfes rechtsseitige Hemianopsie bei sonst ungestörtem Wohlbefinden des Patienten. Der Pupillenreflex war beiderseits auch von den unempfindlichen Netzhautstellen aus erregbar. Nach $1^1/_2$ Monaten, während welcher die Hemianopsie sich nicht wesentlich geändert hatte, trat in wenigen Tagen Heilung ein.

Vorübergehende Druckwirkung durch einen subduralen Bluterguss nahm Lenz (131) in einem Falle von Kopftrauma an, bei dem neben Erbrechen und Schlafsucht, linksseitige Hemianopsie mit geringer konzentrischer Einschränkung der rechten Gesichtsfeldhälften bei $S = {}^6/_6$ und prompter Pupillenreaktion bestand, und nach fünf Tagen Heilung eintrat.

Hirsch (63). Ein 18jähriges Mädchen verletzte sich den Kopf durch einen Sturz von der Treppe. Es bestand eine geringe Parese des Abduzens, sowie eine hochgradige rechtsseitige homonyme Hemianopsie. Die Trennungslinie ging durch den Fixierpunkt. Es trat Heilung ein.

Deutschmann (64) beobachtete am siebten Tage nach Verletzung des Kopfes durch einen Pferdehufschlag eine rechtsseitige homonym-hemianopische Undeutlichkeit, welche 16—18 Tage anhielt und dann wieder verschwand.

Bei der folgenden Gruppe von Fällen bestand anfänglich doppelseitige Erblindung. Dieselbe bildete sich in den beiden folgenden Beobachtungen vollständig zurück:

Hirsch (63), Fall 1, sah einen Patienten mit einer Verletzung der Hinterhauptsknochen, der zunächst blind war, dann aber normales Sehen wieder erlangt hatte, nachdem kurze Zeit eine rechtsseitige Hemianopsie vorhanden gewesen war. Ausserdem bestand noch retrograde Amnesie.

Claes (65). E. T., 2 Jahre 3 Monate alt. Sturz aus dem Dachfenster der zweiten Etage. Bruch des Hinterhauptsbeines. Bewusstlosigkeit, Erbrechen. Rechts Ptosis, doppelseitige Abduzenslähmung, rechtsseitige Hemiparese, sowie totale Erblindung auf beiden Augen. Ophth. Befund beiderseits normal. Aphasie. Depression der Schädelknochen am Hinterhaupte. Knochenfissur mit Austritt einer haselnussgrossen Gehirnmasse. Heilung der Wunde.

Nach der Operation gingen fast sämtliche Erscheinungen im Laufe weniger Wochen zurück. Die Ptosis, Abduzenslähmung, Aphasie und Rindenblindheit schwanden.

Derartige Fälle lassen sich eben nur dadurch erklären, dass eine Blutung durch Druck die Funktion der Sehcentren resp. ihrer Leitung temporär gehemmt hatte, ohne dass eine Zerstörung der Gehirnsubstanz erfolgt war, wobei nach Aufsaugung des Blutes die unbehinderte Funktion sich wieder einstellen konnte. In den beiden folgenden Beobachtungen, in denen anfänglich ebenfalls doppelseitige Erblindung vorhanden war, bezog sich dieser Vorgang nur auf den einen Hinterhauptslappen, während von seiten des anderen durch Zerstörung der Hirnsubstanz die Hemianopsie bestehen blieb. So in den Fällen von Friedenwald pag. 12 und Possek pag. 13.

In den folgenden Beobachtungen bestand ebenfalls anfänglich doppelseitige Erblindung, die sich späterhin nur insoweit zurückbildete, als auf beiden Augen ein makulärer Gesichtsfeldrest übrig blieb, wie in unserem Falle N. O. pag. 10, ferner J. B. pag. 16 und Gaffron pag. 15.

In dem Falle de Beck pag. 9 mit anfänglich doppelseitiger Erblindung verlor sich nach Entfernung der Knochensplitter und Blutgerinnsel die Stauungspapille, und besserte sich das Sehvermögen.

Doppelseitige Hemianopsia inferior blieb bestehen in der Beobachtung von de Lapersonne pag. 17 und unserem Falle Sievers pag. 16.

In der Beobachtung von Basevi pag. 15 blieb anscheinend die Erblindung dauernd bestehen.

In der Beobachtung von Heuse pag. 9 bestand anfänglich ein tiefes hemianopisches Dunkelheitsskotom, das sich später zwar aufhellte, aber nicht völlig verschwand. Hier hatte der eine Hinterhauptslappen stark gelitten, die Funktion war aber nicht völlig aufgehoben.

In den Fällen von Hughes pag. 10 und dem folgenden Falle von Mey verloren sich die begleitenden anderen cerebralen Symptome, während die Hemianopsie dauernd bestehen blieb:

Mey (66) teilte mit, dass bei einem 16jährigen Manne eine komplizierte Fraktur des rechten Hinterkopfes mit Impression durch Sturz auf die Spitze einer Mauerkelle stattgefunden hatte. Das Knochenstück wurde später abgehoben, wobei ein Strahl dunklen Blutes aus einem ca. 0,5 cm langen Riss im Sinus transversus sich ergoss. Nach erfolgter Heilung wurde eine linksseitige homonyme Hemianopsie mit konzentrischer Einschränkung der erhaltenen Gesichtsfeldhälften festgestellt. Augenspiegelbefund normal.

In dem Falle von Schmidt-Rimpler pag. 7 bestand anfänglich rechtsseitige homonyme Hemianopsie und trat durch posttraumatische Apoplexie nach einem erneuten Anfalle doppelseitige Blindheit auf.

Bei den Stichverletzungen im Falle Henschen pag. 12 und unserer Beobachtungen pag. 12 blieben paracentrale homonym-hemianopische Skotome zurück, als Ausdruck einer kortikalen resp. subkortikalen Läsion.

Die rechtsseitige Hemianopsie im Falle Hirsch II pag. 19 verlor sich später wieder.

Inkomplete Defektformen zeigten noch Heiligtag pag. 14 und Bruns pag. 14. Letzterer mit Quadranthemianopsie.

Bei der folgenden Gruppe von Fällen wurde konzentrische Einschränkung der erhalten gebliebenen Gesichtsfeldhälften beobachtet: Gelpke pag. 10, Ewetzky pag. 9, Glynn pag. 14, Kölpin pag. 14, Mey pag. 20, Lenz pag. 19.

§ 20. Was den operativen Eingriff anbelangt, so erfordert derselbe die Entfernung von Knochensplittern und Impressionen und deckt sich neben der üblichen Wundbehandlung mit den Massnahmen bei Gehirnabscessen. Eskridge und Rogers pag. 11 fanden bei der Trepanation einen alten abgekapselten Blutherd. Dass bei der Wundbehandlung durch Blutungen vorübergehend auch das andere Sehcentrum leitungsunfähig werden kann, zeigt der Fall Possek pag. 13. Auch Blutung aus grösseren Gefässen liess sich nachweisen. So musste in dem Falle Gelpke pag. 10 der hintere Ast der A. meningea media, der zerrissen war und stark spritzte, unterbunden werden. Bei der Abhebung eines deprimierten Knochenstückes entstand im Falle Mey pag. 20 ein langer Riss im Sinus transversus. Bei Prolaps von Teilen des Hinterhauptslappens ist bei der Abtragung von Hirnsubstanz Vorsicht geboten (vgl. den Fall Hughes pag. 10).

Die homonyme Hemianopsie nach Schussverletzungen.

§ 21. Es liegt in der Natur der Sache, dass die Ärzte an der Front bezüglich der Untersuchungsergebnisse an Verwundeten oft zu anderen Resultaten gelangen, als die Ärzte in der Heimat. Bei den so häufig mit Bewusstseinsverlust und Benommenheit einhergehenden Schädelschüssen treten eben die anfänglich schweren Allgemeinerscheinungen neben der Sorge für die Wunde und für notwendig werdende operative Eingriffe zu sehr in den Vordergrund, um bei relativem Mangel an Zeit den weniger in die Augen springenden Herderscheinungen, wie z. B. den Defektformen der Hemianopsie, besondere Aufmerksamkeit widmen zu können. Zudem gebricht es bezüglich der letzteren meist an geeigneten Untersuchungsräumen und an dem Vorhandensein eines Perimeters, geschweige denn an den für derartige Untersuchungen geübten Personen. In den heimatlichen Hospitälern liegen natürlich für die Untersucher die sämtlichen Verhältnisse viel günstiger, zumal die grosse Mehrzahl der Patienten die notwendig gewordenen Operationen und die ersten schweren Allgemeinerscheinungen bereits überwunden haben und die ärztliche Fürsorge sich mehr der Beobachtung und Behandlung der Spätfolgen der Verletzungen zuwenden kann. Wenn in dieser Hinsicht die Ärzte in der Heimat begünstigter sind, so stehen dagegen den Frontärzten mehr Sektionen zur Verfügung, deren Ergebnisse uns Aufschluss zu geben haben über die zuweilen rätselhaften Gesichtsfeldbefunde in bezug auf die Schussrichtung und den Ort der Verwundung. Aus den vorerwähnten Gründen mag auch wohl das Befremden einiger Autoren, wie z. B. Allers, über den relativen Mangel an Herderscheinungen bei Schädelschüssen seine Erklärung finden, wiewohl doch das Material in den heimischen Lazaretten in dieser Hinsicht ein recht beträchtliches ist. So ergibt sich von selbst das Bedürfnis, den Kollegen an der Front in möglichst prägnanter Kürze und Übersichtlichkeit die Erfahrungen der Heimat zugänglich zu machen.

§ 22. Bei den Schussverletzungen kommt die Art der Waffe und des Geschosses, die Schussrichtung, die Grösse des Kalibers und die lebendige Kraft des Geschosses in Betracht, d. h. die Entfernung, von welcher aus das letztere den Schädel getroffen hatte.

Die durch Schussverletzungen entstandenen Hemianopsien zeigen je nach der den Schuss bedingenden Waffe Verschiedenheiten. Mit Ausnahme der sehr seltenen Schrotschüsse betreffen dieselben Verletzungen durch Revolver-Infanteriegeschosse, Schrapnellkugeln und Granatsplitter etc. Die Schrot- und Revolverschüsse sind meist Friedensverletzungen, die beiden letzten gehören zur Kriegschirurgie.

Von ganz besonderer Bedeutung sind die Verletzungen durch kleinkalibrige Geschosse: wie Schrotkörner, Revolverkugeln und die Projektile des kleinkalibrigen Infanteriegewehres. Denn die durch die kleinsten Kaliber gesetzten Schusskanäle sind zuweilen wenig umfangreich und gleichen demnach mehr einem Experimente am Lebenden, wodurch sie eben Bedeutung für die Lage und Organisation der Sehbahnen gewinnen.

Für den Nachweis der Stelle, an welcher die optische Leitung speziell verletzt ist, ist die Kenntnis von der Richtung des Schusskanals im allgemeinen massgebend. Dieselbe wird meist bestimmt durch die Verbindungslinie zwischen Einschuss- und Ausschussöffnung. Durch die Röntgenuntersuchung ist dabei noch festzustellen, ob der Schusskanal glatt ist, oder ob in, oder neben demselben Knochensplitter und Geschossfragmente etc. eingelagert sind.

Man kann die Schussverletzungen nach verschiedenen Gesichtspunkten gruppieren:

a) nach der Verletzungsursache, wie kleinkalibrige Geschosse, sowie Sprengstücke etc; diese postuliert eine Verschiedenartigkeit der Geschosswirkung;

b) nach der Art des Schusses: z. B. Prellschuss, Steckschuss etc.; diese postuliert klinische Differenzen;

c) nach der Schussrichtung: hier treten die Beziehungen zu den hemianopischen Defektformen am charakteristischsten hervor.

In der folgenden Darstellung wird auf diese Gesichtspunkte in gleicher Weise Rücksicht genommen werden.

a) Die homonyme Hemianopsie nach Schrotschüssen.

§ 23. Bei den Schrotschüssen bieten diejenigen mit voller Ladung weniger Interesse, als die Verletzungen durch ein **einzelnes** Schrotkorn.

α) Verletzung durch eine volle Schrotladung:

Pflüger (67). 16jähriger Junge, Verletzung des Kopfes durch einen Schrotschuss. Unmittelbar nach dem Schuss fiel der Patient zu Boden. Ca. 6 Stunden später war totale

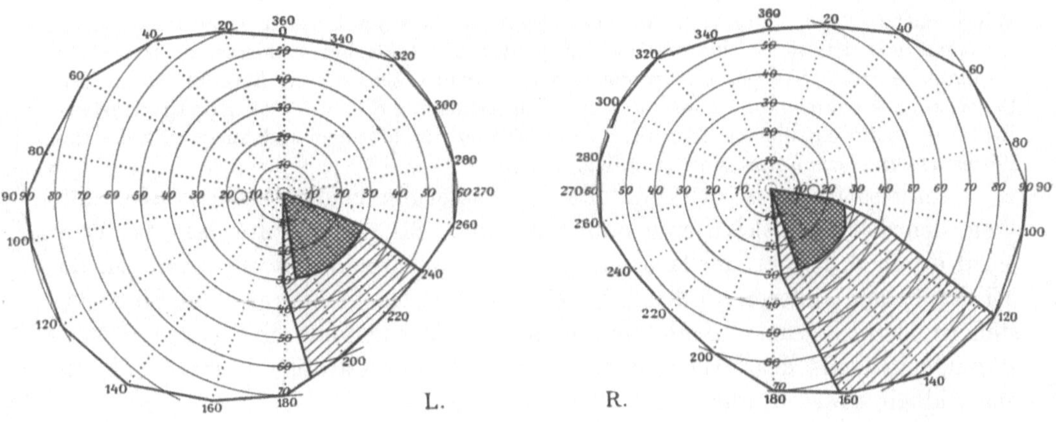

Fig. 7.

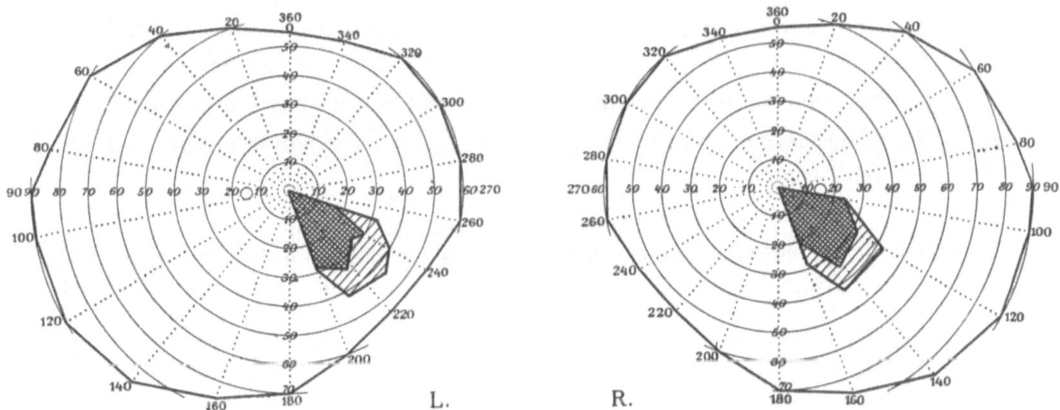

Fig. 8.

Erblindung eingetreten. Am folgenden Tage konnte der Patient Licht von Dunkelheit unterscheiden, nach 5—6 Tagen zählte er Finger in 3 Schritt Entfernung. Der Augenspiegelbefund zeigte doppelseitige Stauungspapille.

Die Autopsie ergab, dass von den zahlreichen Schrotkörnern, welche den Hinterkopf getroffen, fünf den knöchernen Schädel mit Splitterung der Glastafel durchbohrt hatten. Einige derselben hatten die Dura durchsetzt, waren nebst den mitgerissenen Knochensplittern in die Substanz des Grosshirns, und zwar in den rechten und linken Hinterhauptslappen eingedrungen und hatten Zertrümmerung, sowie Bluterguss verursacht.

β) Die Verletzung der Sehbahn durch **einzelne** Schrotkörner.

Leonard (68) beobachtete eine rechtsseitige homonyme Hemianopsie bei einer infolge von Verletzung durch Schrotschuss entstandenen alten Hämorrhagie zwischen der zweiten und dritten Windung des linken Okzipitalhirnes.

Hesse (69) und Phleps (70) berichten über folgenden Fall. Ein 47 jähriger Jäger wurde am 2. Januar 1912 von einem Schrotkorn getroffen. Dasselbe zeigte die Einschussöffnung an der linken Halsseite. Im Augenblick des Traumas verspürte er ein heftiges Blitzen vor den Augen, daran schloss sich ein kurzer Moment, wo er nichts sehen konnte. Eine spätere Untersuchung der Sehstörung zeigte ihm, dass er nach rechts unten die Gegenstände nicht wahrnehmen konnte. Die Gesichtsfelduntersuchung liess im unteren Quadranten einen sektorenförmigen Gesichtsfeldausfall erkennen, der sich späterhin verkleinerte bis auf ein absolutes centrales Skotom im unteren rechten Quadranten, dessen Scheitel bis an den Fixierpunkt heranreichte. Sonst normale Verhältnisse. S = 1. Die Röntgenuntersuchung zeigte ein kleines Schrotkorn ungefähr an der hinteren und äusseren Seite des Processus clinoideus anter. sinister. (Figg. 7 u. 8).

Interessant ist in diesem Falle die Äusserung beider Autoren über den Weg, den das Schrotkorn eingenommen habe. Sie nehmen an, dass das Projektil durch das Foramen lacerum in das Schädelinnere eingedrungen sei, da bei den beiden anderen an der Schädelbasis in Betracht kommenden Eintrittsstellen: dem Foramen ovale und dem Canalis caroticus eine schwere Verletzung einerseits des Trigeminus, andererseits der Carotis interna wohl unvermeidlich gewesen wäre.

Mingazzini (71). 32 jähriger Schmied. Schrotschuss von hinten. Zwei Körner drangen in die Okzipitalregion und verletzten den Hinterhauptslappen. Anfangs aphasisch. Hypakusie. Lähmung der rechten oberen Extremität, die später wieder verschwand. Anfangs Nebel vor den Augen und Gesichtshalluzinationen. Homonyme Quadranthemianopsie nach unten mit konzentrischer Einschränkung der erhalten gebliebenen Gesichtsfeldhälften. S = 1.

b) Die homonyme Hemianopsie nach Revolverschüssen.

§ 24. Die meisten Revolververletzungen in Friedenszeiten sind die Folge von Selbstmordversuchen.

a) Einschussöffnung an der Stirn.

Heuse (72). 26 jährige Frau. Selbstmordversuch. Schuss gegen die rechte Stirn. Einschussöffnung einen Zoll über der Mitte der rechten Augenbraue. Ophth. Befund normal. S = 1. Anfangs bewusstlos. Komplete und absolute homonyme linksseitige Hemianopsie. Eine vertikale Linie zerschnitt das Gesichtsfeld scharf bis an den Fixierpunkt. Andere Cerebralerscheinungen fehlten. Anfangs bewusstlos. Ausschussöffnung nicht vorhanden.

Ein von Lewschin (73) trepanierter Patient hatte sich vor drei Jahren einen Revolverschuss in die Stirne beigebracht. Aus der vorhandenen linksseitigen Hemiparese, der linksseitigen Hemianopsie (Sehschärfe beiderseits normal) und dem Resultate der Röntgenuntersuchung wurde eine Läsion der rechten Sehstrahlung diagnostiziert. Die 8 mm-Kugel wurde nach der Doyenschen Methode extrahiert.

β) Einschussöffnung an der Schläfe.

Donath (74). Revolverschuss in die rechte Schläfe, linksseitige Parese, verbunden mit vom linken Arm ausgehenden Krampfanfällen. Linke Pupille < R. Herabsetzung der Tast-, Schmerz- und Temperaturempfindungen auf der linken Seite. Homonyme linksseitige Hemianopsie mit Herabsetzung der Sehschärfe und grauer Verfärbung der Papillen mit verwaschenen Grenzen.

Die Sektion ergab einen narbigen Schusskanal der rechten Grosshirnhemisphäre mit Zerstörung des rechten Schläfenlappens, pigmentierte Narben des hinteren Teils des rechten Linsenkernes, des mittleren Teils vom hinteren Schenkel der Capsula interna und der hinteren Spitze des Thalamus opticus. Pyocephalus internus mit konsekutiver Meningitis cerebrospinalis. Das Projektil wurde auf dem rechten Felsenbein gefunden.

Van Duyse (75) beobachtete nach einer Schussverletzung des Gehirns eine unvollständige homonyme Hemianopsie mit Erhaltung des makulären Sehens. Das Projektil war in der rechten Schläfenseite eingedrungen, und zeigte die Radiographie den Sitz desselben in der Nähe der linken Schläfenwand, nahe dem linken Meatus auditorius.

Hartmann (76) stellte einen Patienten vor, der sich mit einem 9 mm-Revolver etwas vor und oberhalb des rechten Ohres in den Schädel geschossen hatte. Es bestand eine linksseitige Hemiplegie, linksseitige Fazialislähmung mit Ausnahme des oberen Astes, eine rechtsseitige vollständige Okulomotoriuslähmung und eine linksseitige gleichseitige Hemianopsie. Der eventuelle Sitz des Geschosses wurde in den rechten Hirnschenkel verlegt.

Best (77). 23jähriger Mann. Einschussöffnung in der rechten Schläfengegend, ein wenig vor der Ohrmuschel. L. Pupille $>$ R. Ophth. Befund normal. Homonyme linksseitige Hemianopsie. Hemianopische Pupillenreaktion. Die Röntgenaufnahme zeigte die Kugel in der Gegend der Sella turcica rechts von der Medianebene. Keine Sensibilitätsstörungen. $S = {}^5/_5$ beiderseits. Der Prismenversuch ergab keine Einstellung der Augen. Die grobe Kraft im linken Arme war herabgesetzt.

Ferner Fall Burkhard (erster Selbstmordversuch) pag. 26 und Fall Christiansen pag. 27.

γ) Die Einschussöffnung in der Okzipitalgegend.

Coutela und Velter (78) beobachteten bei einem 27jährigen Kranken eine linksseitige gleichseitige Hemianopsie. Eine Revolverkugel war in die Okzipitalgegend eingedrungen und konnte leicht entfernt werden. Die Hemianopsie blieb bestehen.

Ferner Fall Gamble pag. 26 und Fall Tscherning pag. 27.

δ) Einschussöffnung am Scheitelbein.

Ratimoff (79). 25jähriger Student. Schussverletzung durch einen Revolver. Das Geschoss war in die rechte Scheitelgegend eingedrungen, und es war als einzige Erscheinung Erblindung aufgetreten. Ophthalm. beiderseits normal. Zunächst besserte sich das Sehvermögen und es blieb eine homonyme linksseitige Hemianopsie übrig.

Sechs Monate nach dem Trauma starb der Kranke. Im Verlaufe hatte sich ein starker Gehirnvorfall entwickelt. Das Sehvermögen zeigte sich stärker herabgesetzt, und opht. waren die Erscheinungen einer doppelseitigen Neuroretinitis ausgesprochen.

Die Kugel war, nachdem sie das rechte Sehcentrum zerstört hatte, in die linke Hemisphäre gedrungen, wobei aber das linke Sehcentrum intakt geblieben war.

Bei der Sektion des Gehirns wurden in beiden Hinterhauptslappen zwei mit Eiter gefüllte Säcke gefunden. Diese waren miteinander durch einen Strang verbunden, der evident den obliterierten Kanal, durch den die Kugel gedrungen war, darstellte. Die Kugel selbst wurde im linken Sacke gefunden.

Dieser Sektionsbefund erklärt alle bei Lebzeiten des Kranken beobachteten Erscheinungen: gleich nach der Verletzung völlige Erblindung infolge der Zerstörung des rechten Sehcentrums und der Komprimierung durch Knochensplitter, Blutgerinnsel etc. des linken Sehcentrums. Nachdem aber die Blutgerinnsel etc. entfernt worden waren, kehrte die Funktion des linken, intakt gebliebenen Centrums zurück, und der Kranke sah wieder, aber nur mit der linken Netzhauthälfte beider Augen.

ε) Einschussöffnung an der Orbita.

Henschen-Lennander (80). Ein 33jähriger Mann hatte einen Revolver gegen sein linkes Auge abgeschossen, welches herausgenommen werden musste. Der Patient blieb drei Wochen ohne Besinnung und musste gefüttert werden. Er liess Harn und Fäzes unter sich. Links Hemiplegie und Hemianästhesie, partielle motorische Aphasie, partielle Agraphie und Alexie. Die Sehschärfe war im unteren nasalen Quadranten herabgesetzt.

Das Geschoss muss den hinteren Teil der inneren Kapsel in der Nähe der Hirnrinde und den dorsalen Teil der Sehbahn gestreift haben. Der Schädel wurde trepaniert, und die Kugel 1 cm unter der Hirnrinde gefunden; die früheren Störungen nahmen dann ab.

v. Bergmann (81), Fall 1. Eine Revolverkugel war am inneren Winkel des rechten Auges ein- und bis zum rechten Okzipitallappen vorgedrungen, wo sie stecken blieb. Eine doppelseitige Stauungspapille mit Netzhautblutungen und Exophthalmus bildeten sich zurück, und es blieb nur eine linksseitige Hemianopsie bestehen.

§ 25. Als Verletzungen des Tractus opticus werden dabei von den Autoren folgende Fälle angesehen:

Greenleaf (82) beobachtete nach einem Suizidium durch einen Revolverschuss eine Lähmung der rechten unteren Extremität und eine linksseitige homonyme Hemianopsie, wobei auf Grund von Röntgenbildern angenommen wurde, dass das Projektil sich auf dem rechten Tractus befände.

Ferner die Fälle Best pag. 25, Hartmann pag. 25 und Burkhard pag. 26.

§ 26. Bei allen diesen Revolverschüssen durch Selbstmordversuch zeigte sich die Eigentümlichkeit, dass homonyme linksseitige Hemianopsie aufgetreten war, wohl als Folge des Umstandes, dass die Selbstmörder als Rechtshänder den Revolver an die rechte Seite vor dem Losdrücken gesetzt hatten. Bloss der folgende Fall Gamble zeigte die Einschussöffnung an der linken Seite mit rechtsseitiger homonymer Hemianopsie. Das betreffende Individuum wird darum wohl Linkshänder gewesen sein.

Gamble (83) berichtet über das Verweilen einer Revolverkugel im linken Hinterhauptslappen. Es bestand eine rechtsseitige gleichseitige Hemianopsie, verbunden mit einer rechtsseitigen Hemianästhesie und geringer Hemiparese, sowie einer amnestischen Farbenblindheit. Die linke Papille soll blass, die rechte bläulich weiss, die Venen leicht gestaut gewesen sein. Die Röntgenaufnahme zeigte, dass das Projektil, eingedrungen in die linke Schläfengegend, im Hinterhauptslappen sich befand.

ζ) Einschussöffnung am Gaumen.

v. Limbeck (84) berichtete, dass ein 20jähriges Mädchen sich durch den harten Gaumen in das Schädelinnere mit einer Pistole geschossen habe. Komplete linksseitige Okulomotoriuslähmung, homonyme rechtsseitige Hemianopsie, rechtsseitige Hemiplegie und Sprachstörung. S. rechts = $^6/_{12}$, links = $^6/_{24}$. Ophth. normal.

η) Einschussöffnung an der Nase.

In dem folgenden Falle wurde zweimal Selbstmordversuch gemacht, und zwar das erstemal durch Schuss in die rechte Schläfe, und zum zweiten Male 20 Monate später durch Schuss in die Nase. Beim zweiten Male kam es zur Zerstörung eines Tractus opticus:

Burkhard (85). Ein Mann machte zwei Selbstmordversuche durch Revolverschüsse; das erstemal durch die Schläfe, das zweitemal 20 Monate später durch die Nase. Der Fall bot ein grosses chirurgisches Interesse dadurch, dass ca. 1,0 g Blei nach der ersten Verletzung im Gehirn eingeheilt war. Die zweite Verletzung zerstörte unter anderem auch einen Tractus opticus. Trotzdem blieben die Pupillen immer gleich weit. Eine genauere Untersuchung des Sehvermögens konnte leider wegen der Schwere der Verwundung nicht vorgenommen werden.

§ 27. Relativ selten finden wir nach Selbstmordversuchen durch Revolverschüsse anfänglich eine doppelseitige homonyme Hemianopsie mit Erblindung, wie in den folgenden Fällen:

v. Bergmann (86, Fall 2). Es wurde eine Kugel im vorderen Teile der rechten Capsula interna angenommen. Es bestanden anfänglich linksseitige Hemiplegie und Hemianästhesie, linksseitige Taubheit und doppelseitige Blindheit. Allmählich besserte sich der Zustand. Später bestand noch eine Parese des linken Beines und Kontraktur der Finger der linken Hand und teilweise Anästhesie der linken Seite.

Tscherning (87). 30jähriger Kranker. Suizidium. Einschussöffnung rechts, 12 cm hinter dem Processus orbitalis ossis frontis und 6—7 cm nach hinten und oben vom äusseren Gehörgang. Aus derselben prolabierte etwas Gehirngewebe. Zunächst war eine Erblindung vorhanden und nach 10 Tagen eine gleichseitige Hemianopsie mit Einschränkung der rechten Gesichtsfeldhälften bei normalem Augenspiegelbefunde. Das Projektil hatte die Leitungsbahnen beider kortikaler Sehcentren getroffen, die rechte stärker, als die linke. Es wurde durch Trepanation entfernt.

Christiansen (88). Schusswunde des Gehirns, Einschussöffnung. 6—7 cm nach hinten vom rechten Meatus auditorius.

Völlige Amaurose. Pupillen dilatiert, reaktionslos. Augenspiegelbefund normal. In den folgenden Tagen rasche Besserung des Sehvermögens, so dass Patientin nach 8 Tagen schon feine Schrift lesen konnte. Homonyme linksseitige Hemianopsie mit konzentrischer Verengerung der erhaltenen Hälften. Das Centrum beiderseits wesentlich unbeschädigt. In der folgenden Zeit vergrösserte sich das Gesichtsfeld nach beiden Seiten hin, doch blieb von der linken Gesichtsfeldhälfte ein nach unten, und von der rechten Gesichtsfeldhälfte ein gerade nach rechts gelegener Defekt bestehen. Sechs Wochen nach der Läsion wurde die Kugel mittelst linksseitiger Trepanation entfernt. Patientin wurde geheilt entlassen. Die letzte Gesichtsfeldaufnahme fand sechs Monate nach der Läsion statt, wobei die erwähnten Defekte noch vorhanden waren. Tags darauf wurde die Patientin wieder ins Hospital gebracht, sie hatte sich eine neue Schussläsion, diesmal in der rechten Regio temporalis beigebracht und starb, ohne zum Bewusstsein gekommen zu sein, am folgenden Tage.

Sektion: Die Einschussöffnung des alten Schusskanals fand sich im ersten Gyrus temporalis. Von hier verlief der Kanal nach links und zog wenig nach unten und hinten, so dass die mediale Ausgangsöffnung in der rechten Hemisphäre diejenige Partie der Rinde beschädigt hatte, welche im vorderen Drittel die obere und untere Lippe der Fissura calcarina bildet. In der linken Hemisphäre fand sich die mediale Öffnung unbedeutend weiter nach unten und hinten, als auf der rechten Seite. Hier waren es also gleichfalls der vordere Teil der Fissura calcarina und die angrenzenden Rindengebiete, die getroffen waren. Die laterale Ausgangsöffnung des Schusskanales in der linken Hemisphäre fand sich im oberen vorderen Teile des dritten Okzipitalgyrus.

§ 28. Dass auch Schussverletzungen des Hinterhauptslappens ohne Auftreten von homonymer Hemianopsie vorkommen, zeigt der folgende Fall. Hier hatte der Schusskanal offenbar die Sehstrahlungen nicht berührt.

Doppertin (89). Bei einem Selbstmordversuche, wobei das Projektil in die rechte Schläfe eingedrungen war, wurde eine maximalweite und starre Pupille rechts und rechtsseitige Fazialislähmung gefunden. Die Mydriasis ging nach wenigen Tagen zurück. Eine Sehstörung bestand nicht. Eine Röntgenphotographie zeigte das Projektil scharf umschrieben im rechten Hinterhauptslappen, unmittelbar auf dem Tentorium.

Die meisten dieser Revolverschüsse sind Steckschüsse, d. h. es besteht eine Einschussöffnung ohne Ausschussöffnung, indem die Kugel im Innern der Schädelkapsel stecken geblieben war, wie z. B. in dem folgenden Falle:

Van Duyse (75) beobachtete nach einer Schussverletzung des Gehirns eine unvollständige homonyme Hemianopsie mit Erhaltung des makulären Sehens. Das Projektil war in der rechten Schläfenseite eingedrungen, und zeigte die Radiographie den Sitz desselben in der Nähe der linken Schläfenwand nahe dem linken Meatus auditorius.

Stern (90). Einschussöffnung oberhalb des rechten Mundwinkels. Die Kugel blieb im Schädeldach hinten in der Parietookzipitalgegend rechts nahe der Mittellinie sitzen. Schwäche und Gefühlslosigkeit der ganzen linken Körperseite, Hemiataxia sinistra, Hemiathetosis sinistra, Hemianopsia sinistra. Beiderseits hemianopische Pupillenstarre, linke Pupille eine Spur weiter, als die rechte. S = 1. Ophth. beiderseits Atrophia nerv. optici, links mehr als rechts. Leichte Parese des rechten Rectus internus. Eine mimische Lähmung des linken Fazialis bestand nicht. Makuläre Aussparung.

Diese Steckschüsse beruhen auf der relativ schwachen Durchschlagskraft der Revolverprojektile.

§ 29. Was die Zusammenstellung der Symptome bei diesen Fällen von Revolverschussverletzungen anbelangt, so zeigte sich anfänglich doppelseitige Erblindung, die nachher sich auf eine einfache homonyme Hemianopsie zurückbildete in den Beobachtungen von Pflüger pag. 23, Ratimoff pag. 25, v. Bergmann pag. 27 und Tscherning pag. 27. In dem Falle Christiansen pag. 27 blieb doppelseitige inkomplete homonyme Hemianopsie bestehen.

Photopsien waren gleich nach der Verletzung im Falle Hesse pag. 24 vorhanden und Gesichtshalluzinationen begleiteten den Fall Mingazzini pag. 24.

Als inkomplete einfache homonyme Hemianopsien werden aufgeführt der Fall Hesse pag. 24 mit sektorenförmigem Skotom im unteren Quadranten, ferner die Fälle Mingazzini pag. 24 und Henschen pag. 26 mit unterer Quadranthemianopsie und der Fall v. Duyse pag. 25 mit unvollständiger Hemianopsie.

Konzentrische Einschränkung der erhalten gebliebenen Gesichtsfeldhälften zeigten die Fälle Mingazzini pag. 24, Christiansen pag. 27 und Tscherning pag. 27.

Der Augenspiegelbefund war bei den meisten Fällen ein normaler. Über Stauungspapille berichten Pflüger pag. 23 und v. Bergmann pag. 26. — Neuroretinitis wurde im Falle Ratimoff pag. 25 beobachtet. — Atrophie der Papille im Falle Donath pag. 24 (mit Meningitis).

Hemianopsie als alleinige Herderscheinung zeigten die Fälle: Pflüger pag. 23, Leonard pag. 24, Heuse pag. 24, v. Duyse pag. 25, Coutela und Velter pag. 25, Ratimoff pag. 25.

Hemianopsie mit Hemiplegie: Lewschin pag. 24, Best pag. 25, Greenleaf pag. 26.

Hemianopsie mit Hemiplegie und gekreuzter Okulomotoriuslähmung: Hartmann pag. 25 und v. Limbeck pag. 26.

Hemianopsie mit Hemiplegie und Hemianästhesie und gleichseitiger Taubheit: v. Bergmann pag. 27.

Hemianopsie mit Hemiplegie, Jacksonscher Epilepsie und Hemianästhesie: Donath pag. 24.

Hemianopsie mit vorübergehender Aphasie, Hypakusie und partieller Hemiplegie: Mingazzini pag. 24.

Hemianopsie mit vorübergehender Hemiplegie, Hemianästhesie und Aphasie: Henschen pag. 26 und Gamble pag. 26.

Als Tractushemianopsie werden erwähnt die Fälle: Best pag. 25, Hartmann pag. 25, Greenleaf pag. 26, Burkhard pag. 26, v. Limbeck pag. 26.

Ein Gehirnabscess entwickelte sich im Falle Ratimoff pag. 25.

Sektionsbefunde lagen vor in den Fällen von Pflüger pag. 23, Leonard pag. 24, Donath pag. 24, Ratimoff pag. 25 und Christiansen pag. 27.

In dem letzten Falle hatte das betreffende Individuum zweimal einen Selbstmordversuch unternommen.

c) Die homonyme Hemianopsie nach kleinkalibrigen Gewehrschüssen und Geschosssplittern.

§ 30. Über die Häufigkeit des Vorkommens der Hemianopsie bei Hinterhauptschüssen macht Best (126) folgende Angaben:

Von 80 wahllosen Schüssen mit Verletzung des Hinterkopfes hatten 53 eine Hemianopsie. Von 86 Fällen von Hemianopsie waren 26 doppelseitig, 22 rechtsseitig und 38 linksseitig; wobei die einseitigen Störungen vielleicht deshalb überwiegen gegenüber den Zählungen in der Heimat (Uhthoff, l. c., hat unter 29 Fällen 16 doppelseitige und 13 einseitige Hemianopsien beobachtet), weil gerade von diesen leichteren Fällen eine grössere Zahl symptomlos heilt. Der Ausfall im Gesichtsfeld betraf 50 mal überwiegend die unteren Hälften, nur 5 mal die oberen. Dieses 10 fache Überwiegen des Ausfalls nach unten ist der Ausdruck der sehr schlechten Prognose der Schüsse, welche das Gehirn unmittelbar über dem Kleinhirn treffen bzw. die Kleinhirnschüsse selbst.

Nach Uhthoff (l. c.) waren bei den Fällen von doppelseitiger Hemianopsie 14 mal die unteren Gesichtsfeldhälften ausschliesslich oder erheblich stärker betroffen als die oberen und 4 mal bei einfacher homonymer Hemianopsie.

Inouye (91) beschreibt 21 Hinterhauptschüsse mit Hemianopsie; darunter 13 mit doppelseitiger, 8 mit einseitiger homonymer Hemianopsie.

Pincus (112) hat 22 Fälle von Hinterhauptschüssen mit Sehstörungen gesehen, unter denen alle Arten von Verletzungen — Streif-, Durch- und Steckschüsse, vertreten waren.

Die Richtung des Schusskanals bei der einfachen homonymen Hemianopsie.

§ 31. Die Schussverletzungen bei kleinkalibrigen Geschossen teilen wir ein in Streifschussverletzungen, penetrierende Verletzungen, Steckschussverletzungen und Prellschüsse.

Die Schrot- und Revolverschüsse machen meist Steckschussverletzungen, d. h. nachdem die Kugel durch den Schädelknochen in das Schädelinnere eingedrungen war, erschöpft sich ihre Kraft, so dass sie eine Ausschussöffnung im Schädelknochen in der Schussrichtung nicht mehr bewirken kann. Die kleinkalibrigen Flintengeschosse der jetzigen Armeen durchdringen den Schädel meist in einer geraden Richtung, welche die Einschussöffnung mit der Ausschussöffnung verbindet. Steckschüsse kommen hier seltener vor.

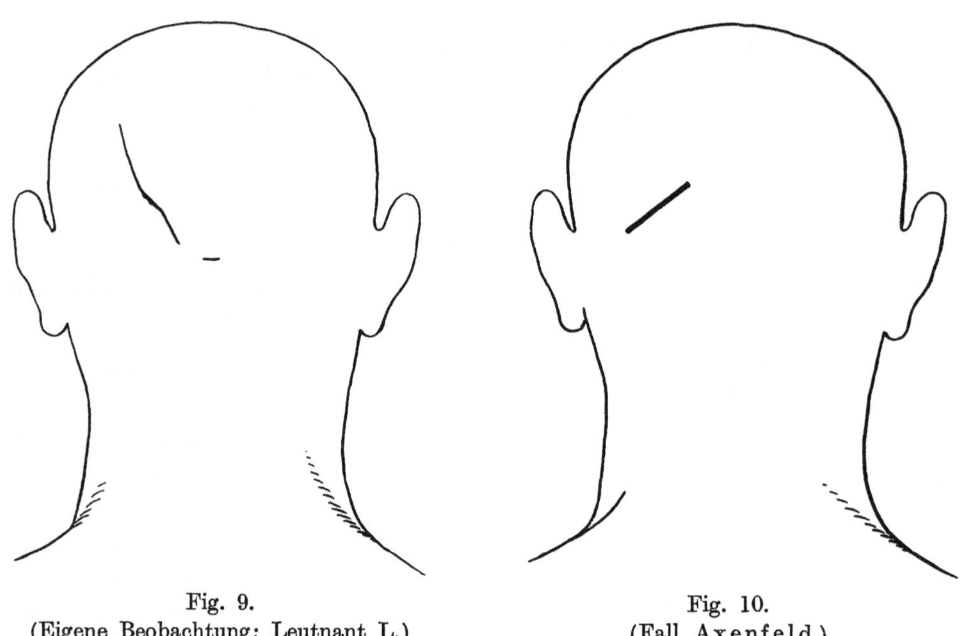

<table>
<tr><td align="center">Fig. 9.
(Eigene Beobachtung: Leutnant L.)</td><td align="center">Fig. 10.
(Fall Axenfeld.)</td></tr>
</table>

Prallt die Kugel am Schädel ab, ohne in das Gehirn einzudringen, so bezeichnen wir diese Verletzung als Prellschuss. Streift die Kugel in der Richtung der Tangente den Schädelknochen, so bezeichnen wir diese Verwundung als Tangentialschuss (Streifschuss, Rinnenschuss).

α) Tangentialschüsse (Streifschüsse).

Bei den Tangentialschüssen macht die Kugel eine Rinne in den Schädelknochen, wobei oft Knochensplitter von der Lamina vitrea abgesprengt und durch die Gewalt in verschiedener Richtung in die Gehirnsubstanz hineingetrieben werden. Deshalb und weil dadurch leicht Abscesse entstehen, ist eine möglichst frühzeitige Trepanation hier unbedingt erforderlich. Die daneben auftretende intrakranielle Blutung kann den Druck noch erhöhen und anfänglich die Funktionsstörung erheblicher erscheinen lassen, als sie sich später herausstellt. Je nach der Längs- oder Querrichtung der Schussrinne zur Sagittalebene des Schädels wird im allgemeinen einfache, oder doppelseitige homonyme Hemianopsie entstehen.

Eigene Beobachtung: Leutnant L., 26. VIII. 14 Tangentialschuss (siehe Fig. 9). Zunächst war es ihm schwarz vor den Augen, nach einigen Augenblicken konnte er wieder sehen. Tags darauf Sprachstörungen. Das Sprechen kam nach 10 Tagen wieder, das Wortverständnis etwas früher. Etwas länger bestand Alexie, jetzt nur mechanische Lesestörung, weil (siehe Fig. 11) die Trennungslinie absolut durch den Fixierpunkt geht (häufig und aufs sorgfältigste perimetriert). Am 1. II. 15 trepaniert, wobei ein einmarkstückgrosser Knochensplitter entfernt wurde. Die Hemianopsie blieb bestehen. S = 1. Ophthalmoskopischer Befund normal.

Ferner Fall 3 von Inouye (23, siehe daselbst Taf. I, Fig. 45): Tangentialschuss über dem rechten Ohr. Komplete und absolute linksseitige Hemianopsie mit hochgradiger konzentrischer Einschränkung der erhalten gebliebenen Gesichtsfeldhälften. Operation: Knochensplitter entfernt. S = $^6/_{20}$. Makulare Aussparung. Sonst keine Herderscheinungen.

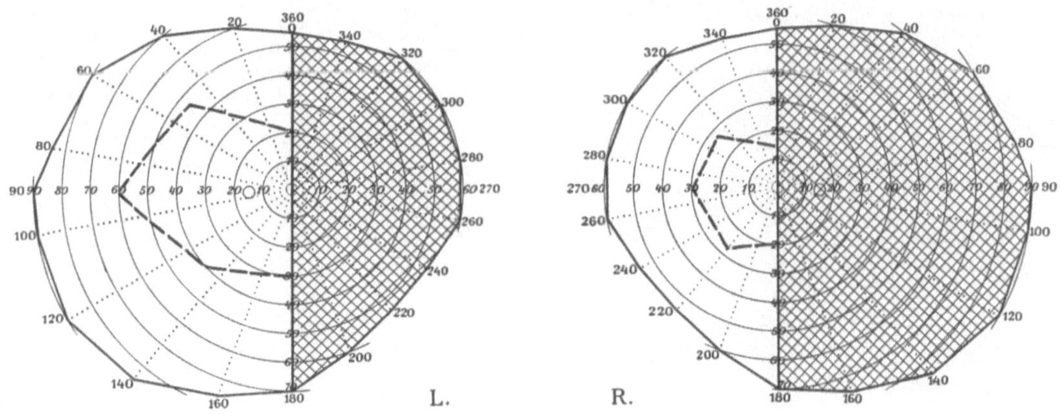

Fig. 11
(Eigene Beobachtung: Leutnant L.)

Inouye (23), Fall 15. Tangentialschuss genau über der Protuberantia occipitalis, homonymer Defekt der linken unteren Quadranten. S R. = 1, L. = $^6/_9$. Keine sonstigen Herderscheinungen.

Hegner (92). E. Th., Leutnant. 16. Juli 15 Streifschuss am Hinterkopf. Patient war gleich nach der Verletzung bewusstlos, erholte sich aber wieder und konnte noch zu Fuß und ohne Hülfe zum Verbandplatz gehen. Kopfschmerzen, ganz leichte Benommenheit Ausser Sehstörung keine anderen Herderscheinungen.

Tangentialschuss am Hinterkopf. Eine kleine runde Schussöffnung befand sich dicht neben der Mittellinie, die andere 5 cm daneben, rechts von der Protub. occip. extern.

Ophth. normal. S = .$^5/_4$—4,0 D. Das Gesichtsfeld (siehe Fig. 12) zeigt einen kleinen inselförmigen Defekt, der vom Fixierpunkt sektorenförmig ca. 4° in den unteren und linken Quadranten reicht.

29. Juli 15. Trepanation des Schädels an der Stelle der Schussverletzung. Es zeigte sich etwas rechts von der Protub. occip. externa eine Impressionsfraktur von Bohnengrösse mit Verlagerung eines linsengrossen Stückes der gesplitterten Interna und einem mässigen epiduralen Hämatom. Die Dura selbst war unverletzt und zeigte keine Veränderungen, sie wurde nicht eröffnet.

Hegner (92). E. B., Kriegsfreiwilliger. Schussverletzung am 16. Nov. 1914. Unmittelbar nach der Verletzung Erbrechen, Benommenheit, Sehstörungen. Am Hinterkopf eine etwa 6 cm lange, 1,5 cm breite Wunde, etwas unterhalb und links von der Tub. occip. ext. Im Röntgenbild keine Fremdkörper nachweisbar.

21. Nov. 1914. Wegen der dauernden sehr heftigen Kopfschmerzen Operation. Es zeigte sich, dass ein Tangentialschuss den Knochen leicht gestreift hatte. Eine Fissur wurde gefunden, die in die Tiefe ging und nach der Gegend des linken Ohres verlief. In der Diploë fanden sich Coagula und links von der Mittellinie ein grosser Knochensplitter, der auf die

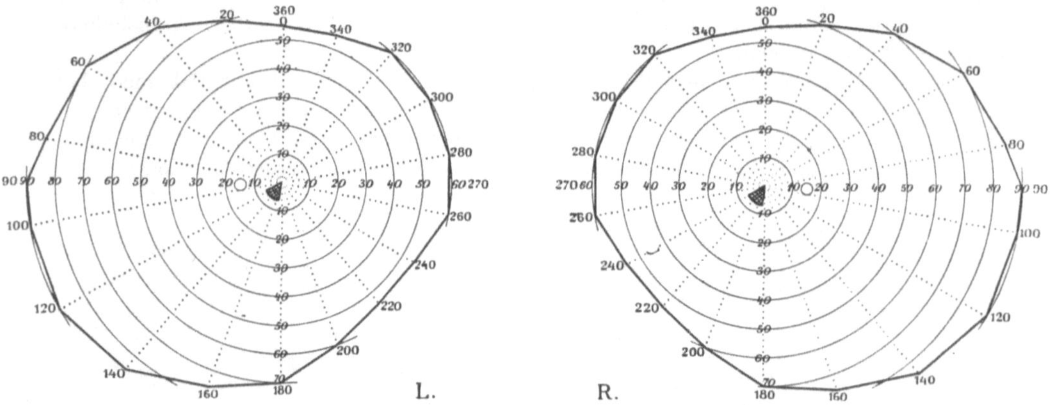

Fig. 12. (Fall Hegner.)

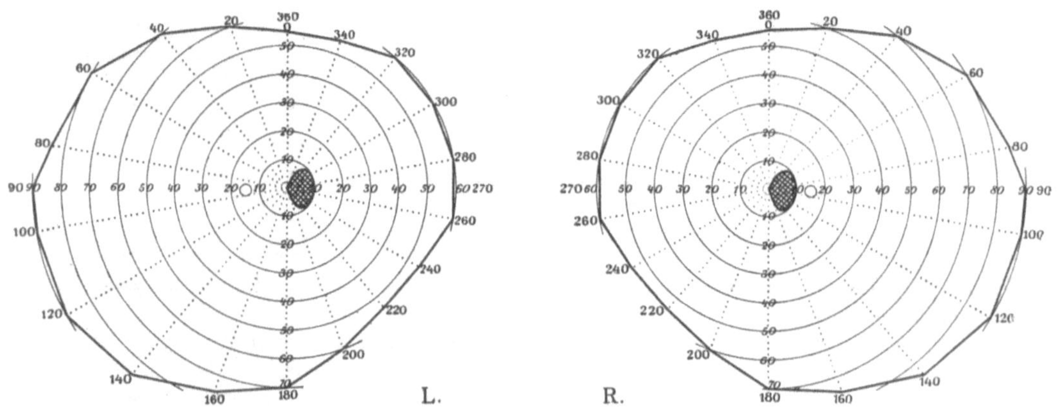

Fig. 13. (Fall Hegner.)

Dura drückte. Nach der Entfernung desselben lag die Dura frei. Es wurden ausserdem noch einige Knochensplitter entfernt. Keine cerebrale Erscheinungen.

5. Dez. Klagen über Schwachsehen und Flimmern.

18. Dez. In der Wunde ist noch ein Knochensplitter sichtbar, der sich loslöst.

22. Mai 15. Klagt noch über Sehstörung, sonst geheilt entlassen.

17. August 15. Untersuchung in der Augenklinik Jena. Patient klagt seit seiner Verwundung über Sehstörung. Ophth. normal. S = $^5/_5$, mit 3,5—4,0.

Das Gesichtsfeld (siehe Fig. 13) zeigt ein kleines, inselförmiges, homonymes Skotom, welches genau vom Fixierpunkt aus 10° nach rechts reicht. Es erreicht nur mit der Spitze die Mittellinie und zwar genau im Fixierpunkt.

Axenfeld (93). Soldat, verwundet am 8. III. 15 durch Gewehrschuss am Hinterkopf links. Siehe Fig. 10, Narbe 2 cm über, 1 cm nach links vom Tub. occip. bis 10 cm schräg nach links reichend. S = $^6/_6$ beiderseits. Ophth. normal. Tangentialschuss. Rechtsseitige Farbenhemianopsie. Empfindung für Weiss in der rechten Hälfte unterwertig. Trennungslinie durch F.

v. Szily (94, Fall 35). Verwundet durch Infanteriegeschoss am Hinterhaupt. Rechts neben der Protub. occ. ext. eine schräg von unten nach aussen oben verlaufende, adhärente Knochennarbe. Die Gesichtsfelder zeigen eine linksseitige hom. Hemianopsie mit einem Restgesichtsfeld im linken oberen Quadranten und Aussparung der Macula. Ophthal. Befund und Sehschärfe normal.

v. Szily (94, Fall 28a). Gewehrschuss. Eingezogene knochenadhärente Narbe 2 cm über und 1 cm nach links von der Protub. occ. ext. bis 10 cm schräg nach links reichend. Flimmern. Ophthal. Befund und Sehschärfe normal. Die Gesichtsfelder zeigen eine fast komplete rechtsseitige Farbenhemianopsie und periphere Gesichtsfeldeinschränkung.

v. Szily (94, Fall 33). Streifschuss in der rechten Okzipitalgegend (Rinnenschuss). Beiderseits Neuritis optici. Linksseitige homonyme inkomplete Hemianopsie. Im linken unteren Quadranten war noch ein sich an den vertikalen Meridian anlehnender Sektor erhalten. S R. = $^1/_7$; L = $^1/_{10}$ Sektion. Abscesshöhle im rechten Hinterhauptslappen.

Uhthoff (138), Fall VII. A. E., 26 Jahre. 29. IX. 15 Verletzung durch Schrapnellkugel am Hinterhaupt. Vertikaler Verlauf der Wunde zwischen linkem Ohr und Medianlinie. Rechtsseitige homonyme Hemianopsie mit Aussparung der Macula. Ganz geringes Übergreifen des Defektes nach unten über die vertikale Trennungslinie nach links. S = $^6/_6$. Ophthalm. Befund normal. Pupillen normal. 14 Tage bewusstlos. Schmerzen im linken Arm. D. U. (Dienstunfähig.)

Uhthoff (138), Fall VI. W. S., 22 Jahre alt. Am 25. III. 16 Granatsplitterverletzung am Hinterhaupt. Vertikaler Verlauf der Wunde ungefähr in der Mitte zwischen rechtem Ohr und Medianlinie. Linksseitige partielle Hemianopsie, hauptsächlich inferior. Anfangs ganz blind. S = $^6/_6$. Ophth. Befund normal. Pupillen normal. Etwas vergeßlich, Kopfschmerzen. D. U.

Uhthoff (138), Fall XIII. J. B., 36 Jahre alt. Am 28. II. 16 Granatsplitterverletzung am Hinterkopf links. 10 cm lange Narbe mit Knochenzertrümmerung. Rechtsseitige inkomplete Hemianopsie, die dem Fixierpunkt anliegenden Partien der rechten Gesichtsfeldhälften sind erhalten. Rechts S = $^6/_8$; links S = $^6/_6$. Ophth. Befund normal. Pupillen normal. 15 Tage lang bewusstlos. Brechreiz. Im Feldlazarett Entfernung von Knochensplittern. D. U.

Eigene Beobachtung: G. H., 29 Jahre alt, am 8. IX. 15 durch Flintenschuss verwundet. Tangentialschuss auf der rechten Kopfhälfte, Einschuss vom Scheitelbein beginnend, gerade nach unten bis an den Nacken verlaufend, zwei Finger breit entfernt nach rechts von der Protuberanz. Anfangs zwei Tage lang bewusstlos und mehrere Wochen lang vollständig blind. Dann linksseitige komplete und absolute Hemianopsie mit Aussparung der Macula von 2°. Sonst keine cerebralen Herderscheinungen. Er klagt auch jetzt noch (20. II. 17) über Kopfschmerzen, Schwindel, Flimmern, Gedächtnisschwäche und Lichtblendung, sowie Angstzustände bei Menschengedränge. Er hatte an Gesichtshalluzinationen und Photopsien gelitten. Im Feldlazarett wurde er gleich nach seiner Verwundung operiert und später noch einmal in Halle im April 1916 zur Deckung seines Knochendefekts. S rechts = $^6/_6$; links = $^6/_8$. Der Augenspiegelbefund rechts normal, links alte Chorioiditis disseminata. Pupillenverhältnisse normal. Zeitweise Doppeltsehen. Keine objektiv nachweisbaren Augenmuskelstörungen.

v. Szily (94, Fall 34). Schrapnellschuss am Hinterkopf am 10. I. 15. Am 24. XI. 15 wurde eine plastische Operation vorgenommen, wobei ein 5 cm breiter Knochendefekt zu-

gedeckt wurde. Befund am 25. I. 16. Unterhalb der Protub. occ. ext. beginnende und
von da bogenförmig nach rechts oben verlaufende 12 cm lange knochenadhärente Narbe.
Ophthal. Befund normal. Sehschärfe = ⁶/₆. Linksseitige homonyme Hemianopsie. Im oberen
Quadranten ein der vertikalen Trennungslinie anliegender Gesichtsfeldrest.

    Eigene Beobachtung: Soldat Ingwersen. Am 21. VII. 15 Infanteriegeschoss.
Tangentialschuss horizontal am rechten Parietalknochen, zwei Finger breit über dem Ohre
bis in die Nähe des Hinterhauptsbeines. Dicht unter dem Tuber parietale befindet sich eine
11 cm lange und 3 cm breite Narbe mit Knochendefekt. Im Grunde pulsiert das Gehirn.
Pupillen normal. Linksseitige inkomplete Hemianopsie. Inselförmige Ausbuchtung in der
Gegend der Macula von 20—15⁰. Patient hatte keine Ahnung von seiner Hemianopsie. Zeitweise Zucken in den linken Extremitäten.

    10. XI. 15 ophth. beginnende Neuritis optici.

    S = 1. Links leichte Parästhesie und Zuckungen im linken Arm. Kraft der linken
Oberextremität etwas abgeschwächt. Gesichtsfeld siehe Fig. 14.

    12. XI. 15 Trepanation. Entfernung von Knochensplittern. Heilung.

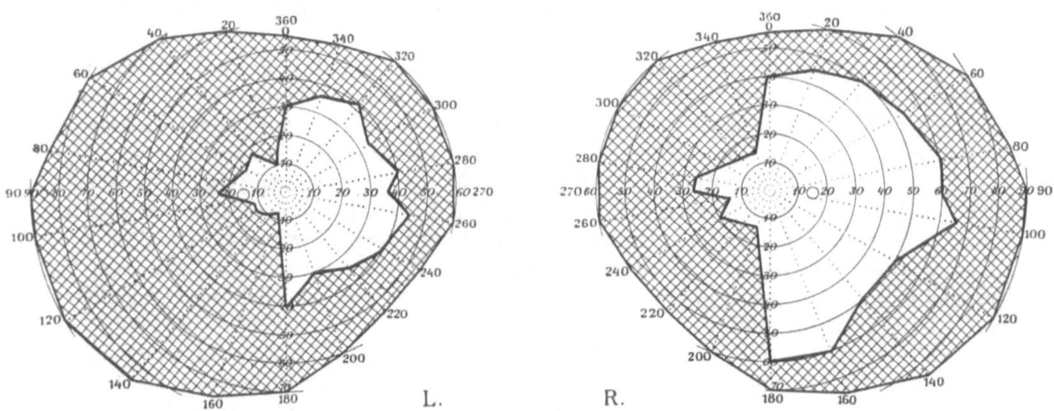

Fig. 14.
(Eigene Beobachtung: Fall Ingwersen.)

    Allers (95). Ein Streifschuss am Hinterhaupte (Krankengeschichte LXVI) hatte zwei
ziemlich grosse Splitter durch die Dura in das Hirn bzw. den Sinus transversus eingebohrt.
Die durch Entfernung des letzteren entstehende Sinusblutung war aber nur geringfügig.
Offenbar war infolge des Fremdkörpers bereits eine gewisse Thrombosierung im Sinus eingetreten. Die Wundheilung ging ohne Zwischenfall vor sich.

    Eine Hemianopsie, die man bei dem Orte der Verletzung hätte erwarten können,
bestand nicht; hingegen eine gewisse concentrische Einengung des Gesichtsfeldes. Ob dieselbe einen der Hemianopsie angenäherten Charakter besass, konnte mangels eines Perimeters
nicht mit Sicherheit festgestellt werden. Sie machte allerdings bei der ersten Untersuchung
keinen organischen Eindruck. Andererseits muss der Umstand Bedenken erregen, dass
diese bereits verschwundene Störung wieder manifest wurde, gerade zu einer Zeit, da in der
Wunde eine Sekretstauung aufgetreten und somit wahrscheinlich auf das Hirn ein Druck
ausgeübt worden war.

    Genet (96) beschreibt drei Beobachtungen von Hemianopsie nach
tangentialen Hinterhauptschüssen, ohne dass ein Geschoss eingedrungen, oder
die Tabula externa gesplittert gewesen wäre. Diese Fälle bieten besonderes
Interesse, weil hier die Hemianopsie erst durch genaue Untersuchung festgestellt werden musste. Der Verwundete wusste nichts von Gesichtsfeldstörung.

Die Untersuchung der Tabula externa nach Erweiterung der Hautwunde zeigte, dass der Knochen äusserlich unversehrt war, aber bei der Trepanation entdeckte man Verletzungen der Tabula interna. Die Dura mater pulsierte nicht und beim Einschneiden entleerte sich Hirnbrei mit Blut. Zwei der beschriebenen Fälle waren hemianopisch, der dritte litt an vollständiger Rindenblindheit. Alle drei erlangten nach der Trepanation die volle Sehkraft wieder im Verlaufe einiger Tage. Bei den Tangentialschüssen können daher auch bei anscheinend sehr kleinen Knochenverletzungen ausgedehnte Gehirnläsionen entstehen.

Über einen eigentümlichen Verlauf eines Tangentialschusses berichtet Morax (97):

Bei dem ersten Falle handelte es sich um einen leichten Tangentialschuss (Infanteriegeschoss). Die Röntgenaufnahme zeigte nur geringfügige Knochendepression. Nach zehn Tagen bestand eine typische homonyme linksseitige Hemianopsie. Merkwürdigerweise änderte sich das Bild nach einigen Tagen, indem die linksseitige Hemianopsie verschwand und nur noch ein kleines hemianopisches Skotom im linken unteren Quadranten nahe am Fixationspunkt nachweisbar war.

Nach vorübergehendem Unwohlsein trat vier Wochen nach der Verwundung wieder komplete linksseitige Hemianopsie auf, welche 5 Tage später wieder verschwand unter Hinterlassung eines grösseren homonymen linksseitigen Skotoms, welches auch noch zur Zeit der Veröffentlichung in etwas abgeänderter Form nachweisbar war.

Bei dem zweiten Falle war die äusserlich sichtbare Wunde noch geringer, fast gar nicht nachzuweisen (Infanteriegeschoss), trotzdem bestanden längere Zeit hindurch schwere Allgemeinsymptome und vollkommene Erblindung. Letztere dauerte etwa 4 Wochen und ging dann in eine homonyme linksseitige Quadranthemianopsie nach unten über.

Die Ursache der Sehstörungen erblickt Morax in subduralen Hämorrhagien und solchen im Gehirngewebe. Für ähnliche Fälle rät er von einem operativen Vorgehen ab.

§ 32. Überblicken wir das Gesamtergebnis der Erscheinungen nach Tangentialschüssen, so fanden sich unter 18 Fällen mit einfacher homonymer Hemianopsie 11 Fälle mit kompleter und fast kompleter absoluter Hemianopsie: ein Befund, der die Erfahrung bestätigt, dass Tangentialschüsse meist schwere Verletzungen des Gehirns bewirken, indem abgesprengte Knochenstücke in radiärer Richtung oft in das Gehirn eindringen.

In zwei Fällen (v. Szily und Axenfeld) bestand eine komplete Farbenhemianopsie. In den beiden Beobachtungen von Hegner wurde ein centrales homonym-hemianopisches Skotom gefunden. In beiden Fällen ging die Narbe bis an die Protuberantia occip. externa, über deren Beziehungen zu den centralen homonym-hemianopischen Skotomen wir später berichten werden.

Im Falle II von Morax wurde eine Quadranthemianopsie nach unten konstatiert.

In der Beobachtung von Axenfeld pag. 33 und unserem Falle L. pag. 31 ging die Trennungslinie durch den Fixierpunkt, eine Erscheinung, die der Lenz-Heineschen Hypothese, dass kortikale und subkortikale Läsionen der Sehbahnen nur Hemianopsien mit makulärer Aussparung bewirken sollen, widerspricht.

In 5 Fällen waren die erhalten gebliebenen Gesichtsfeldhälften konzentrisch eingeengt und zwar im Falle 3 von Inouye pag. 31 in hohem Grade.

Einen eigentümlichen Wechsel im Auftreten der Hemianopsie zeigt der Fall I von Morax pag. 35 und der Fall Allers pag. 34.

Bei 12 Fällen mit einfacher homonymer Hemianopsie entweder der rechten, oder der linken Seite, bei denen die Schussrichtung genauer angegeben war, verlief dieselbe entweder auf der linken oder rechten Hinterhauptshälfte seitwärts von der durch den Sinus longitudinalis gelegten Sagittalebene.

In den beiden Fällen von Hegner berührte dieselbe die Protuberantia occipitalis externa.

Im Falle 15 von Inouye pag. 31 war ein Knochendefekt genau über der Protuberanz und ausserdem mehrere enthaarte bohnengrosse Stellen am Kopfe. Hier wurde eine Quadranthemianopsie nach unten konstatiert mit ziemlich bedeutender konzentrischer Einschränkung der erhalten gebliebenen Gesichtsfeldhälften.

Die Sehschärfe war bei diesen Fällen von Tangentialschuss mit einfacher homonymer Hemianopsie 9 mal normal, 3 mal auf dem einen Auge normal, auf dem anderen nur wenig reduziert. In 3 Fällen war sie unnormal und zwar bestand bei dem einen Falle ziemlich hochgradige Myopie. Bei einem Falle v. Szily Fall 33 pag. 33 mit Abscess und Neuritis optici war sie rechts auf $1/7$, links auf $1/10$ reduziert, im Falle 3 von Inouye pag. 31 waren die erhalten gebliebenen Gesichtsfeldhälften hochgradig konzentrisch verengt.

In 12 Fällen finden wir Angaben über den Augenspiegelbefund. Derselbe war in 10 Fällen normal, in dem oben erwähnten Falle von v. Szily mit Abscess ist Neuritis gefunden worden, ebenso in unserem Falle Ingwersen pag. 34.

Bei 12 Fällen war die homonyme Hemianopsie das einzige Herdsymptom.

Bei 3 Fällen waren noch andere Herderscheinungen neben der Hemianopsie vorhanden. So bei Uhthoffs Fall 7 pag. 33: Schmerzen im linken Arm, in unserem Falle Ingwersen: Jacksonsche Epilepsie und Hemiparästhesie (Verletzung des Scheitelbeines), und in unserem Falle L. pag. 31 Alexie, die später wieder verschwand.

β) Quere Schrägschüsse.

§ 33. Die Schussrichtung verläuft hier in querer, in einer mehr oder weniger geneigten Richtung zu der durch den Sinus longitudinalis gelegten Sagittalebene und hält sich entweder links oder rechts von derselben, oder beginnt oder endigt in der Protuberantia occipitalis externa.

Eigene Beobachtung: Soldat Nag. Schräger Querschuss drei Finger breit über der Protub. occipit. externa (Fig. 16). Ausfall des rechten homonymen unteren Quadranten (Fig. 15). Sonst keine cerebralen Herderscheinungen. Ophth. Befund normal. Sehschärfe normal. Als Patient wieder Dienst tat, zeigten die erhalten gebliebenen Gesichtsfeldhälften hochgradige konzentrische Einschränkung, die sich besserte, als er wieder vom Dienst dispensiert wurde. Pupillenverhältnisse normal.

v. Szily (94, Fall 26). Verwundung durch Infanteriegeschoss. Einschuss rechts oben von der Protub. occ. extern. Ausschuss auf halber Entfernung zwischen dem äusseren Höcker und Proc. mastoid. Ophthal. normal. S = $^6/_8$. Homonyme linksseitige Quadranthemianopsie nach unten.

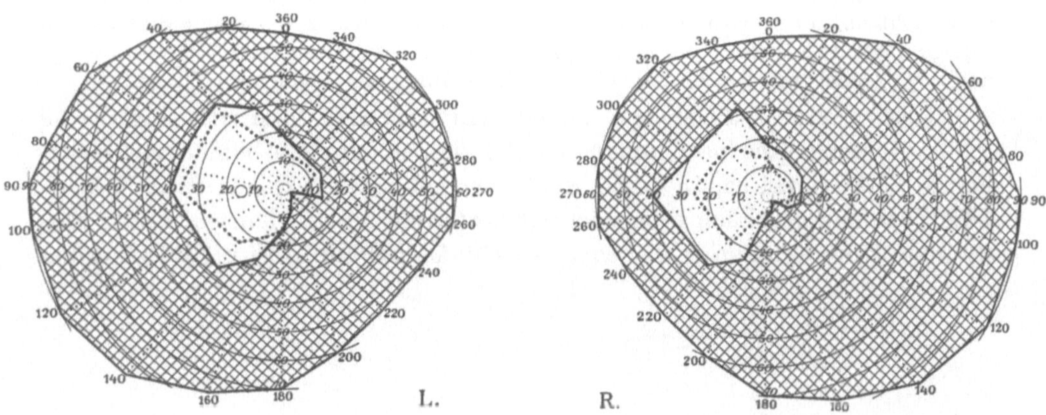

Fig. 15.
(Eigene Beobachtung: Fall Nag.)

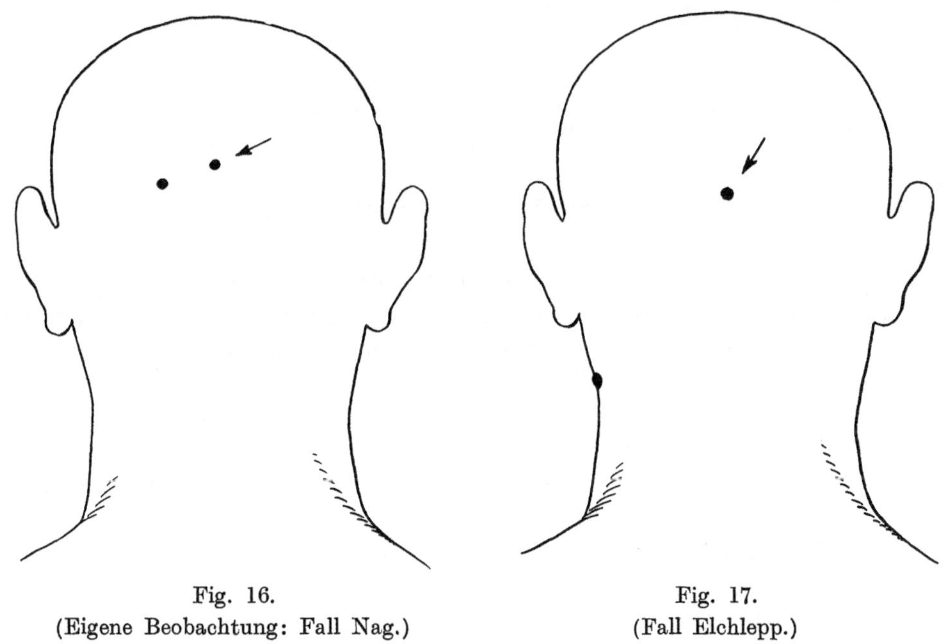

Fig. 16.
(Eigene Beobachtung: Fall Nag.)

Fig. 17.
(Fall Elchlepp.)

Bielschowsky (98, Fall 1). Einschussöffnung oberhalb und hinter dem linken Ohr. Ausschussöffnung rechts annähernd in gleicher Höhe aber etwas weiter nach hinten. Kugel daselbst operativ entfernt worden. Ophthal. Befund normal. S = $^1/_{10}$. Gesichtsfeld: grosses paracentrales homonym-hemianopisches Skotom nach rechts.

Hier hatte die Kugel offenbar nur die obere Partie der linken Sehstrahlung getroffen, ohne an der anderen Hemisphäre die visuellen Bahnen zu verletzen.

Bericht von Herrn Dr. Elchlepp, Hamburg: Soldat Biallar, verwundet am 28. VIII. 1915 durch Schrapnellkugel (siehe Fig. 17). Bewusstlos, nach Wiederkehr des Bewusstseins Herabsetzung des Sehvermögens, aber keine Erblindung. Andere cerebrale Erscheinungen fehlten. Der ophth. Befund normal. Hatte von Kindheit auf mit dem rechten Auge geschielt und immer schlechter gesehen, wie auf dem linken Auge. S rechts = $^2/_{12}$; links = $^6/_6$. Gesichtsfeld siehe Fig. 18 (sorgfältige Aufnahme mit 2 mm^2 Weiss).

§ 34. Unter 4 Fällen von queren Schrägschüssen fand sich einmal eine Quadranthemianopsie nach unten, einmal eine inkomplete homonyme Hemianopsie (Fall Nagel pag. 36), die im oberen und unteren Quadranten die periphere Zone hauptsächlich beeinträchtigt hatte, mit starker konzentrischer Einschränkung der erhalten gebliebenen Gesichtsfeldhälften. Bei 2 Fällen wurden

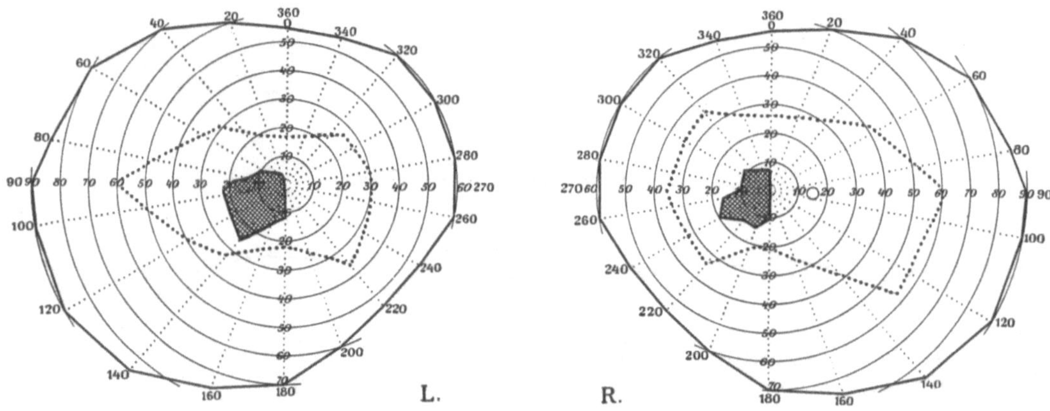

Fig. 18. (Fall Elchlepp.)

centrale homonym-hemianopische Skotome beobachtet. Im Falle Elchlepp pag. 38 ging der Defekt durch den Fixierpunkt. Auch bei diesen 4 Fällen mit queren Schrägschüssen trat einfache homonyme Hemianopsie auf, weil der Schusskanal auf der einen Kopfhälfte seitlich von der durch den Sinus longitudinalis gelegten Sagittalebene verlief. Bei den Fällen, wo der Schusskanal die Protuberantia occipitalis externa erreichte resp. von dort ausging, wie in den Fällen von Elchlepp pag. 38 und Bielschowski pag. 37 finden wir centrale homonym-hemianopische Skotome.

Der Augenspiegelbefund war bei allen 4 Fällen normal.

Die Sehschärfe war in einem Falle normal, in einem Falle betrug sie $^6/_8$, in einem Falle (Bielschowsky) = $^1/_{10}$. Hier war wahrscheinlich die andere makuläre Partie mit ergriffen, ohne dass es perimetrisch nachgewiesen werden konnte.

Bei allen 4 Fällen war die Hemianopsie das einzige Herdsymptom. Bezüglich der Pupillen ist nur im Falle Nagel Erwähnung geschehen. Hier waren die Verhältnisse normal.

γ) Schrägschüsse.

§ 35. Auch Schrägschüsse rufen dann einfache homonyme Hemianopsie hervor, wenn die Richtung des Schusskanals innerhalb des Schädels die durch den Sinus longitudinalis gelegte Sagittalebene nicht schneidet, oder wenn der Schusskanal so von hinten nach vorn oder vice versa verläuft, dass der Hinterhauptslappen der einen Hemisphäre nur oberflächlich gestreift wird.

Inouye (91, Fall 1). Schräger Querschuss durch das Hinterhaupt (siehe Fig. 19). Patient anfangs blind; dann Finger in 1 m. Schwanken beim Gehen. Linksseitige homonyme Hemianopsie mit Aussparung der Macula. Der Schusskanal hatte die rechte Sehstrahlung getroffen. Später R S. = Finger in 6 m, links in 3 m Entfernung. Andere cerebrale Herderscheinungen fehlten. Patient sah Tag und Nacht ein Flimmern vor den Augen, als ob er bei hellem Wetter ein Flimmern in der Luft gewahrte.

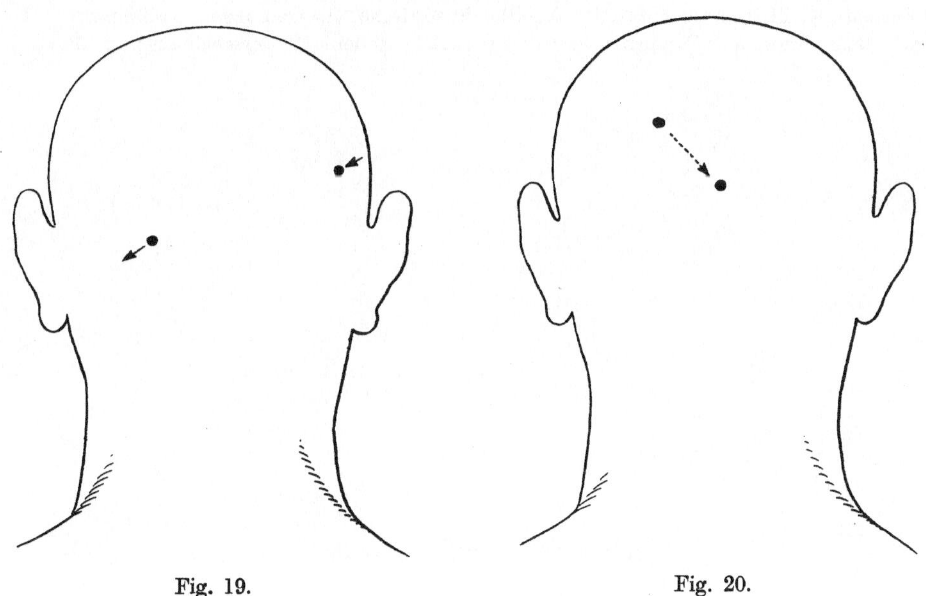

<table>
<tr><td align="center">Fig. 19.
(Fall 1 von Inouye.)</td><td align="center">Fig. 20.
(Eigene Beobachtung: Soldat Ba.)</td></tr>
</table>

Uhthoff (138, Fall 10). 43 Jahre alt. 29. IX. 15 Gewehrschussverletzung am Hinterhaupt rechts. 7 cm lange Wunde, etwas schräg von aussen oben nach unten medianwärts verlaufend. Ausgedehnter Knochendefekt. Pulsation. Defekt im Röntgenbild. Der Defekt überschreitet etwas die Medianlinie nach links im unteren Abschnitt. Linksseitige homonyme Hemianopsie mit leichter Aussparung der Macula und etwas asymmetrische Einschränkung der rechten Hälften. Rechts S = $^6/_{36}$; links S = $^6/_{60}$. 4—5 Wochen fast blind gewesen. Ophth. Befund normal. Pupillen normal. Kopfschmerzen. Schwäche im rechten Bein und Fuss. Leichte Herabsetzung der motorischen Kraft im rechten Bein und Arm. Gedächtnisschwäche. Zweimalige Operation im Lazarett. D. U.

Uhthoff (138, Fall 5). K. St., am 31. X. 15 Gewehrschuss in der linken Hinterhauptsgegend von unten median noch oben aussen. Im Röntgenbild Defekt in der linken Okzipitalgegend sichtbar. Rechtsseitige partielle Hemianopsie. Excentrisch nach oben an der kortikalen Trennungslinie bleibt eine Ausbuchtung erhalten, welche sich später vergrössert. S = $^6/_6$. Ophth. normal. Anfangs blind 14 Tage lang. Pupillen normal. Gesichtshalluzinationen, Schwindel. Gedächtnisschwäche. D. U.

Allers (95, Fall 56). Soldat, 24. X. Gewehrschuss. Am Hinterhaupte in der Mittellinie eine etwa 2 cm lange Einschusswunde, rechts von der Lambdanaht eine 4 cm lange Ausschusswunde. Linksseitige homonyme Hemianopsie. Linke Pupille > als die rechte. Klagt über Augenschmerzen. Apathie nach der Trepanation. Links Hemiparese. Hemianopsie unverändert. Autopsie: Pachymeningitis haemorrhagica der rechten Hirnhemisphäre. Verletzung des rechten Okzipitallappens in einer bedeutend den Umfang der Knochenläsion überschreitenden Ausdehnung. Es handelte sich hier um einen Durchschuss durch die Hinterhauptsschuppe, der nur eine geringe Fissur und Depression der Lamina externa erzeugt und von der Lamina vitrea ein grosses, plattenförmiges Fragment ausgesprengt hatte. Die Dura erwies sich als unverletzt, zeigte aber ein blaues, gequetschtes Aussehen. Dieser Befund zusammen mit der Hemianopsie veranlaßte die Spaltung der Dura, worauf verflüssigte Hirnmasse und Blut unter Druck hervorquollen. Das Vorquellen von Gehirnbrei dauerte beim Verbandwechsel an.

Eigene Beobachtung: Soldat Ba. Schräger Querschuss siehe Fig. 20; Gesichtsfeld siehe Fig. 21. Ohnmachtsartige Anfälle, hysterische Erscheinungen. Sehschärfe = 1, ophth. Befund normal. Pupillenverhältnisse normal. Andere Herderscheinungen fehlten.

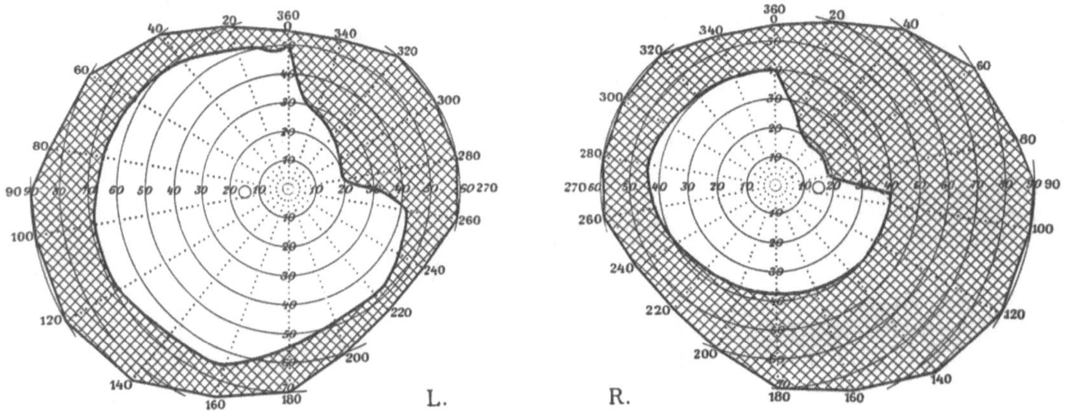

Fig. 21.
(Eigene Beobachtung: Fall Ba.)

Inouye (91, Fall 13). Homonymer linksseitiger unterer Quadrantdefekt. Einschussöffnung 20 mm rechts oben vom Kreuzungspunkt der Sutura lambdoidea und der sagittalis, Ausschuss dicht links an der Protuberantia occip. externa. S = 6/6 beiderseits. Ophth. Befund normal; andere cerebrale Herderscheinungen fehlten.

Eigene Beobachtung: Soldat S. Schrapnellschuss. Zwei Tage blind, zwei Tage bewusstlos. Anfänglich schmerzhafte Kontraktur im rechten Arm und Gefühlsstörung daselbst. Später noch fühlte er seinen rechten Arm schwächer. Die rechte Hand ist kälter, als die linke und bläulich geschwollen. Kopfschmerzen. Verwundet am 2. III. 15. Gesichtsfeldaufnahme siehe Fig. 22 am 20. VIII. 15. Schussrichtung siehe Fig. 23.

Eigene Beobachtung: Soldat Jaen., verwundet am 5. I. 15. Schussverletzung links am Hinterkopf siehe Fig. 24. Rechts S = 1/3, links = 1/4. Keine hemianopische Pupillenstarre. Augenspiegelbefund normal. Anfangs nur Lichtschein, allmähliche Besserung. Rechtsseitige absolute und komplete Hemianopsie. Die Trennungslinie lag im vertikalen Meridian und zog durch den Fixierpunkt (sorgfältigste Gesichtsfeldaufnahme mit kleinsten Objekten). Die erhalten gebliebenen Gesichtsfeldhälften konzentrisch verengt auf funktioneller Basis. Allgemein nervöse Erscheinungen und Ermüdbarkeit im Gesichtsfelde. Sonst keine Herderscheinungen.

Uhthoff (138, Fall 11). W. R., 24 Jahre alt. Anfangs November 1914 Gewehrschuss. Einschuss in der linken Scheitelbeingegend, nahe der Medianlinie. Ausschuss am Hinterhaupt in der Medianlinie etwas über der Protuberantia occ. externa. Rechtsseitige homonyme Hemianopsia inferior. Die rechten oberen Gesichtsfeldquadranten nur wenig beteiligt, die

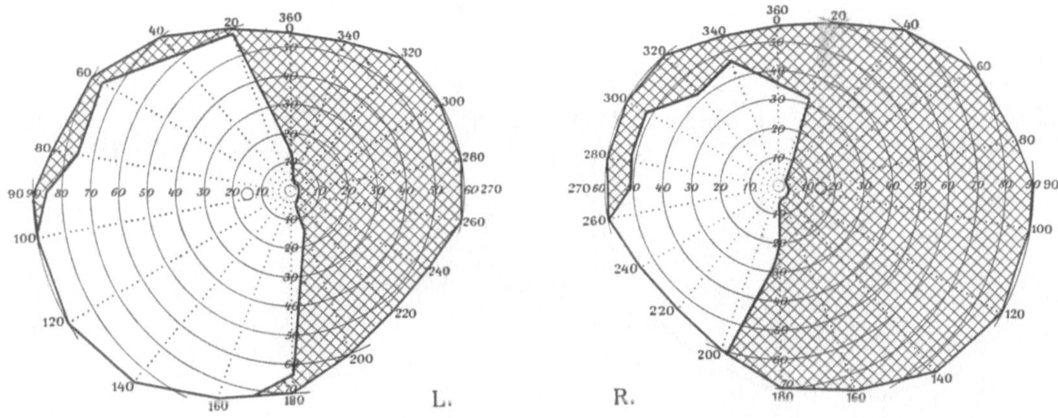

Fig. 22.
(Eigene Beobachtung: Soldat S.)

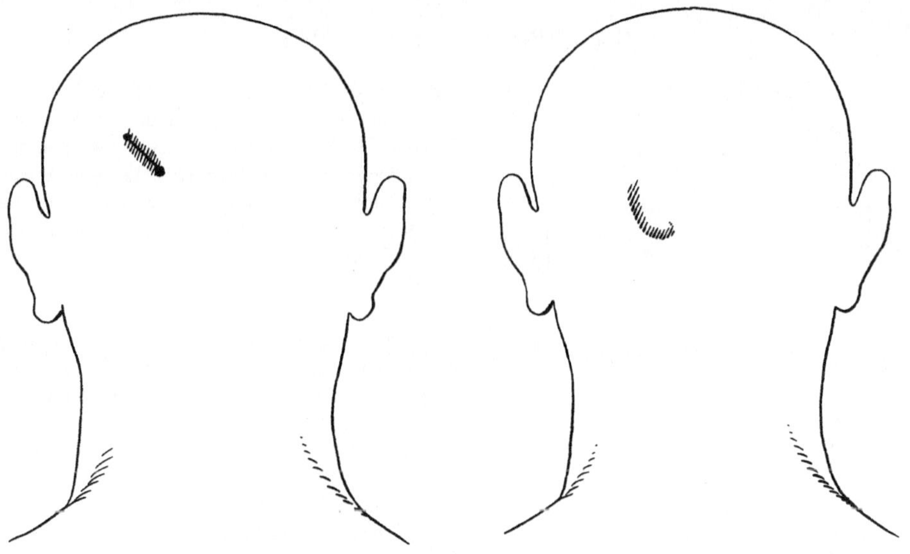

Fig. 23.　　　　　　　　　　　　　　Fig. 24.
(Eigene Beobachtung: Soldat S.)　　　(Eigene Beobachtung: Soldat Jaen.)

unteren Quadranten defekt bis zum Fixierpunkt. Rechts $S = {}^6/_{24}$; links $S = {}^6/_6$. Ophth. Befund normal. Rechter Konus nach unten. Pupillen normal. Anfangs rechtsseitige Hemiplegie, welche später zurückging. Seit Ostern 1915 subjektive Lichterscheinungen auf der rechten Seite. Wenn er sich danach drehte, drehte sich die Erscheinung mit. Wiederholte Krampfanfälle. Schwindel. D. U.

Eigene Beobachtung: Soldat W. Am 22. VIII. 1914 durch französisches Infanteriegeschoss verwundet. Einschuss rechte Schläfe, Ausschuss an der Protub. occip. ext. (Fig. 25).

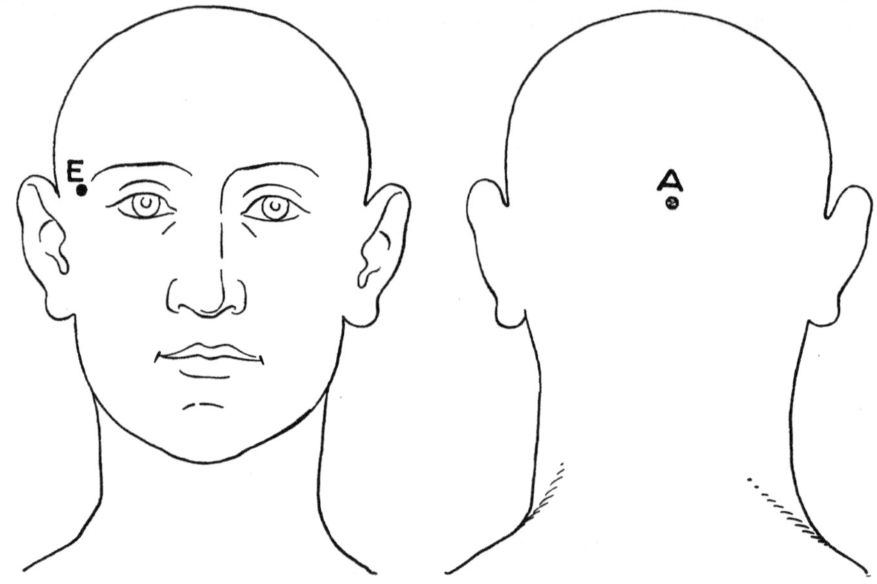

Fig. 25.
(Eigene Beobachtung: Soldat W.)

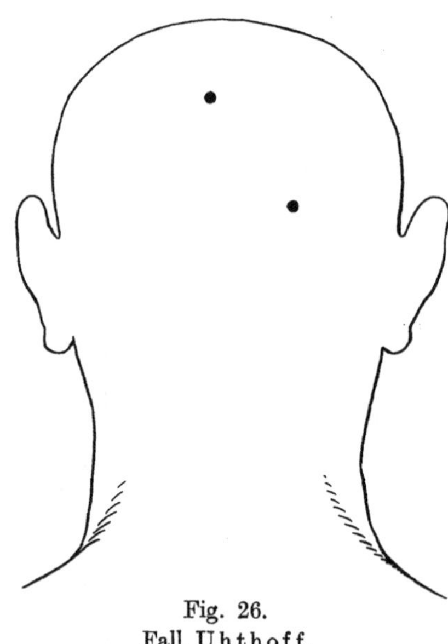

Fig. 26.
Fall Uhthoff.

Bewusstlos bis zum 29. VIII. Seine Seh-
schwäche wurde erst durch den Arzt später
festgestellt. Er glaubte, er habe Schwindel. Soll
einen gewissen Grad von Seelenblindheit gehabt
haben, insofern er sich anfangs an bekannten
Orten nicht orientieren konnte, bekannte Ge-
sichter konnte er nicht wieder erkennen, konnte
im Kino nicht angeben, was die Bilder be-
deuteten etc. Jetzt keine Zustände von Seelenblindheit mehr. Keinerlei Sprachstörung.
Keine Hemiplegie, keine Hemianästhesie.
Kopfschmerzen und Gedächtnisschwäche.
L. $S = {}^6/_6$; R. $S = $ fast ${}^6/_6$. Pupillen normal.
Ophth. Befund normal. Komplete und abso-
lute linksseitige homonyme Hemianopsie mit
Aussparung der Macula um 2⁰.

Uhthoff (138). 31 jähriger Soldat. 30.
XII. 14 Schrägschuss in der rechten Hinterhauptsgegend (Fig. 26). Eine Kugel drang
einen Querfinger breit rechts vom Scheitel ein
und 5 cm davon nach unten aus. Anfangs
$^1/_2$ Stunde bewusstlos, konnte nachher die Leute
nicht erkennen und war links gelähmt. Operation: Entfernung von Knochenfragmenten
und in das Gehirn eingedrungener Knochensplitter.

Untersuchung vom 9. V. 15. Ophth. Befund beiderseits normal. Reaktion der Pupillen
normal. R. $S = {}^6/_8$; L. $= {}^6/_6$. Linksseitige homonyme Farbenhemianopsie, erst bei

Anwendung kleiner farbiger Objekte zu konstatieren. Aussparung der Macula. Leichte Herabsetzung der Sensibilität links.

Hegner (92). M. L., Vizefeldwebel. 23. VI. 15 verwundet. Gewehrschuss am Hinterhaupt. Unmittelbar im Anschluss daran Sehstörung. Gewehrschuss des Hinterhaupts oberhalb der Schuppe schräg zwischen dem Tuber parietale verlaufend. Das Röntgenbild zeigt eine minimale Zersplitterung des Knochens ohne Verschiebung in die Tiefe. Im Gesichtsfeld (Fig. 27) ein linksseitiger, homonymer Defekt, der genau von der Mittellinie begrenzt wird und sektorenförmig nach unten sich in einer Breite von 30 Bogengraden erstreckt. Das makuläre Gebiet war frei. Der Scheitel des Defektes beginnt erst 8 Grade unterhalb des Fixierpunktes. Innerhalb dieses Defektes mit herabgesetzter Lichtempfindung ist ein viel kleineres, der vertikalen Trennungslinie anliegendes absolutes Skotom, welches zwei Drittel des Scheitels des Sektors einnimmt.

§ 36. Unter diesen 12 Fällen von Schrägschüssen mit einfacher homonymer Hemianopsie wurde bei 7 Fällen eine komplete oder fast komplete und absolute

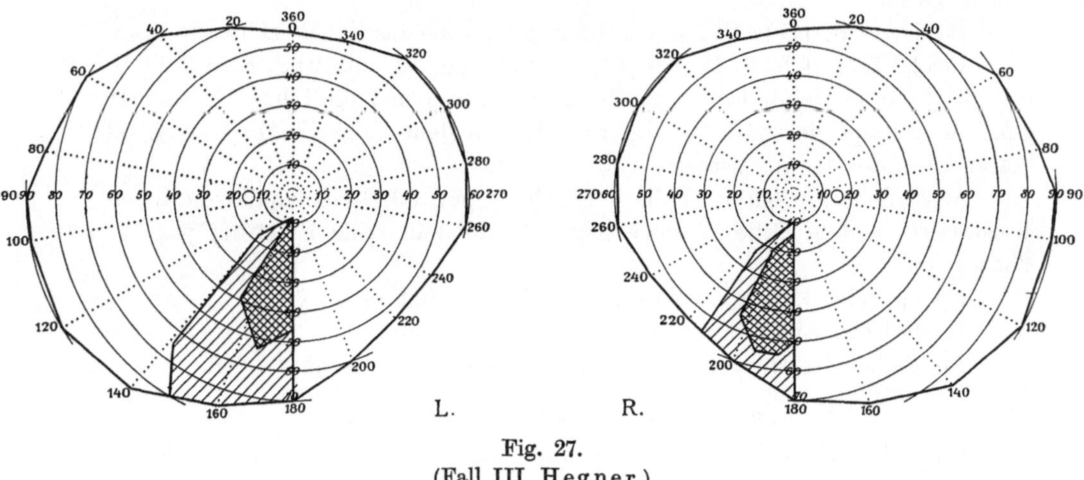

Fig. 27.
(Fall III Hegner.)

homonyme Hemianopsie beobachtet, in 1 Falle fand sich eine komplete Farbenhemianopsie. In unserem Falle Jaenchen pag. 40 ging die Trennungslinie durch den Fixierpunkt. Zwei Fälle zeigten eine Quadranthemianopsie nach unten, in einem Falle zeigte sich ein der Trennungslinie anliegender schmaler Sektor im unteren Quadranten, in einem Falle war die periphere Zone im oberen Quadranten defekt.

In unserem Falle S. pag. 40 bestand eine unsymmetrische Trennungslinie der Gesichtsfeldhälften.

Bei 10 Fällen fanden wir den Grad der Sehschärfe angegeben. 5 Fälle zeigten eine normale Sehschärfe auf beiden Augen. Bei zwei Fällen war dieselbe auf einem Auge normal, auf dem anderen nicht normal; hier zeigte der Augenspiegel einen Konus nach unten an der Papille; in dem anderen Falle war auf dem einen Auge S = $^6/_8$, auf dem anderen = $^6/_6$. Bei dem Falle 10 von Uhthoff pag. 39 war der Patient 4—5 Wochen vollständig blind gewesen nach seiner Verwundung, er war zweimal operiert worden, litt an Gedächtnisschwäche und hatte eine Hemiparese. Die Sehschärfe betrug rechts $^6/_{36}$, links $^6/_{60}$. In unserem Falle Jaenchen pag. 40 betrug die Sehschärfe R $= ^1/_3$, L. $= ^1/_4$. Hier waren die erhalten gebliebenen Gesichtsfeldhälften konzentrisch verengt, und es zeigte sich starke Ermüdbarkeit beim Perimetrieren. Die Herabsetzung der Sehschärfe war wohl funktionell. Im Falle Inouye pag. 39 wurden auf dem einen Auge Finger in 1 Meter, auf dem anderen Finger in 6 m Entfernung gesehen. Patient sah Tag und Nacht ein Flimmern vor den Augen. Hier bestand offenbar ein dauernder Reizzustand; vielleicht waren auch noch Knochensplitter im Gehirn vorhanden, wodurch die Sehschärfe beeinträchtigt worden sein mochte. Vielleicht war aber auch die makuläre Region der anderen Hemisphäre durch den Schuss in einer Weise beeinträchtigt, die sich perimetrisch nicht recht nachweisen liess.

Der Augenspiegelbefund wurde in 9 Fällen angegeben und war bei diesen normal.

Bei 7 von diesen 12 Fällen war die Hemianopsie das einzige Herdsymptom.

Bei 4 Fällen (Uhthoff pag. 46, Allers pag. 40 und unserem Falle S. pag. 40) bestand Hemiplegie resp. Hemiparese; in dem Falle Uhthoff pag. 41 ging die Hemiplegie später wieder zurück. In dem Falle Uhthoff pag. 42 bestand leichte Hemiparästhesie.

Ausserdem wurden im Falle 5 Uhthoff pag. 39 Gesichtshalluzinationen konstatiert, in dem Falle Inouye pag. 39 und dem Falle Uhthoff pag. 41 Photopsien.

Epileptische Krämpfe zeigte der Fall Uhthoff pag. 41.

Hysterische Erscheinungen unser Fall Ba. pag. 40.

Im Falle Allers pag. 40 konnte eine Sektion gemacht werden.

δ) Grade und schräge Längsschüsse.

§ 37. Dieselben durchsetzen entweder parallel oder in schräger Richtung von vorne nach hinten den Schädel, entweder rechts, oder links von der sagittalen, durch den Sinus longitudinalis gelegten Ebene.

Franke (106). Soldat D. Am 27. VIII. 15 Gewehrschuss. Bei der Aufnahme am 9. IX. 15 zeigte sich über dem linken Parietallappen eine schräg verlaufende, etwa 4 cm lange Inzisionswunde, die bis auf den Knochen führte.

Rechtsseitige homonyme komplete und absolute Hemianopsie mit Aussparung der Macula. Die letzten drei Finger der linken Hand in der Beweglichkeit beschränkt, sonst keine Ausfallserscheinungen.

Ophth. beginnende Stauungspapille, Augenbewegungen frei, Pupillen normal. Keine Röntgenuntersuchung: Die Übersichtsaufnahme in der Seitenlage zeigte den auch klinisch noch nachzuweisenden Einschuss im rechten Parietalknochen und ein verbogenes Infanteriegeschoss in der Gegend der linken Schädelgrube.

Leichte Ataxie der linken Hand. Keine Cerebellarataxie.

Diagnose: Schuss in das Centrum für die linke Hand hinein- und durch den Hinterhauptslappen nach hinten gegangen.

21. IX. 15. Das Gesichtsfeld hat sich nach rechts hin im oberen Quadranten erweitert. Rechts unten erscheint auch eine kleine Stelle, in der das Objekt erkannt wird.

22. IX. 15. Operation. Die Kugel sass nach Röntgenlokalisation 1,5 cm von der äusseren Haut entfernt in der Okzipitalgegend im Kleinhirn. Nach Freilegung und Auf-

meisselung dieser Partie und Spaltung der Dura wurde die Kugel im Kleinhirn gefunden, umgeben von einer mit trüber Flüssigkeit gefüllten kleinen Höhle. Das Gesichtsfeld zeigte sich nach der Operation mehr eingeschränkt.

4. XII. 15. Keine hemianopische Pupillenreaktion. Augenspiegelbefund fast normal, S links = $^6/_{10}$; rechts = $^1/$... Nähe Nieden = 1. Das Gesichtsfeld zeigte eine homonyme Quadranthemianopsie nach rechts unten.

v. Hippel (139), Fall IX. K., 2. VII. Einschuss am Tuber pariet. links, markstückgross mit Blutkoagula bedeckt, Ausschuss am Vorderscheitelbein links. Rechtsseitige Hemianopsie, rechts Parese des Fazialis und Arms. Röntgen: Knochendefekt und Knochensplitter. Trepanation: Mehrere Knochensplitter der Tab. ext. und intern. entfernt. An der vorderen Öffnung traten unter Druck Gehirnbrei und Eiter heraus. Knochensplitter aus den tiefen Gehirnteilen entfernt. Verwaschene Papillengrenzen, leichte Prominenz.

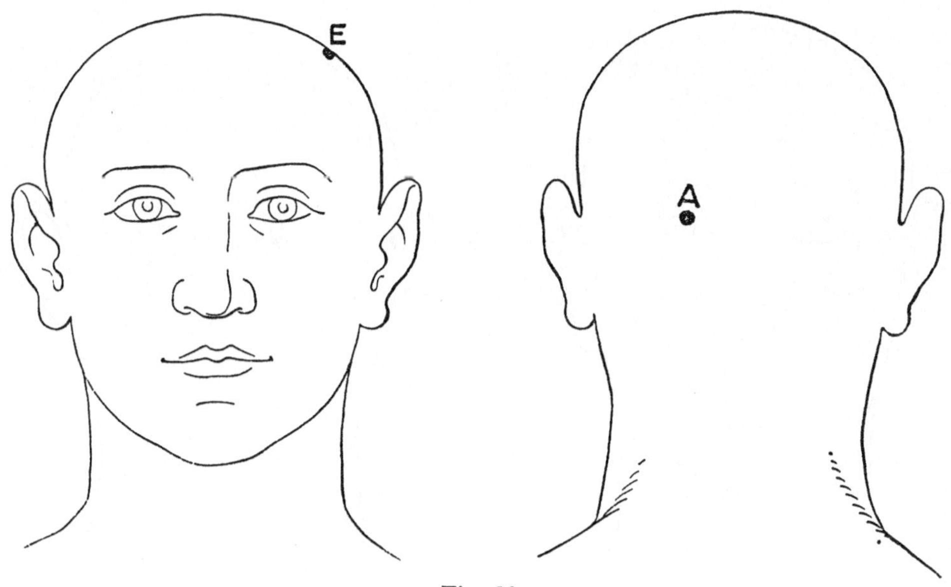

Fig. 28.
(Eigene Beobachtung: Soldat Nis.)

13. VII. S = 1. Beiderseits komplete rechtsseitige homonyme Hemianopsie. Stauungspapille geringen Grades.

Inouye (91, Fall 2). Penetrierende Schussverletzung von der Stirn zum Hinterhaupt. Aus der Hinterhauptswunde floss eitriges Sekret. Rechtsseitige homonyme Hemianopsie mit Aussparung der Macula. Ophth. normal. S = $^6/_{60}$. Partielle Seelenblindheit und amnestische Farbenblindheit.

Inouye (91, Fall 4). Penetrierende Schussverletzung von der linken Schläfe bis zu dem Hinterhaupt links. Rechtsseitige komplete und absolute Hemianopsie mit Aussparung der Macula. Einschussöffnung einen Querfinger breit oberhalb der linken Ohrmuschel, Ausschussöffnung links über der Protuberantia occipitalis externa. Knochen- und Kugelsplitter hingen in der Ausschussöffnung. Sprachstörung. Visus herabgesetzt. Ophth. Befund normal. Später S = $^6/_{60}$. Trepanation: im Okzipitalknochen ein v-förmiger Riss mit Knochensplittern.

Sektion: Das Gehirn hatte zwei grosse Cysten. Die eine, in der Nähe der Ausschusswunde, lag im linken Okzipitallappen und wurde schon bei der Operation gefunden. Sie war enteneigross. Die andere Cyste, in der Nähe der Einschusswunde, lag im linken

Temporallappen und wurde erst bei der Sektion gefunden. Sie war ungefähr hühnereigross, hatte unregelmässige Gestalt und kommunizierte mit der ersten Cyste durch einen schmalen Kanal.

Uhthoff (99, Fall 7). 39jähriger Soldat. Längsschuss im hinteren Teile der rechten Parietalgegend. Ophth. Befund normal. Starke, nicht zu überwindende Spitzfussstellung im linken Bein, in Hüfte und Knie gestreckt. Aktiv fast keine Bewegungsmöglichkeit. Allmähliche Steigerung der Beschwerden mit Fieber. Entwicklung einer Neuritis optici. Jetzt komplete linksseitige homonyme Hemianopsie mit Aussparung der Macula. Hirnabscess. Operation: Tod. Sektion nicht gestattet.

Kopczynski (100). Ein 18jähriger Mann erhielt einen Schuss in die Okzipitalgegend. Die Kugel drang unterhalb der Protuberantia occipitalis externa ein und trat 4 cm hinter dem rechten Ohr (im Niveau derselben Protuberanz) aus. Einziges Symptom: Linksseitige homonyme Hemianopsie.

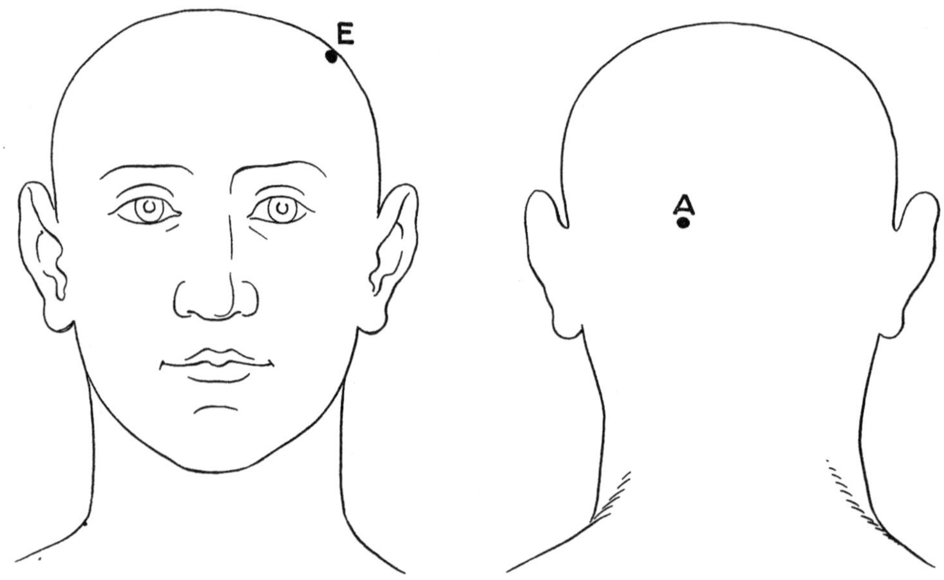

Fig. 29.
(Eigene Beobachtung: Soldat Ger.)

Eigene Beobachtung: Soldat Nis. Eingangsöffnung des Schusses links: obere Grenze von Stirn- und Scheitelbein. Ausschussöffnung links hinten neben der Protuberantia occipitalis externa (Fig. 28). War drei Tage lang ohne Besinnung. Hatte anfänglich von der Sehstörung nach Wiederkehr des Bewusstseins gar nichts bemerkt, erst beim Lesen fiel ihm der Gesichtsfelddefekt auf. Anfänglich Paraphasie. Rechter Arm anästhetisch. Augenspiegelbefund normal, Sehschärfe normal. Bei vorgehaltenem Prisma (Prismenphänom) bewegten sich die Augen. Pupillenreaktion erhalten. Gesichtsfeld komplete und absolute rechtsseitige homonyme Hemianopsie. Trennungslinie $^{1}/_{2}$ Grad neben F.

Inouye (91, Fall 16). Einschussöffnung 10 mm temporalwärts vom rechten äusseren Augenwinkel, Ausschuss drei Querfinger breit oberhalb der Protuberantia occipitalis externa. Sehschärfe beiderseits $^{6}/_{6}$. Gesichtsfeld homonyme linksseitige Quadranthemianopsie nach oben. Der Scheitel des Defektes lag im Fixierpunkt.

Keen und Thomson (101) beobachteten eine homonyme Hemianopsie nach Schussverletzung des Gehirns. Die Kugel war durch den hinteren Teil des Schädels hindurchgegangen. Die Verletzung war trotz anfänglichen Vorfalls des Gehirns geheilt mit Zurückbleiben einer grossen Knochenlücke an der Austrittsstelle und einer kleinen, vertieften Narbe am Eintritt. Die früher bestandene rechtsseitige Lähmung und Gedächtnisschwäche waren nach einem Jahre fast verschwunden; dagegen dauerte die rechtsseitige Hemianopsie ohne ophth. Veränderungen fort. Aphasie war nicht aufgetreten.

Eigene Beobachtung: Soldat Ger. Links Einschussöffnung am Scheitelbein, Ausschussöffnung links seitwärts von der Protuberantia occipitalis externa (Fig. 29). Das Röntgenbild ergab einen Defekt im Knochen und Fissuren, die weit nach dem Hinterkopf reichten. Ein Projektil war nicht zu finden. Operation: Freilegung des Knochendefektes. Eitrig belegte, prolabierte Gehirnmasse. Motorische Aphasie, rechtsseitige Hemiplegie. Rechtsseitige homonyme komplete und absolute Hemianopsie mit schräg verlaufender Trennungslinie (Fig. 30). Letztere um 2° an F. vorbei. Leichte konzentrische Einschränkung der erhalten gebliebenen Gesichtsfeldhälften. Der ophth. Befund normal. S = 1 beiderseits. Das rechte Auge etwas nach oben abgewichen. Pupillenverhältnisse normal.

Rothmann (102), M. Sch. Einschuss: linke Stirnhälfte, Haarrand, 3 cm von der Mittellinie. Ausschuss: linkes Hinterhauptsbein, Höhe des oberen Ohrrandes, 4 cm von der Mittellinie.

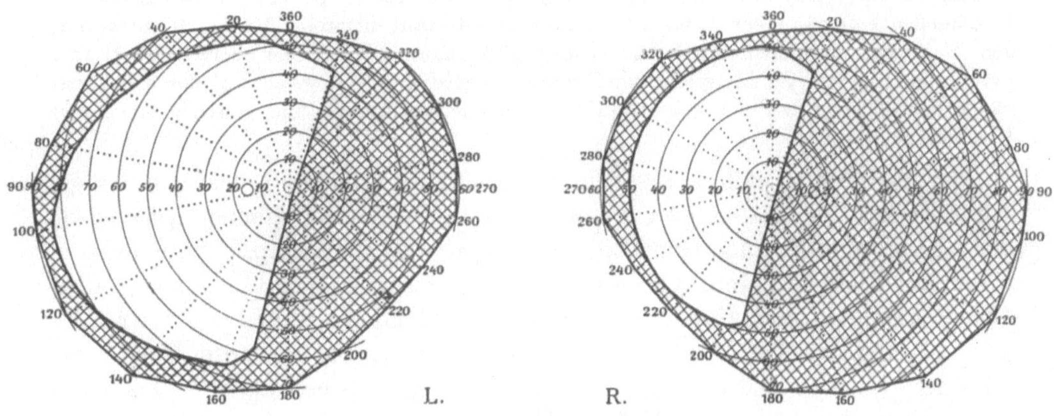

Fig. 30.
(Eigene Beobachtung: Soldat Ger.)

Parese des Fazialis und Hypoglossus, starke Parese des rechten Armes, Ataxie des rechten Beins, mässige rechtsseitige Hemianästhesie, geringe Störung des Wortgedächtnisses, mässige motorische Aphasie mit Paraphasie.

Inkomplete homonyme rechtsseitige Hemianopsie. Letztere später geringer geworden.

Saenger (103). Einschuss an der rechten Schläfe, Ausschuss ungefähr an der Medianlinie des Kopfes hinten, etwa 7 cm von der Protuberantia occipitalis externa entfernt. Es bestand linksseitige homonyme Hemianopsie.

Saenger (103). Einschuss über der linken Zentralwindung, Ausschuss in der Medianlinie des Hinterhauptes. Rechtsseitige homonyme Hemianopsie; die Trennungslinie ging durch den Fixierpunkt. Es bestand noch eine Astereognosis der rechten Hand und eine leichte Sprachstörung.

v. Szily (94, Fall 31). Infanteriegeschoss. Schräger Längsschuss. Einschuss etwa 8 cm hinter dem oberen Rand des linken Ohres; Ausschuss hinter dem Wirbel der Kopfhaut. Patient war angeblich 3 Wochen gelähmt, die rechte Seite ist jetzt noch schwach. Rechsseitige homonyme Hemianopsia completa. Ophthalm. Befund normal. S = $^6/_7$—$^6/_8$.

Dimmer (104). Einschuss 2 cm vor dem oberen Ansatz der linken Ohrmuschel; Ausschuss etwas höher und etwa 4 cm hinter dem Ohransatz derselben Seite. Amnestische Aphasie, leichte Parese des Mundfazialis, geringe sensible Störung für taktile und algetische Reize im Bereiche der rechten Körperhälfte. Homonyme rechtsseitige obere Quadranthemianopsie mit stumpfer Begrenzung des Gesichtsfelddefektes gegen den Fixierpunkt, so dass der Gesichtsfeldausfall etwa 3 Grad von diesem begann.

Allers (95), Fall 90. 22jähriger Infanterist. Tangentialer Durchschuss des rechten Hinterhauptes oberhalb der Ohrhöhe, zwei Querfinger von der Mittellinie entfernt beginnend und an der Lambdanaht endend. Knochendepression im Schussverlauf tastbar. Auf Druck entleerte sich Eiter aus den Wunden. Linksseitige homonyme Hemianopsie. Motorische Kraft des rechten Armes bedeutend herabgesetzt. Operation. Dieselbe zeigte eine weitgehende Zertrümmerung im Bereiche des Kleinhirns, das auch sofort, wenn schon pulsierend, prolabierte. Tod. Autopsie. Dura mater stark gespannt, rechts unter derselben ziemlich reichlich flüssiges Blut. Etwa 5-Kronenstück grosser Defekt der Dura über der rechten Kleinhirnhemisphäre, aus dem ein Hirnprolaps vorquillt. Die Sulci auf der Hirnoberfläche verstrichen, mit gelblich grünen Fibrinmassen infiltriert, besonders auf der linken Seite und über dem rechten Stirnbein. Ventrikel frei. Rechte Kleinhirnhemisphäre im unteren hinteren Teile komplet erweicht, gelbrötlich verfärbt. Die erweichten Hirnmassen umschließen eine mit dem Prolaps kommunizierende taubeneigrosse Höhle, die nicht mit dem Ventrikel zusammenhängt. Im rechten Hinterhauptslappen eine oberflächliche, aber pyramidenförmig in Gänseeigrösse nach vorne progredierende Erweichung, deren Schnittfläche zahlreiche rote Punkte, eine diffuse gelbliche Verfärbung und gallertig ödematöse Beschaffenheit zeigt.

§ 38. Als auffällige Erscheinung bei den graden und schrägen Längsschüssen tritt die Häufigkeit der kompleten und absoluten Hemianopsie, sowie das ausserordentlich häufige Begleitetwerden der Hemianopsie von anderen cerebralen Herderscheinungen hervor. So wurde unter 16 einschlägigen Fällen 13 mal komplete und absolute Hemianopsie gefunden, in dem Falle Franke pag. 44 ging dieselbe später in eine untere Quadranthemianopsie über. Bei 2 Fällen: Inouye Fall 16 pag. 46 und Dimmer pag. 48 bestand eine Quadranthemianopsie nach oben. Im Falle Rothmann pag. 47 war eine nicht näher bezeichnete inkomplete Hemianopsie angegeben. In den Fällen von Saenger pag. 47 und Inouye Fall 16 pag. 46 ging die Trennungslinie durch den Fixierpunkt. In unserem Falle Gerh. pag. 47 Fig. 30 verlief die Trennungslinie der Gesichtsfeldhälften schräg.

Was die die Hemianopsie begleitenden anderen Herderscheinungen anbelangt, so war unter diesen 16 Fällen nur 3 mal die Hemianopsie das einzige Herdsymptom. Die 13 anderen Fälle gruppieren sich folgendermassen:

Monoplegie: Franke pag. 44, Finger und Ataxie der rechten Hand; v. Hippel pag. 45, rechter Arm und Fazialis; Uhthoff, Fall 7, pag. 46, Spitzfussstellung im linken Bein, Kontraktur nicht zu lösen; Allers pag. 48, Parese des rechten Arms.

Hemiplegie: Keen und Thomson pag. 46, dieselbe verschwand später wieder; v. Szily pag. 47, Hemiparese.

Hemiplegie und Aphasie: Unser Fall Gerhardt pag. 47.

Hemiplegie und Hemianästhesie sowie Aphasie: Rothmann pag. 47; im Falle Dimmer pag. 48 war neben Aphasie und Sensibilitätsstörung nur der Mundfazialis gelähmt.

Aphasie: Inouye Fall 2 pag. 45, Fall 4 pag. 45. Im Falle Saenger pag. 47 bestand neben Sprachstörung eine Astereognosis der rechten Hand, und in unserem Falle Nissen pag. 46 war neben Paraphasie der rechte Arm anästhetisch.

In unserem Falle Ger. pag. 47 war das rechte Auge etwas nach oben abgewichen.

In 10 Fällen wurde über den Augenspiegelbefund berichtet. Derselbe wurde in 7 Fällen normal befunden. Im Falle 7 von Uhthoff pag. 46 ist bei Abscess Neuritis optici angegeben. In dem Falle Franke pag. 44 sass

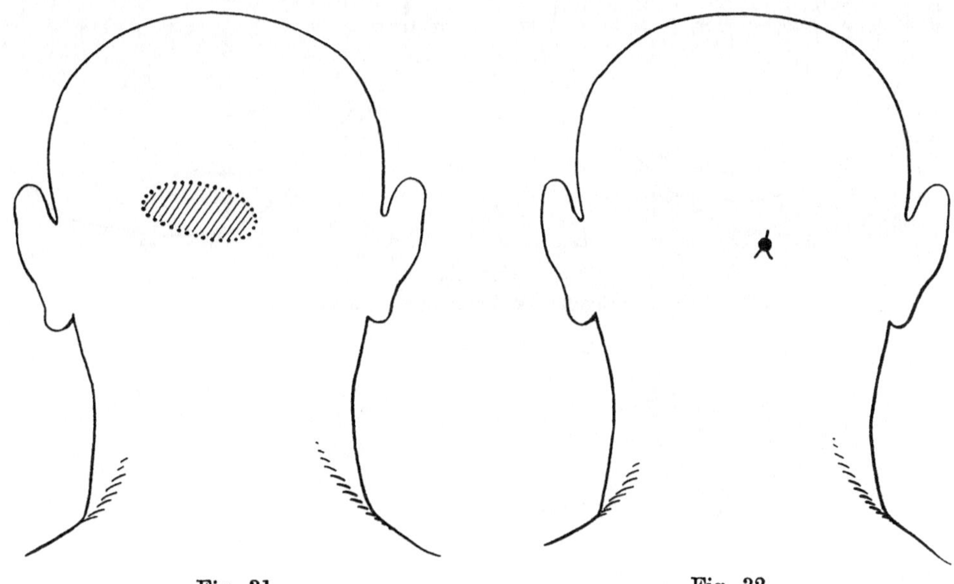

Fig. 31.
(Eigene Beobachtung: Coss.)

Fig. 32.
(Eigene Beobachtung: Pflugh.)

die Kugel nahe am Knochen im Kleinhirn und konnte operativ entfernt werden. Es wurde Stauungspapille konstatiert, die nach der Operation wieder verschwand. Im Falle v. Hippel pag. 45 mit beginnender Stauungspapille trat bei der Trepanation aus der Wunde Eiter und Gehirnbrei und wurden aus der Tiefe des Gehirns Knochensplitter entfernt.

Bei 8 Fällen war der Grad der Sehschärfe angegeben. In 4 Fällen war dieselbe beiderseits normal, in einem Falle auf der einen Seite normal, auf der anderen betrug sie $^6/_7$.

In dem Falle Franke = $^6/_{10}$, in den beiden Fällen von Inouye (5 = $^6/_{60}$) bestand Alexie.

ε) Prellschüsse.

§ 39. Eigene Beobachtung: Soldat Coss. Am 10. XI. 14 verwundet durch Schrapnellschuss. Kugel im Knochen. Extraktion der Kugel 12. XI. 14. Am Hinterkopf,

etwas unterhalb der Protuberantia occipitalis externa, eine ungefähr 7 cm lange, breit auseinanderklaffende Wunde (siehe Fig. 31). Gut verheilt. War zwei Stunden bewusstlos.
Nach Wiederkehr des Bewusstseins hatte er anfangs sehr schlecht gesehen, dann nach einiger
Zeit rechtsseitige Hemianopsie, welche bis gegen den Abend des 12. XI. 14 andauerte, zu welcher
Zeit ihm die Kugel entfernt wurde. Beim Erwachen aus der Narkose sah er wieder gut, nur
blieb eine leichte Störung des centralen Sehens zurück. Gesichtsfeldaufnahme vom 16. XII. 14
siehe Fig. 33. Wenn er in die Ferne sieht, merkt er nichts vom Defekt. Nur wenn er einen
Punkt fixiert, tritt nach rechts hin eine leichte Trübung auf. Augenspiegelbefund normal.

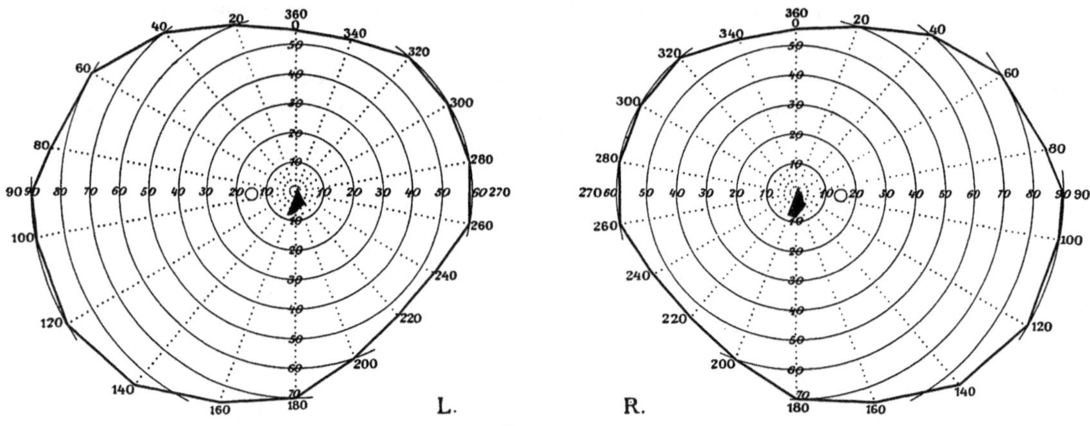

L.   R.

Fig. 33.
(Eigene Beobachtung: Coss.)

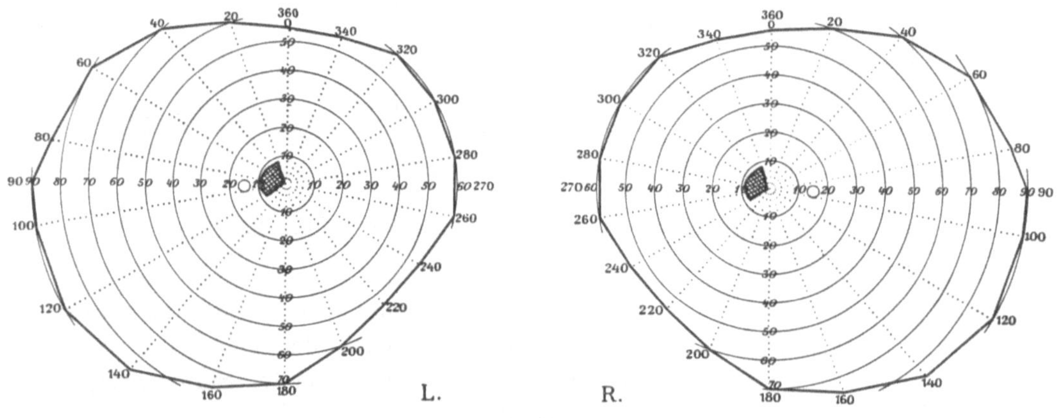

L.   R.

Fig. 34.
(Eigene Beobachtung: Pflugh.)

S = ⁶/₆ mit − 4,5. Keine anderen Cerebralerscheinungen. Nach einem Jahre der gleiche
Defekt.

Eigene Beobachtung: Soldat Pflugh. Verwundet am 27. VII. 1915. Prellschuss an der rechten Seite der Protuberantia occipitalis externa durch einen Schrapnellsplitter (siehe Fig. 32). Anfänglich acht Tage lang blind, vier Tage bewusstlos. Klagt
jetzt noch über Kopfschmerzen (September 1915). Beiderseits S = ⁶/₆. Ophth. regressive
Stauungspapille beiderseits. Untersuchung am 20. IX. 15 (siehe Fig. 34): Peripheres
Gesichtsfeld normal. Die Grenzen für Rot decken sich am Defekt mit denen für ein

gleich grosses weisses Untersuchungsobjekt (5 qmm). Absolut kongruenter Gesichtsfelddefekt.

v. Szily (94, Fall 41). Verwundung durch Infanteriegeschoss, wahrscheinlich Prellschuss. Aus der etwa einpfennigstückgrossen Einschusswunde wurden kurz nach der Verwundung mehrere Knochensplitter entfernt. Dabei erwies sich auch die Tabula interna als zersplittert. Nach Entfernung auch dieser letzteren Knochensplitter drang Blutgerinnsel und Gehirnmasse hervor. Verwundung am 2. Juni 1915.

Befund am 1. Mai 1916: Kleiner kreisrunder vernarbter Knochendefekt etwa 3 cm nach rechts und oben von der Protuberantia occipitalis externa. Ophthalm. Befund normal. Sehschärfe = $^6/_6$. Hemianopische Lesestörung. Gesichtsfeld: ein ausserordentlich kleines homonymes linksseitiges centrales Skotom. Die Trennungslinie ging durch den Fixierpunkt.

§ 40. Die 3 Prellschüsse an der Protuberantia occipitalis externa zeigen den höchst merkwürdigen Befund von centralen homonym-hemianopischen Skotomen. Wir werden noch nachher auf dieses Verhältnis zu sprechen kommen. Bei allen diesen ging der Defekt bis an den Fixierpunkt. Andere centrale Herderscheinungen fehlten. Die S e h s c h ä r f e war normal, nur bestand in dem Falle v. S z i l y Fall 41 pag. 51 das Symptom der von W i l b r a n d (131) beschriebenen hemianopischen Lesestörung.

Der A u g e n s p i e g e l b e f u n d war bei 2 Fällen normal. In unserem Falle Pflughoefft wurde eine regressive Stauungspapille gefunden.

ζ) S t e c k s c h ü s s e.

§ 41. Axenfeld (93, Fall 7). 29jähriger Soldat. 3. IX. 14 Granatsplitter eingedrungen an der linken Kopfseite in der Jochbeingegend. Steckschuss. Im Röntgenbild

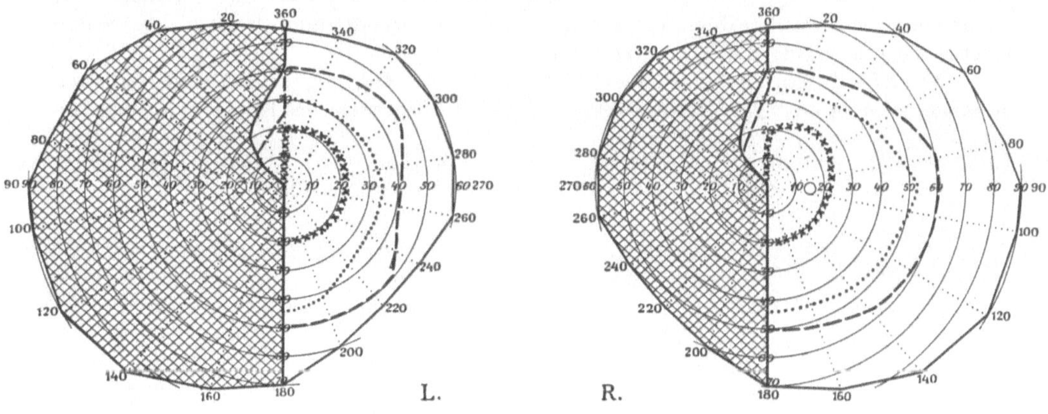

Fig. 35. (Fall V Uhthoff.)

sieht man den Splitter in der Mitte des Gehirns etwas nach links. Rechtsseitige Hemiplegie, Hemiparästhesie, Paraphasie, rechtsseitige homonyme Hemianopsie, leichte Parese des rechten Fazialis. Operation. Splitter im Gehirn belassen. Krämpfe. Pupillen reagierten. Ophth. Befund normal. Rechtsseitige homonyme Hemianopsie. Aussparung der Macula.

Ferner Fall 5 von A x e n f e l d mit Steckschuss im linken Scheitel-Hinterhauptslappen und rechtsseitiger inkompleter Hemianopsie (Fehlen des unteren und benachbarten Sektors des oberen Quadranten), vorübergehende Aphasie.

Uhthoff (99, Fall 5). 22 jähriger Soldat. Am 4. XII. 14 Verwundung auf der rechten Scheitelhöhe. Rechtsseitige Krämpfe. Hinter jedem Anfalle Amnesie. 10. XII. 14 Trepanation, wobei eine Anzahl grosser und kleiner Splitter entfernt worden war. Aufhören der Krämpfe. Nystagma in den Endstellungen. Papillen: leichte Neuritis. Am

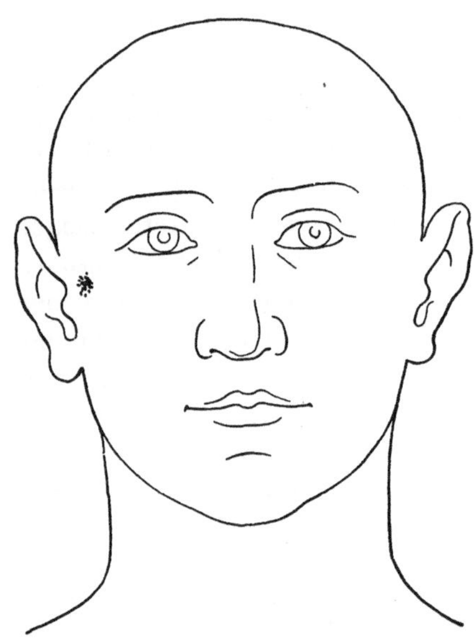

4. II. 15 homonyme Quadranthemianopsie nach links unten. Allmähliche Zunahme des Defektes bis zu einer fast vollständigen linksseitigen homonymen Hemianopsie. Am 31. III. 15 Rückbildung des Defektes bis auf eine linksseitige homonyme Quadranthemianopsie nach unten. $S = {}^6/_6$. Rückgang der neuritischen Erscheinungen an der Papille. Die Röntgenaufnahme ergab noch die Anwesenheit einer Schrapnellkugel im Gehirn. Gesichtsfeld siehe Fig. 35.

Mitteilung von Herrn Dr. Elchlepp, Hamburg: Soldat Meder, verwundet am 17. 8. 15 durch Schrapnellkugel (Fig. 36). Steckschuss. Die Kugel hatte das rechte Jochbein von innen zertrümmert und lag in der Highmorshöhle. Beiderseits Quadranthemianopsie nach links oben (Fig. 37). Ophth. zeigte die Netzhaut beider Augen ziemlich ausgedehnte Pigmentflecken. Die Kugel hatte wohl beide Bulbi von hinten komprimiert, jedoch den Sehnerv nicht verletzt. R. $S = {}^1/_6$; L. $S = {}^1/_7$. Das rechte Auge blieb beim Blick nach oben, das linke Auge beim Blick nach unten zurück. Die

Fig. 36. (Fall Elchlepp.)

Hemianopsie war offenbar durch einen Knochensplitter hervorgerufen, welcher den rechten Tractus auf seiner Unterfläche geritzt hatte.

Axenfeld (93). 25 Jahre alter Soldat. 10. IX. 14. Gibt an, keinen Schuss erhalten zu haben, ist aber acht Tage bewusstlos gewesen. Die Inspektion des Kopfes und Gesichtes

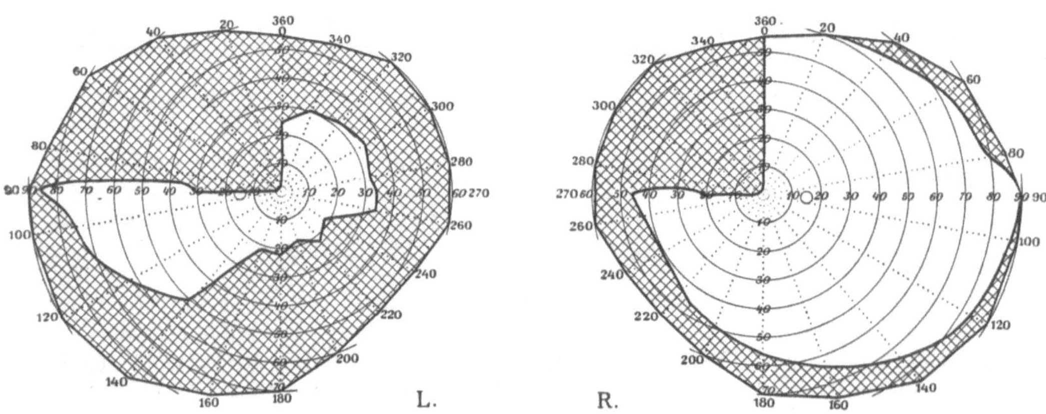

Fig. 37. (Fall Elchlepp.)

ergibt keinerlei Narbe. Links Okulomotoriuslähmung. Rechtsseitige Hemiparese. Röntgenaufnahme: Infanteriegeschoss auf dem Kleinhirnzelt aufliegend. Keine Reizerscheinungen durch das Geschoss. Rechtsseitige obere Quadranthemianopsie. Ophth. Befund: Ruptura chorioideae nach unten innen um die Papille, die nicht atrophisch ist. Links leichte Opticusatrophie. S R. $= {}^6/_8$; L. $= {}^6/_{36}$—$_{24}$.

v. Szily (94, Fall 25). Granatsplitter am Hinterkopf. In einem Kriegslazarett soll ihm ein Granatsplitter aus dem Knochen entfernt worden sein. Adhärente Knochennarbe zumeist nach links von der Mittellinie oberhalb der Protuberantia occipitalis externa gelegen. Komplete rechtsseitige Quadranthemianopsie nach unten. Ophthalm. Befund normal. S = $^6/_7$—$^6/_6$.

Uhthoff (138, Fall 8). Leutnant H. K., 19 Jahre alt, Schrapnellschuss am Hinterhaupt in schräger Richtung von oben links nach unten rechts über die Mittellinie verlaufend. Steckschuss. Schädeldach durchschlagen. Linksseitiges homonymes Skotom bis in den Fixierpunkt hineinreichend und unterhalb des Fixierpunktes mit einer kleinen Ausbuchtung die vertikale Trennungslinie nach rechts überschreitend. S = $^6/_6$. Ophth. Befund normal. Pupillen normal, heftige Kopfschmerzen. Nach seiner Wiederherstellung im Dienst noch zweimal Ohnmachtsanfall. Extraktion der Kugel im Feldlazarett. Unter der Wunde taubeneigrosser Zertrümmerungsherd des Gehirns. Garnisondienstfähigkeit. (Fig. 37 c, d u. e.)

Uhthoff (138, Fall 12). F. W., 30 Jahre alt. 26. V. 15 Schrapnellschuss am Hinterkopf (Steckschuss). Nach dem Röntgenbilde sind noch 2 Splitter in der Schädelhöhle. Auf der linken Seite des Hinterhaupts an der Mittellinie etwas unterhalb des Wirbels eine Vertiefung schräg von unten rechts nach oben links verlaufend. Defekt des Knochens. Rechtsseitige komplete homonyme Hemianopsie ohne Aussparung. Beiderseits S = $^6/_6$. Ophth. Befund normal. Sonst keine Herderscheinungen. Hirnabscess. Erweiterung der Wunde, Entfernung von 3 Metallsplittern und einer oberflächlich sitzenden Schrapnellkugel, sowie von Knochensplittern. D. U.

Uhthoff (138, Fall 9). P. Sch., 22 Jahre alt. 9. VII 15 Verletzung durch Handgranatensplitter. Steckschuss. Einschuss auf der rechten Hinterhauptsgegend, angrenzend an die Scheitelgegend. Sitz des Geschosses in der linken Okzipitalgegend in der Höhe des oberen Ohrrandes. Sideroskopisch kein Ausschlag. Rechtsseitige partielle Hemianopsie, hauptsächlich inferior. S = $^6/_6$. Ophth. Befund normal. Pupillen normal. 4 Tage bewusstlos. D. U.

v. Hippel (139, Fall 10). 8. X. 15 Schrapnellverletzung am Hinterkopf rechts. 2 Tage bewusstlos, dann Erbrechen und Schwindel. Im Feldlazarett operiert. Im Reservelazarett, Befund: Rechts oberhalb des Sinus transversus sehr grosse Wunde, kleiner Hirnprolaps. Am 26. X. starke Trübung und mässige Prominenz der Papillen. Inkomplete linksseitige Hemianopsie. 30. X. typische Aufmeisselung des Antrum. Entfernung der Kugel.

Pincus (144, Fall 2). Verwundet am 24. VIII. 14 an der linken Seite des Hinterkopfs durch eine Kugel, die schon im Felde entfernt wurde. Derselbe wies bei der Gesichtsfeldaufnahme am 17. III. 15 innerhalb der sehenden rechten Gesichtsfeldhälften ein ziemlich scharf abgegrenztes Skotom unterhalb des Fixierpunktes auf.

Eigene Beobachtung: Soldat H., verwundet am 1. XI. 16 durch Granatsplitter-Steckschuss. War 3 Tage bewusstlos. Sah anfangs nach Wiederkehr des Bewusstseins alles verschwommen. Wurde gleich nach der Verwundung operiert. Bei der Untersuchung am 19. XII. 16 hier in Hamburg zeigte die Röntgenuntersuchung einen Splitter im Hinterhauptslappen. Patient hatte eine bogenförmig nach unten hin verlaufende Narbe, rechts zwei Finger breit hinter dem Ohre beginnend und nach rechts hin von der Protub. occip. externa endigend. Linksseitige homonyme Hemianopsie mit einer der vertikalen Trennungslinie anliegenden erhalten gebliebenen Partie 15° vom Fixierpunkt nach links hin und bis zum 40. Parallelkreis nach oben hin wieder an die vertikale Trennungslinie sich anlegend. Sonst keine cerebralen Herderscheinungen. Ophth. Befund normal. Pupillen normal. Sehschärfe normal. Keine Augenmuskelstörungen. Klagt über Kopfschmerzen.

v. Szily (94, Fall 32). Verwundung durch Handgranate am Hinterkopf. Äusserlich nur ganz geringe, oberflächliche Narben am Hinterkopf festzustellen. Im Röntgenbild sind neben dem rundlichen Defekt im Knochen eine ganze Reihe von Splittern zum Teil auch in nicht unbeträchtlicher Tiefe innerhalb des Schädelraumes nachzuweisen. Anfangs blind, dann homonyme linksseitige Hemianopsie. Ophthalm. Befund normal, Sehschärfe=$^6/_6$.

Eigene Beobachtung: Soldat Sp. Am 7. Juni 1916 verwundet, ob durch Infanterie-geschoss oder Granatsplitter, weiss er nicht. Er war 4 Wochen lang bewusstlos. Er war gleich bei der Aufnahme im Feldlazarett trepaniert worden, wobei das oberflächlich im Gehirn steckende Geschoss entfernt worden sein soll. Bei seiner Aufnahme im Hamburger Lazarett zeigt sich im Kleinhirn ein grosser Knochendefekt zweifingerbreit links oben von der Protuberantia occipitalis externa, der mit Haut bedeckt ist, und durch den man das Gehirn pulsieren sieht. Es besteht eine komplete und absolute homonyme rechtsseitige Hemianopsie mit makulärer Aussparung von 3^0. Der ophthalm. Befund ist normal, ebenso die Sehschärfe. Andere zerebrale Symptome fehlen.

Allers (95), 19jähriger Infanterist. Verletzung durch Granatsplitter. Am Hinter-haupt rechts von der Mittellinie fand sich eine kleine, verklebte Einschussöffnung, deren Umgebung etwas vorgetrieben und druckempfindlich war. Linksseitige homonyme Hemi-anopsie. Operation. Es bestand hier ein Steckschuss, bei welchem sich um den Fremdkörper ein kleiner Abscess gebildet hatte, während trotz der Splitterung des Knochens keine Knochen-fragmente in das Hirn eingedrungen waren. Die Hemianopsie blieb auch im Verlaufe der Wundheilung unverändert.

Allers (95). 32jähriger Infanterist. Schrapnellschuss. Am Hinterhaupte links von der Mittellinie eine senkrecht gestellte, mit dem medialen Rande die Mittellinie erreichend, etwa 3 cm lange Wunde mit schmierig belegten Rändern. Operation. Der Kranke war als schwer benommen und Delirant von dem früheren Spitale übernommen. Sein Zustand galt als hoffnungslos. Die am 11. Tage nach der Verletzung vorgenommene Operation zeigte einen oberflächlichen Schrapnellsteckschuss im linken Hinterhauptslappen mit Splitterung des Knochens und Vorspringen von Knochenfragmenten in das Hirn. Erst nach Extraktion des Projektils begann das Gehirn zu pulsieren, wobei auch verflüssigte Gehirnmasse ab-floss. Dem Sitze der Verletzung entsprechend bestand eine homonyme Hemianopsie, die auch während der glatten Wundheilung unverändert andauerte.

Allers (95). R. M., 20. XI. 14 Gewehrschuss in die rechte Wange. Spaltförmiger Ein-schuss unter dem rechten Os zygomaticum. Hemiparese rechts und an Athetose er-innernde Fingerbewegungen. Zertrümmerung des weichen und zum Teil auch des harten Gaumens. Rechtsseitige homonyme Hemianopsie. Keine Sensibilitätsstörungen. 26. XI. Röntgenologisch lässt sich ein Gewehrprojektil am Wirbelkörper des Epistropheus, links gelegen, nachweisen. Nachmittags Rückgang der Hemiparese. Zeitweise Delirien. Allmählich trat eine weitgehende Besserung der Hemiparese auf und die Hemianopsie erfuhr eine Rückbildung in Quadranthemianopsie. Nach dem Verlaufe des Schusskanals, der Lage des Projektils und gleichseitiger Hemiplegie und Hemianopsie ist eine Läsion der Hirnbasis mit Beteiligung des Pedunculus cerebri und des Tractus opticus anzunehmen. Im Sommer 1915 kehrte Patient nach längerem Wegsein wieder zurück. Das Projektil war verschwunden. Er konnte nicht angeben, ob er dasselbe etwa verschluckt hatte. Die Quadranthemianopsie bestand noch, die Hemiparese war angedeutet.

§ 42. Von den 19 Fällen von Steckschüssen (denn der Fall Franke pag. 44 muss auch dazu gerechnet werden, wiewohl der Schusskanal die Seh-bahnen durchsetzt hatte) zeigten 8 komplete und absolute Hemianopsien, bei zwei Fällen ging dieselbe später in eine Quadranthemianopsie zurück. In dem Falle 12 von Uhthoff pag. 53 ging die Trennungslinie durch den Fixierpunkt. 4 Fälle zeigten Quadranthemianopsie nach unten. In der Beobachtung V von Uhthoff pag. 39 vergrösserte sich allmählich der Defekt bis zu einer fast kompleten homonymen Hemianopsie. Bei 2 Fällen wurde eine Quadrant-hemianopsie nach oben konstatiert, darunter der Fall Axenfeld pag. 52 mit Tractushemianopsie. 2 Fälle zeigten centrale homonym-hemianopische Sko-tome. Bei 2 anderen waren sonstige inkomplete hemianopische Defekte zu bemerken. Im Falle I von Fleischer (siehe später) war links nur der temporale Halbmond defekt.

Die Sehschärfe war bei 14 Fällen erwähnt, darunter 10 mal normal, in 3 Fällen war sie auf dem einen Auge normal, auf dem anderen fast normal, in 1 Falle auf beiden Augen unnormal. Hier bestand auf dem einen Auge eine Ruptura chorioideae und auf dem anderen Auge eine Verfärbung der Papille. Dasselbe betraf die Beobachtung Axenfelds pag. 52 mit Tractushemianopsie.

Der Augenspiegelbefund war in 9 Fällen normal, bei 3 Fällen wurde Stauungspapille gefunden, in 1 Falle Neuritis, in 1 Falle Pigmentflecken auf der Retina und in 1 Falle Chorioidealruptur auf dem einen Auge und Atrophie der Papille auf dem anderen Auge (Tractushemianopsie).

Bei 9 Fällen war angeführt, ob andere die Hemianopsie begleitende cerebrale Herderscheinungen angetroffen wurden. Bei 3 Fällen ist die Hemianopsie als alleiniges Herdsymptom angegeben. Da bei 8 anderen Fällen nichts von solchen erwähnt ist, wird demnach bei 11 Fällen die Hemianopsie das einzige Herdsymptom gebildet haben.

Bei 7 Fällen wurden solche konstatiert und zwar im Falle Franke pag. 44: Monoplegie der Finger mit Ataxie der Hand; im Falle V von Uhthoff pag. 39: Jacksonsche Epilepsie, die nach der Operation wieder verschwand; im Falle Axenfeld pag. 52 bei Tractushemianopsie: Hemiparese mit gekreuzter Okulomotoriuslähmung; im Falle R. M. von Allers pag. 54: Hemiparese mit Athetose; im Falle VII von Axenfeld pag. 51: Hemiplegie, Hemiparästhesie, Paraphasie und Fazialisbeteiligung; im Falle Elchlepp pag. 38 bei Tractushemianopsie: Augenmuskellähmungen.

Bezüglich der Steckschüsse darf noch hervorgehoben werden, dass sie nicht selten bei der Lokalisierung täuschen. Röntgenologisch nachgewiesene Fremdkörper, die keine Cerebralerscheinungen machen, sind keine Indikation zur Operation. Hinsichtlich der Prognose ist dabei jedoch Vorsicht zu empfehlen.

§ 43. Überblicken wir die Fälle von **einfacher** Hemianopsie in ihrer Beziehung zur Richtung des Schusskanals, so ergeben sich im allgemeinen folgende Gesichtspunkte:

Die einfache homonyme Hemianopsie entsteht bei Kopfschüssen vornehmlich dann, wenn der Schusskanal entweder in der einen Kopfhälfte seitwärts von der durch den Sinus longitudinalis verlaufenden Sagittalebene des Schädels gelegen ist, ohne dieselbe zu schneiden, oder wenn die Ausschussresp. Einschussöffnung in der Protuberantia occipitalis externa liegt. Dabei bleibt es sich gleich, ob die Hemianopsie durch Tangential- oder quere Schrägoder Längsschüsse hervorgerufen worden war.

Wir können hier jedoch nur im allgemeinen Gesichtspunkte aufstellen, weil, je nach den einzelnen Fällen, teils bezüglich der grösseren Sprengwirkung im Gehirn hinter der Einschussöffnung zufolge der grösseren oder geringeren Energie des Geschosses bei Nah- und Fernschüssen, teils wegen der mitgeführten Partikel und der abweichenden Richtung abgesprengter Knochenstücke, die durch den Schusskanal selbst gesetzte Läsion oft nicht genau begrenzt ist.

Dabei ist zu bedenken, dass auch Fälle, wie z. B. der von Allers pag. 48, gefunden werden, bei welchen die Schussstelle mit dem Befunde der Hemianopsie nicht übereinstimmt, weil hier ein Erweichungsherd unabhängig vom Schusskanal aus nicht näher zu bestimmenden Gründen im Hinterhauptslappen mit dem Schusskanale der gleichen Hemisphäre aufgetreten war.

Wenn es selbstverständlich erscheint, dass einfache homonyme Hemianopsie bei Schussrichtungen aufzutreten pflegt, die auf einer Seite von der durch den Sinus longitudinalis gelegten Sagittalebene verlaufen, so könnte doch ein schräger Querschuss eine Richtung nehmen, bei der zufolge auf der einen Hälfte die Sehbahnen getroffen würden, auf der anderen Hemisphäre der Schusskanal aber so verlief, dass er weder direkt noch indirekt die Sehbahnen der letztgenannten Gehirnhälfte in Mitleidenschaft zöge. Demgegenüber beobachteten wir folgenden Fall, bei welchem der schräge tangentiale Durchschuss, Fig. 37 a, wenigstens dem Knochendefekte zufolge die Sagittalebene nicht durchschnitt und bei welchem doppelseitige Hemianopsie aufgetreten war und die dem Schusskanale gleichseitigen Gesichtsfeldhälften ausserdem noch den grösseren Defekt zeigten, Fig. 37 b.

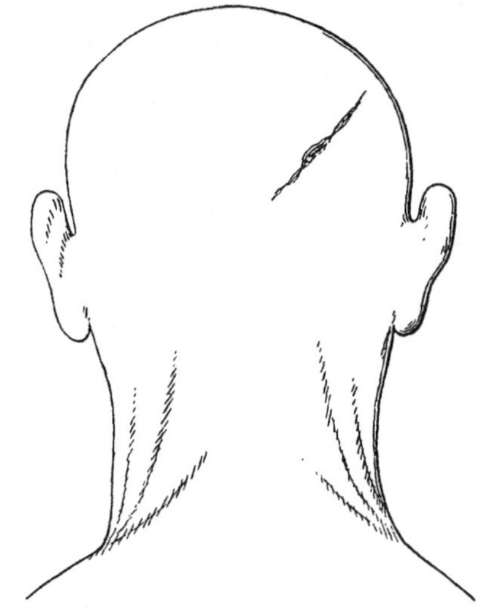

Fig. 37 a.
(Eigene Beobachtung: Fall Hilgenfeld.)

Eigene Beobachtung: Fall Hilgenfeld. Verwundet am 30. VII. 1915 durch Infanteriegeschoß. Einschuss am rechten Scheitelbein, Ausschuss rechts oben neben der Protuberanz, etwa zwei Finger von derselben entfernt. Fig. 37 a. Schräger Durchschuss. Anfangs hinter der Front operiert. Später noch einmal in Berlin. Deckung des Knochendefektes am Schädel durch ein Knochenstück. Untersuchung am 17. III. 17, siehe Gesichtsfeld Fig. 37 b. Anfangs 14 Tage bewusstlos und 3 Wochen lang vollständig blind. Anfänglich war der linke Arm paretisch, jetzt anfallsweise noch Schwächezustände in demselben. S = 6/24 beiderseits. Ophth. Befund normal. Befindet sich zur Zeit im Lazarett für Kopfschüsse unter Leitung des Herrn Dr. Draesecke, der uns den Patient zur Untersuchung gütigst überlassen hatte. Patient zeigt zur Zeit noch starke Ermüdungserscheinungen.

Auf Steckschüsse hat diese Erwägung wohl weniger Bezug, weil durch das Projektil selbst, sowie durch das Ödem und die Blutung in ihrer Umgebung zu leicht Fernwirkung auf die Sehbahnen bedingt werden könnten. Wenn daher bei Steckschüssen nicht selten die Lokalisation des Projektils Schwierigkeiten macht, so darf man wohl mit Sicherheit den Sitz des Fremdkörpers

in demjenigen Hinterhauptslappen suchen, der den ausgefallenen Gesichtsfeldhälften gegenüber liegt. Untere Quadranthemianopsien weisen dabei mehr
auf eine höher gelegene Schussrichtung resp. Lage der Kugel im Hinterhauptslappen hin, obere Quadranthemianopsien mehr auf eine tiefere Lage im Hinterhauptslappen.

Bei 70 Fällen von einfacher Hemianopsie wurden 31 Fälle von kompleter homonymer Hemianopsie beobachtet, darunter 3 (die Fälle von
Uhthoff pag. 42, Axenfeld pag. 33 und v. Szily pag. 33) mit Farbenhemianopsie. 20 Fälle betrafen dabei die rechten, 11 Fälle die linken homonymen
Gesichtsfeldhälften.

Von inkompleter homonymer Hemianopsie wurden 39 Fälle erwähnt,
darunter 15 rechtsseitige und 23 linksseitige. In 1 Falle war die Richtung des
Defektes nicht angegeben.

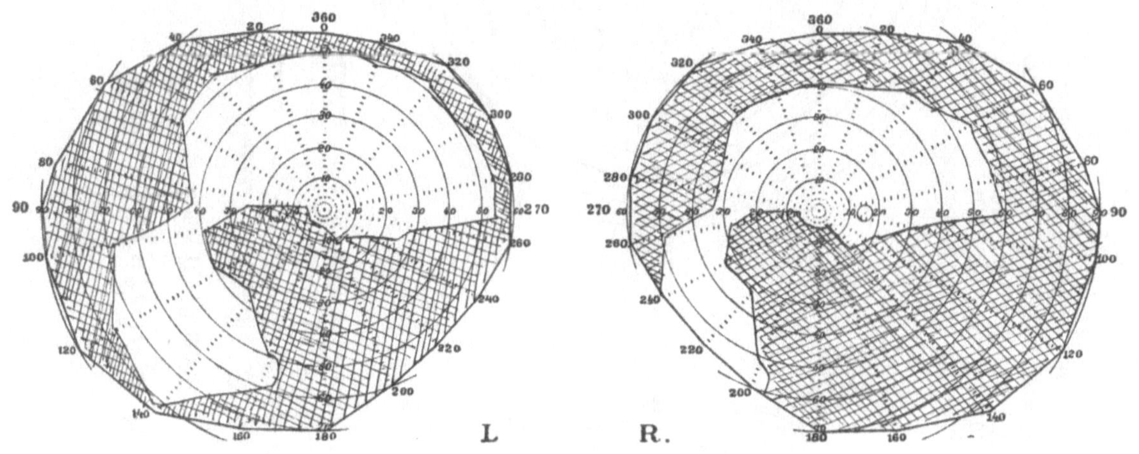

Fig. 37 b.
(Eigene Beobachtung: Fall Hilgenfeld.)

Unter den inkompleten Defekten zeigten centrale Skotome: Unser
Fall Coss. pag. 49 und Inouye pag. 50; Bielschowsky pag. 37;
Elchlepp pag. 38; Pincus pag. 53; Uhthoff pag. 53; Hegner die Fälle
pag. 31 und 32; v. Szily pag. 51.

Reine Quadranthemianopsie nach unten: Die Fälle von Uhthoff
pag. 33, 41, 52, 53; Allers pag. 54; Axenfeld pag. 52; v. Szily pag. 53 und 37;
Inouye die Fälle pag. 31 und 40; ferner Fall 14 von Inouye (l. c.), bei welchem
die Schussrichtung nicht angegeben ist.

Quadranthemianopsie nach unten, den horizontalen Meridian
nach oben überschreitend: Der Fall v. Szily pag. 33.

Sektorenförmiger schmaler Defekt im unteren Quadranten,
der vertikalen Trennungslinie anliegend: Hegner pag. 43.

Name Hermann K.
Vol. N°
Datum 7. II. 1916.
Krankheit
Vis. c. o. d. } 6/6
V. c. o. s.
Zu Fall
B. 8.
Gesichtsfeldschema
nach Dr. Hirschberg.
——— Grenze für Weiss) Prüfung mit
" " Blau) Quadrat-Papier-
" " Rot) stücken von 10 m/m
" " Grün) Seite auf 12" Abstand.
COS
COD
Fig. 37c.
Orthographische Projection
um den Fixirpunkt.
m Mariotte's blinder Fleck
COD Campus oculi dextri, COS Camp. oc. sinistri
L laterale, M mediale Seite.

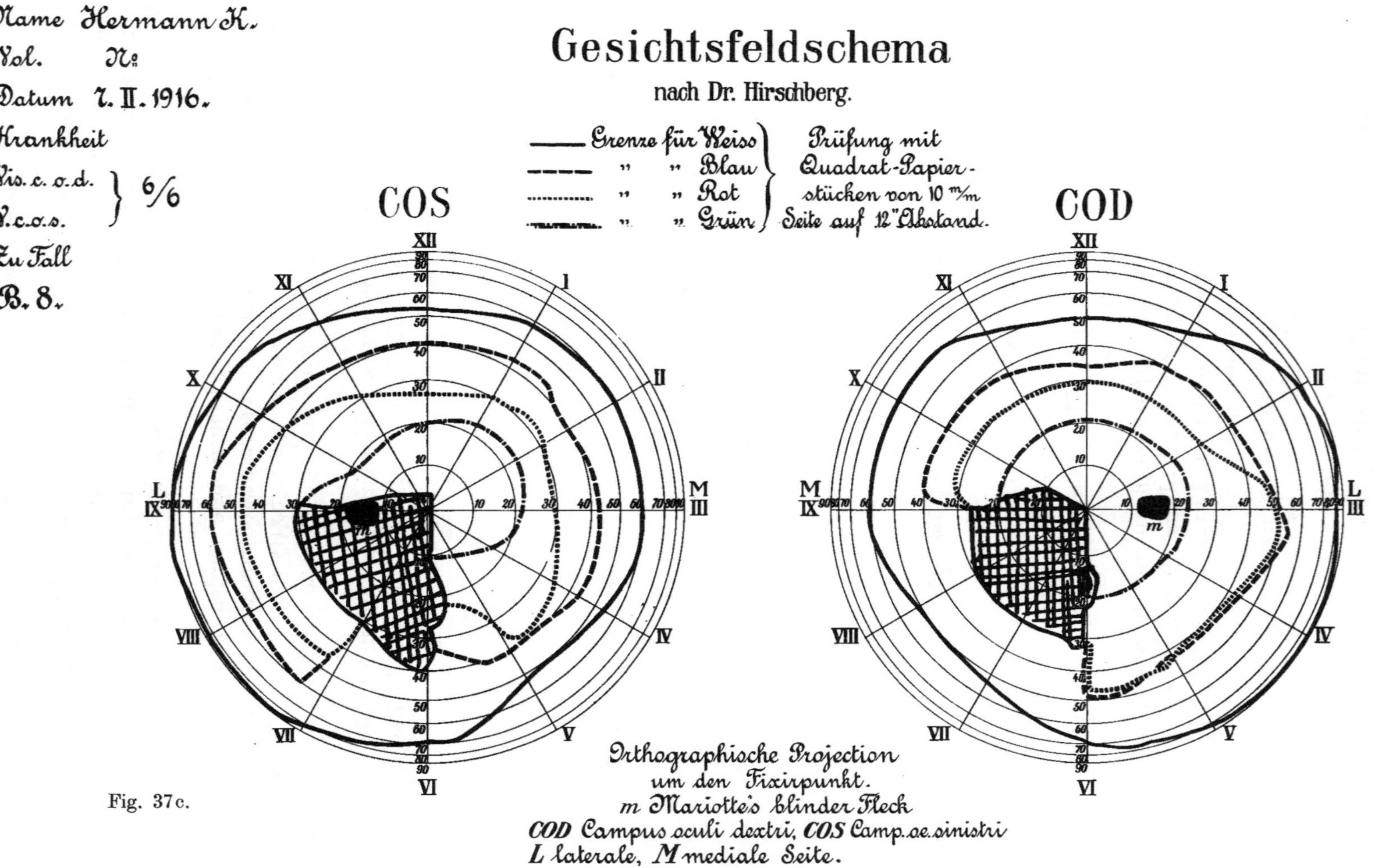

Fig. 37c.

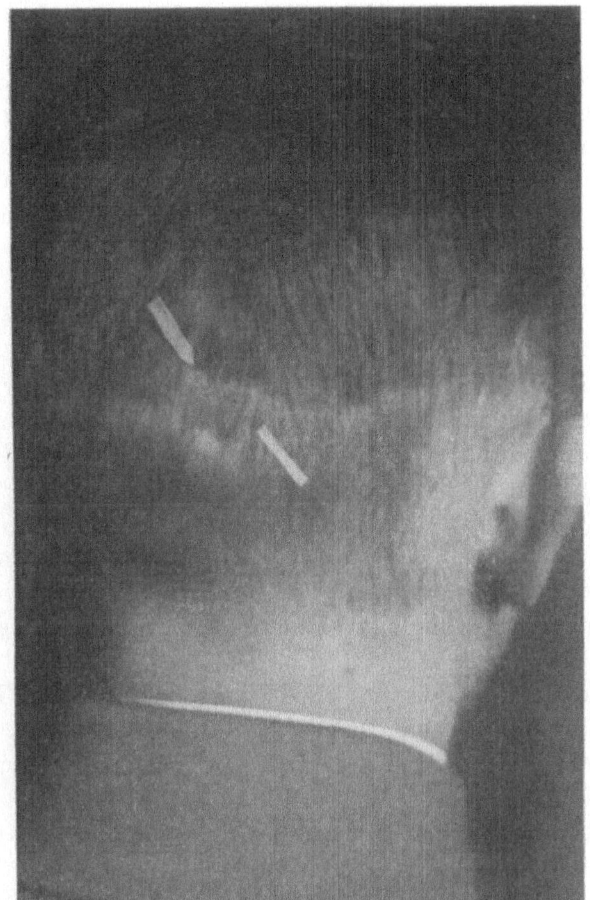

Fig. 37 d.

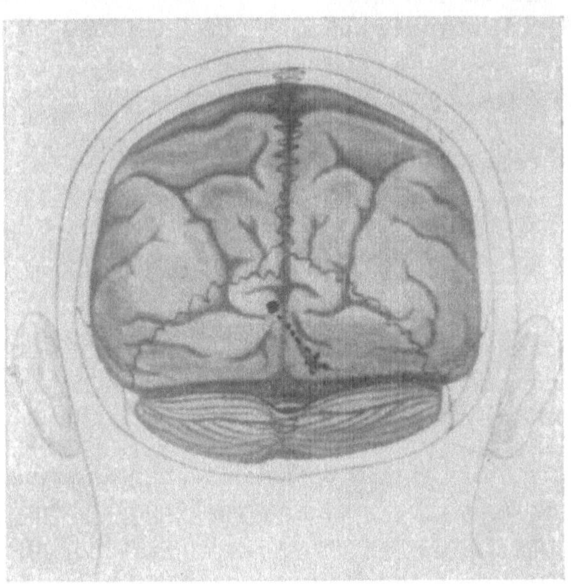

Fig. 37 e.

Reine Quadranthemianopsie nach oben: Unser Fall Baier pag. 40; Elchlepp pag. 52, Dimmer pag. 48, Axenfeld pag. 52, Inouye, l. c., Fall 16, die Richtung des Schusskanals nicht angegeben.

Quadranthemianopsie nach oben, den horizontalen Meridian nach unten hin überschreitend: v. Szily pag. 33 Fall 33 und Fall 35.

Erhaltener Gesichtsfeldrest um die makuläre Partie herum: Unsere Fälle Ingwersen pag. 34 und Nagel pag. 36; Uhthoff pag. 33.

In einem Falle (Fleischer) Ausfall des linken peripheren Halbmondes.

Wenn auch in der grossen Mehrzahl aller Fälle eine Aussparung der Macula gefunden wurde, so ging doch in den folgenden Fällen die Trennungslinie der Gesichtsfeldhälften durch den Fixierpunkt: Fall Uhthoff pag. 53; unser Fall Cossaeth pag. 49; unser Fall Pflughoefft pag. 50; v. Szily pag. 51; Saenger pag. 47, Inouye pag. 46; unser Fall Jaenchen pag. 40; Elchlepp pag. 38; Axenfeld pag. 33; unser Fall L. pag. 31. Damit ist erwiesen, dass die Lenz-Heinesche Hypothese, dass kortikale und subkortikale Hemianopsien nur eine Aussparung der Macula zeigen könnten, nicht stichhaltig erscheint.

§ 44. Von besonderer lokalisatorischer Bedeutung sind die Fälle mit centralen homonym-hemianopischen Defekten, insofern sie einen Hinweis liefern, wo wir das kortikale Feld für die makuläre Gesichtsfeldregion zu suchen haben.

Lenz (105) hat die Vermutung ausgesprochen, dass das kortikale Makularfeld in die Rinde des Okzipitalpols zu verlegen sei; diese Annahme scheint eine wesentliche Stütze durch die folgende Zusammenstellung von Schussverletzungen in der Gegend der Protuberantia occipitalis zu finden.

In unserem Falle Pflughoefft pag. 50 mit Prellschuss an der rechten Seite der Protuberantia occipitalis externa, siehe Fig. 32, war ein centrales linksseitiges homonym-hemianopisches Skotom vorhanden, siehe Fig. 34.

Im Falle Elchlepp pag. 38 mit Schrapnellschuss an der Protuberantia occipitalis externa (Einschussöffnung), Fig. 17, zeigte das Gesichtsfeld ein linksseitiges centrales homonym-hemianopisches Skotom, Fig. 18.

Im Fall Hegner mit Schussöffnung rechts von der Protuberantia occipitalis externa war im Gesichtsfelde, Fig. 13 pag. 32, ein rechtsseitiges centrales homonym-hemianopisches Skotom vorhanden.

Ferner im Falle Hegner pag. 32 mit einer Wunde unterhalb und links von der Protuberantia occipitalis externa bestand ein linksseitiges centrales homonym-hemianopisches Skotom, siehe Fig. 12.

Im Falle von Szily pag. 51 mit vernarbtem Knochendefekt etwas nach rechts und oben von der Protuberantia occipitalis externa bestand ein ausserordentlich kleines centrales linksseitiges homonym-hemianopisches Skotom.

Diese Fälle betrafen einseitige homonyme centrale Skotome, und zwar war in den Fällen Elchlepp Fig. 18, Hegner Fig. 13 und v. Szily das Skotom vollständig central gelegen, in dem Falle Pflughoefft Fig. 34 war die grössere Partie desselben im oberen Quadranten, im Falle Hegner Fig. 12 im unteren Quadranten gelegen. Im letzteren Falle reichte die Spitze des Skotoms an den Fixierpunkt.

In unserem Falle Cossaeth Fig. 33 pag. 50 zeigte sich ein centrales Skotom nach unten als Keilform von der vertikalen Trennungslinie durchschnitten und an den Fixierpunkt reichend. Hier bleibt es fraglich, ob dieses Skotom zur doppelseitigen homonymen Hemianopsie gezählt werden müsse, oder ob es ein linksseitiges centrales homonymes Skotom darstelle mit einer unsymmetrischen Trennungslinie nach unten (vgl. Neurologie des Auges, Bd. VII, pag. 7).

Im Falle Abelsdorff pag. 69 mit Granatsplitterverletzung in der Gegend der Protuberanz wurde ein kleines linksseitiges centrales homonym-hemianopisches Skotom gefunden.

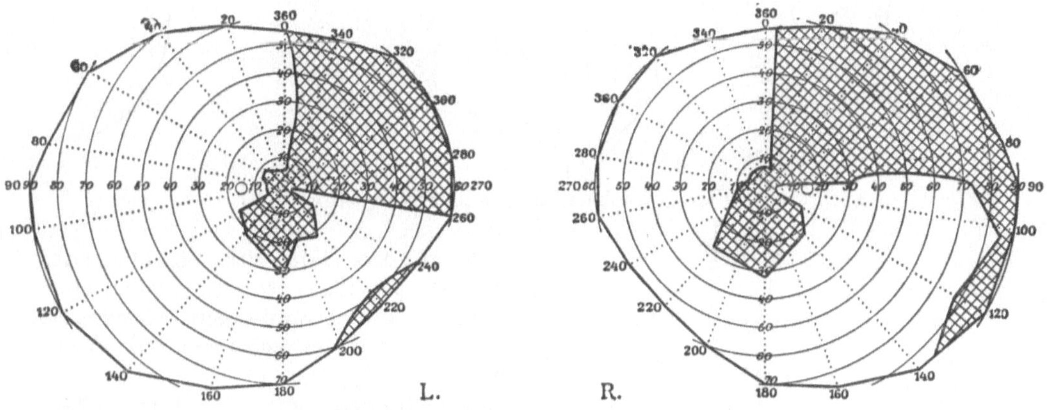

Fig. 38.
(Eigene Beobachtung: Fall Steenbock.)

Best (134), Fall 14. Verletzung durch Granatsplitter am 18. VIII. 15 rechts am Hinterkopf nahe der Mitte; keine Knochendepression. Untersuchung am 24. VIII. Augenhintergrund normal. Gesichtsfeldperipherie auch für Farben normal. Centrales homonym-hemianopisches Skotom nach links. Sonst keine cerebralen Herderscheinungen.

Nach Schieck (142) entstanden bei 2 Fällen von circumskripten Verletzungen des Hinterhaupts nahe der Mittellinie durch Aufprall von Granatsplittern auf den Schädel so feine Skotome nahe dem Fixationspunkt, daß nur die Prüfung am Bjerrumvorhange die Defekte aufdeckte.

Über einen analogen Fall bezüglich der unsymmetrischen Trennungslinie berichtet Uhthoff Fall 8 pag. 53.

In den folgenden Beobachtungen mit doppelseitiger homonymer Hemianopsie bestanden doppelseitige centrale Skotome:

Eigene Beobachtung: A. Steenbock, verwundet am 21. XII. 14. Schuss durch den Hinterkopf. 10 Tage lang bewusstlos.

31. XII. Sehvermögen beiderseits kaum Finger in zwei Meter. Excentrische Fixation. Ophth. Befund normal. Besserung des Sehens. Sonst keine cerebralen Symptome.

22. II. 15. Gesichtsfeld siehe Fig. 38, Ein- und Ausschussöffnung siehe Fig. 39. Augenspiegelbefund normal.

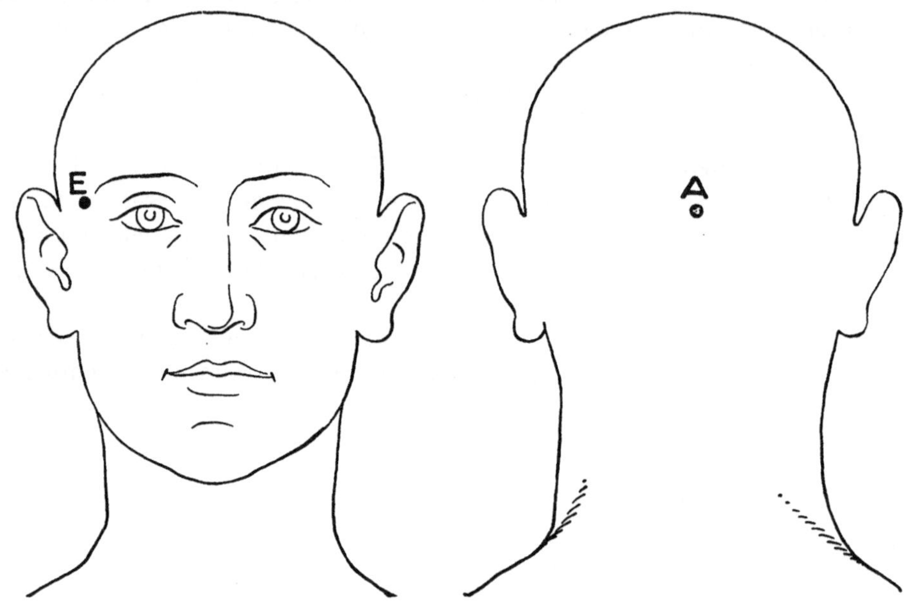

Fig. 39.
(Eigene Beobachtung: Fall Steenbock.)

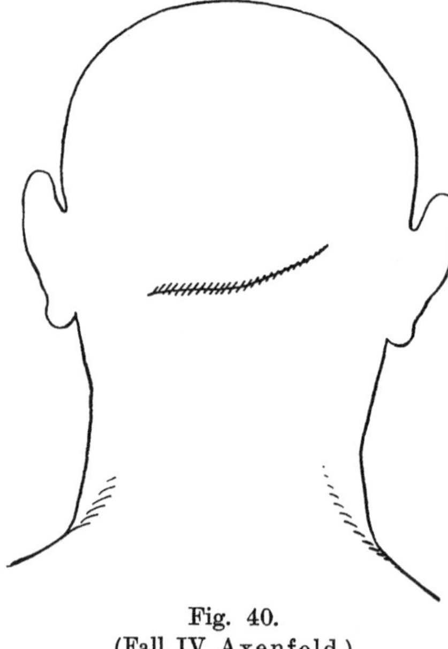

Fig. 40.
(Fall IV Axenfeld.)

Im Falle Axenfeld, siehe Fig. 40 und 41, mit einem doppelseitigen centralen Skotom fand sich unter der Protuberantia occipitalis externa eine von links unten nach rechts oben verlaufende Narbe.

Axenfeld (93). 27 jähriger Soldat. Granatsplitter. Am Hinterkopf unter der Protuberantia occipitalis externa eine von links unten nach rechts oben verlaufende 7 cm lange, 2 cm breite, zum Teil noch mit Schorf bedeckte Narbe (Fig. 40). Die Röntgenaufnahme ergab einen Knochendefekt an der Narbe. Pupillenreaktion prompt. Ausser Sensibilitätsstörungen im Bereiche des N. occipit. keine weitere Herderscheinung.

Ophthalmol. Befund normal. R. $S = {}^1/_{15}$, L. $= {}^1/_{10}$; später $R = {}^6/_{36}$, L. $= {}^6/_{36}$ in der Nähe.

Schweigger Nr. 3 einzelne Worte, kein zusammenhängendes Lesen.

Gesichtsfeld: symmetrisches Skotom auf beiden Augen (Fig. 41).

Im Falle Inouye pag. 77 mit Ausschussöffnung rechts oben an die Protuberantia occipitalis externa angrenzend zeigte das Gesichtsfeld, siehe Fig. 49, ein doppelseitiges centrales homonym-hemianopisches Skotom.

Im Falle In o u y e 18 pag. 83 mit Ausschussöffnung rechts unten an die Protuberantia occipitalis externa grenzend zeigte das Gesichtsfeld (siehe Fig. 37) ein doppelseitiges centrales homonym-hemianopisches Skotom nach unten.

Im Falle Dimmer pag. 68 mit Rinnenschuss in der Protuberantia occipitalis externa bestand ein rechtsseitiges centrales homonym-hemianopisches Skotom, bis zum 20. Grad im unteren Quadranten.

Im Falle Franke pag. 78, Fig. 56, mit doppelseitiger Hemianopsie bestand ein rechtsseitiges centrales Skotom. Die Narbe verlief in der Mitte des Hinterkopfes etwa in der Höhe einer Verbindungslinie des oberen Ohrmuschelrandes.

Auch Igersheimer (137) zeigte die Diapositive von 2 Soldaten, die einen Hinterhauptschuss erlitten hatten, und bei denen die makulären Bündel im

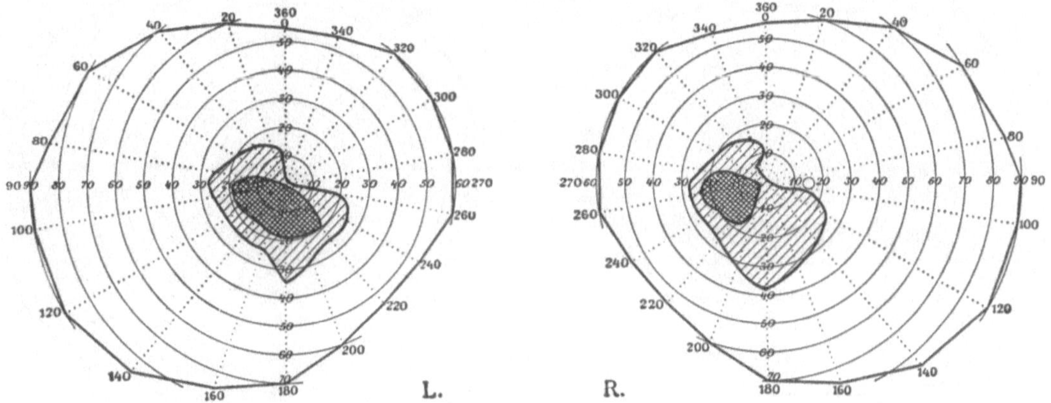

Fig. 41. (Fall IV Axenfeld.)

Gesichtsfelde mehr oder minder defekt waren. Beide Fälle zeichneten sich dadurch aus, dass die Narbe sehr tief hinten in der Nähe der Protuberantia occipitalis externa sass.

Das Auftreten kleiner einseitiger homonymer centraler Skotome, ebenso wie das doppelseitiger wäre bei einem Sitze des makulären Rindenfeldes in der Tiefe der Fissura calcarina auf der medianen Fläche des Hinterhauptslappens nach Schussverletzungen nur äusserst gezwungen dadurch zu erklären, dass ein kleiner Knochensplitter, oder ein kleines Projektilfragment durch den einen Hinterhauptslappen vollständig hindurchgeflogen wäre und eventuell auch die Falx durchsetzt haben müsste, um noch in das Gebiet der makulären Rindenregion des anderen Hinterhauptslappens einzudringen. Um dies zu bewerkstelligen dürften dann solche Defekte nur bei Querschüssen durch das Hinterhaupt hervortreten; die Gewalt eines kleinen Knochensplitters möchte dafür aber doch wohl nicht hinreichend gross genug sein. Ausserdem aber müsste bei einem solchen Querschusse, wie wir später sehen werden,

auf der Seite des Einschusses doch auch nicht zur Macula leitende optische
Fasern mitgetroffen werden, wobei natürlich auf die Macula beschränkte
Skotome nicht auftreten könnten. Liegt jedoch das kortikale Gebiet der
Macula am Pole des Hinterhauptslappens, dann können Prellschüsse auf die
Mitte der Protuberantia externa, oder kurze querverlaufende Rinnenschüsse,
welche die Rinde der Okzipitalpole streifen, sehr leicht doppelseitige symme-
trische oder unsymmetrische centrale homonyme Skotome erzeugen. Ferner
können quere Schrägschüsse daselbst auf den einen Gesichtsfeldhälften aus-
gedehnte Defekte, auf den anderen ein homonymes centrales Skotom bewirken.
Dabei muss man berücksichtigen, dass nicht tiefgehende Verletzungen der
Oberfläche des Hinterhauptslappens mit Ausnahme des Cuneus auf der medianen
Hälfte überhaupt keine Hemianopsie erzeugen. Alle diese centralen homonymen

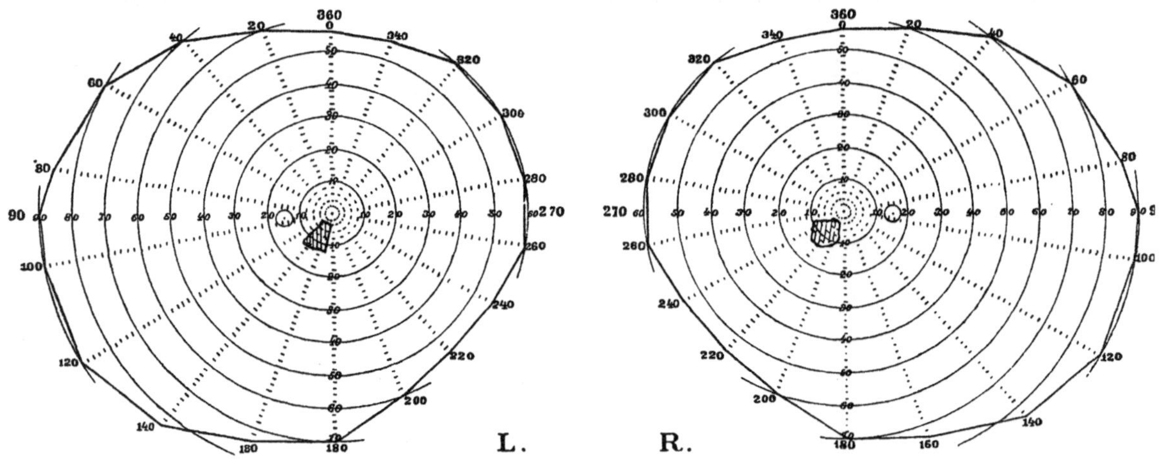

Fig. 41 a.
(Eigene Beobachtung: Fall Kostew.)

Skotome würden, weil eben beide Pole den hervorragendsten Teil des Gehirns
an dieser Stelle bilden, durch Verletzung der Rinde, oder durch Verletzung
eines Rindenbezirks mit anliegender Marksubstanz hervorgerufen werden.
Ebenso würden sich solche Gesichtsfelddefekte vom Fixierpunkt aus in die
unteren Quadranten erstrecken, wenn Rindenpartien des Okzipitalpols getroffen
wurden, welche oberhalb einer durch die Mitte des Pols gedachten Horizontal-
ebene und vice versa gelegen sind. Gesichtsfelder, wie im Falle Inouye pag. 83
und eventuell Cossaeth pag. 50 liessen sich gar nicht anders erklären, als durch
einen Schuss resp. durch einen Knochensplitter oder ein Projektilfragment, das
zwei gleich grosse, oder fast gleichgrosse sich gegenüberliegende Segmente
beider Hinterlappenpole verletzt hatte. Ebenso ist es erklärlich, dass eine an
den Pol des Hinterhauptslappens reichende Konvexitätsmeningitis, oder eine
partielle traumatische Meningitis an dieser Stelle ein centrales homonymes
Skotom hervorrufen könnte, weil dadurch das kortikale makuläre Areal in

Mitleidenschaft gezogen würde. Bei weniger intensiv entwickeltem pathologischen Process brauchte dann nur ein Farbenskotom zu entstehen, das sich unter günstigen Verhältnissen wieder zurückbilden könnte, wie in der folgenden Beobachtung:

Eigene Beobachtung: Fall Kostew. Steckschuss. Am 30. Januar 1917 durch Granatsplitter verwundet. Einschussöffnung am Hinterkopf rechts unter der Protuberantia occip. externa. 8 Tage bewusstlos. Anfangs blind, dann konnte er nach links hin nichts sehen.

Befund am 24. V. 17. Ophth. Befund beiderseits normal. Sehschärfe normal. Klagte über Kopfschmerzen und Schwindel, jedoch nicht über eine Sehstörung. Sonstige cerebrale Symptome fehlten.

Bei der ersten Gesichtsfelduntersuchung am 24. V. 17 mit einem 5 Quadratmillimeter grossen weissen Objekte wurde hier kein Defekt gefunden. Durch die Lage des Einschusses rechts über der Protuberanz auf die Gegend nahe dem Fixierpunkte im unteren linken Quadranten hingewiesen, wurde nochmals mit roten Objekten untersucht und dies kleine Skotom für Farben siehe Fig. 41 a gefunden.

Auch Gefässveränderungen resp. subdurale Blutungen an der Spitze des Hinterhauptslappens könnten die gleiche Störung im Gesichtsfelde bewirken, weil die Rinde des Pols schon wegen der stumpfen Spitze nur durch kleinere Gefässe mit ihren Endarterien versorgt wird.

Wir sehen, dass alle diese Erörterungen und klinischen Erfahrungen nur darauf hinweisen, das kortikale Areal für die Macula nach den Polen beider Hinterhauptslappen zu verlegen.

Die Richtung des Schusskanals bei der doppelseitigen homonymen Hemianopsie.

Bei der doppelseitigen homonymen Hemianopsie werden beide Sehcentren, oder beide Sehbahnen, oder eine Sehbahn und ein Sehcentrum dadurch verletzt, dass die Schussrichtung entweder im rechten Winkel zur sagittalen Ebene des Schädels die beiden Hinterhauptslappen durchsetzt, oder dass sie, zur sagittalen Ebene geneigt, die letztere so durchschneidet, dass beide optische Bahnen resp. Centren von ihr getroffen werden.

a) Tangentialschüsse.

§ 45. Inouye (91, Fall 5). Streifschuss am Hinterkopf durch eine kleinkalibrige Kugel von etwas links über der Protuberantia occipitalis externa bis schräg nach rechts unter der Protuberanz. Gesichtsfeld: Hemianopsia inferior. Flimmern in der oberen Gesichtsfeldhälfte. Ophth. Befund normal. Sehschärfe rechts = $^6/_6$, links = $^6/_6$ partiell. Andere cerebrale Herdsymptome fehlten.

Axenfeld (93, Fall 1). 26 jähriger Soldat. 27. IX. 14. Schussverletzung am Hinterkopf. Links komplete Hemianopsie, rechtsseitig wird nur noch Licht erkannt. Anfangs blind. 3. X. 14 Röntgenuntersuchung, keine nachweisbare Zersplitterung des Schädels. 18. XI. 14 R. S = $^6/_8$—7. Ausser Hemianopsie keine cerebrale Herderscheinung. L. S = $^6/_6$.

Gesichtsfeld: doppelseitige Einengung nach unten für Weiss, vollständige für Farben bis nahe unter die Mittellinie. Leicht konz. Einschränkung (Fig. 42).

Axenfeld (93, Fall 2). 20 jähriger Soldat. Tangentialschuss am Hinterhauptsbein. Einschuss: linke Hinterhauptsseite und Ausschuss 5 cm davon rechts. Anfangs bewusstlos und blind. Röntgenbild: Splitterfraktur des Os occipitale und von dort ausgehend eine Fissur. Beiderseits Amaurose bei träger Pupillenreaktion. Einige Knochensplitter waren ins Gehirn eingedrungen. Operation. Temperatursteigerung. Stauungspapille.

1. I. 15 wieder Lichtschein. 1. III. Stauungspapille ganz zurückgegangen. Partielle doppelseitige Hemianopsie siehe Fig. 43. S = beiderseits Finger $^5/_4$ m excentrisch.

Axenfeld (93, Fall 3). 26 Jahre alter Soldat. Tangentialschuss durch Granatsplitter in der Mitte des Hinterkopfs. Knochendefekt. Bewusstlos. Beim Erwachen völlig blind. Keine anderen cerebralen Herderscheinungen. Später S = $^6/_6$. Linksseitige homonyme Hemianopsie. Rechter unterer Quadrant beiderseits stark unterwertig, farbenblind. Die Farbenempfindlichkeit schneidet im horizontalen Meridiane ab. Sonst leichte kon-

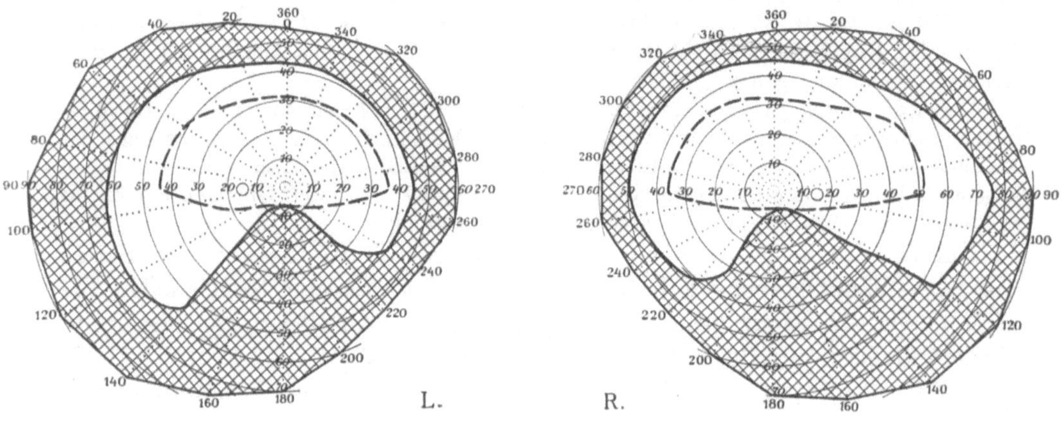

Fig. 42.
(Fall I Axenfeld.)

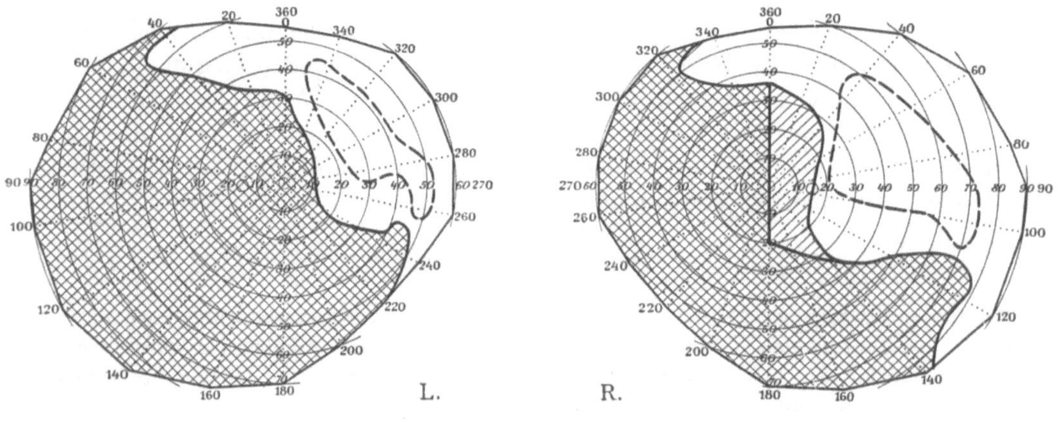

Fig. 43.
(Fall II Axenfeld.)

zentrische Einschränkung. In der linken defekten Hälfte häufiges Flammensehen. Die Trennungslinie der Gesichtsfeldhälften ging durch den Fixierpunkt.

Uhthoff (99, Fall 3). Soldat K. D., 32 Jahre alt. 10. III. 15 Verwundung. Tangentialschuss. Tiefe Rinne gleich über der Spitze des Hinterhauptsbeines, 8 cm lang. Anfangs nur Lichtschimmer. Dann allmähliche Besserung: „er konnte strichweise beiderseits durchsehen, dann kam wieder eine dunkle Stelle". Später R. = $^6/_8$, L. = $^6/_8$. Doppelseitige nicht ganz komplete Hemianopsia inferior. Es reichen die oben erhaltenen Gesichtsfeldteile etwas über die Horizontale nach unten herab. Die untere Begrenzungslinie ist zackig und unregelmässig, aber streng symmetrisch auf beiden Augen (Fig. 44).

Ophth. Befund beiderseits frische Neuritis. Neben der Papille rechts auch eine kleine Retinalhämorrhagie. Pupillenverhältnisse normal.

Es bestehen sonst keine anderen cerebralen Herderscheinungen.

Franke (106). Soldat V. Am 8. X. 14 Verletzung durch Gewehrschuss am Hinterkopf, knapp unter dem Haarwirbel. Anfangs blind.

Aufnahme im Hospital am 4. XI. 14. Am Hinterkopf unterhalb des Haarwirbels, etwas mehr nach rechts, fast 4 cm lange, horizontal verlaufende granulierende Wunde. Die Röntgenaufnahme zeigte einen Defekt in der Tabula externa des Knochens und einen Schatten innerhalb der Gehirnsubstanz. Augenspiegelbefund und Pupillen normal. Die Sehschärfe war auf Erkennen von Handbewegungen rechts oben herabgesetzt.

17. XI. 14. Linksseitige homonyme komplete und absolute Hemianopsie. Auf den rechten Gesichtsfeldhälften fehlte komplet und absolut der untere Quadrant (Fig. 45). Die vertikale Trennungslinie ging durch den Fixierpunkt, die horizontale etwas unterhalb des horizontalen Meridians. Sehschärfe rechts = $^6/_{15}$; links Finger in 4 m. Sonst keine cerebralen Herderscheinungen. Später: Auftreten einer makulären Aussparung.

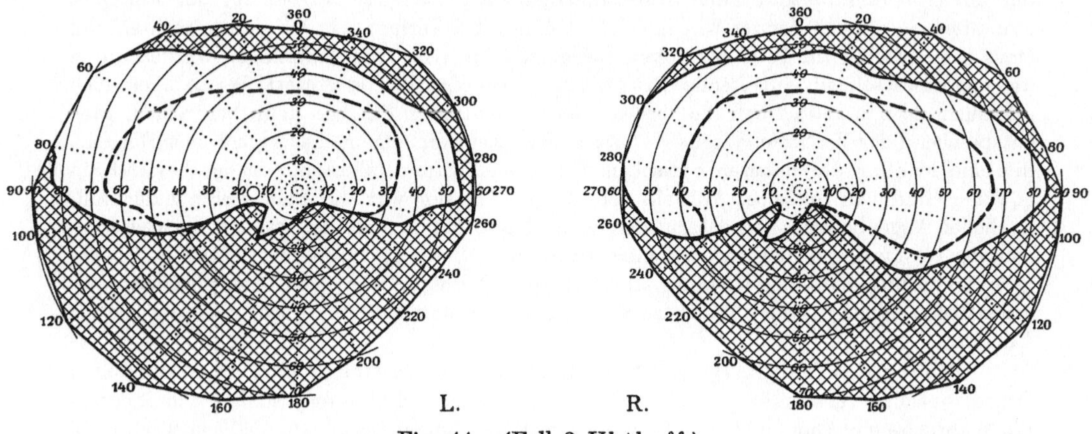

Fig. 44. (Fall 3 Uhthoff.)

15. XII. 14. Sehschärfe rechts $^6/_8$; links $^6/_6$. Die Gesichtsfeldaufnahme ergab jetzt eine deutliche Aussparung des Fixierpunktes nach der blinden Seite um etwa 5°. Die Farbengrenzen verliefen hier übereinstimmend mit der Weissgrenze.

Die konzentrische Einschränkung der Peripherie des erhalten gebliebenen oberen Quadranten der linken homonymen Gesichtsfeldhälften war auf die leichte Ermüdbarkeit des Patienten zurückzuführen, der auch noch viel an Kopfschmerzen litt.

21. XII. 14. Trepanation. Die nach einwärts gewulsteten Knochenränder wurden abgetragen, ein eingedrücktes Knochenstück entfernt. Die Dura wurde nicht verletzt. Allmähliche Zunahme der Peripherie des Gesichtsfeldes in den erhaltenen homonymen rechten oberen Quadranten. Die Farbengrenzen verliefen an den Trennungslinien mit den Grenzen für Weiss. Ophth. Befund normal. Keine anderen cerebralen Herderscheinungen.

Cantonnet (107). Schussverletzung. Horizontal-tangentialer Rinnenschuss nahe der Protuberantia occipitalis externa mit nachfolgender cerebraler Hernie und Gehirnpulsation. Nach Rückkehr des Bewusstseins konnte Patient nicht sprechen und schlecht sehen. Ophth. Befund normal. Gesichtsfeld: Homonyme Hemianopsie mit centralem Skotom.

Ferner Axenfeld Fall IV, Figg. 46 und 47, Krankengeschichte siehe pag. 71 u. 72.

Uhthoff (138, Fall VIII). E. D., 20 Jahre alt. Tangentialschuss in die rechte Hinterhauptsgegend. Doppelseitige Hemianopsia inferior, rechts stärker. Beiderseits S = $^6/_8$. Ophth. Befund normal. Pupillen normal. 12 Tage bewusstlos. D. U.

5*

Pincus (144, Fall VII). Hemianopsia inferior, infolge von einer Granatsplitterverletzung, senkrecht dicht rechts neben der Mittellinie verlaufend. Ausgedehntes hemianopisches Skotom nach unten, stärker nach unten links.

Uhthoff (138, Fall XV). R. K., 32 Jahre alt. Infanteriegeschoss-Verletzung am Hinterhaupt. Doppelseitige homonyme Hemianopsie, nach unten stärker und in die linken Gesichtsfeldhälften unten nur wenig übergreifend. S = beiderseits $^6/_8$. Ophth. Befund normal. Pupillenreaktion normal. 4 Wochen lang besinnungslos. Anfangs rechts Hemiplegie. Gedächtnisschwäche. Rechts Jacksonsche Epilepsie. Psychisch verlangsamt. Operation. Erweiterung der Öffnung in der Schädeldecke. Die Hirnmasse von den Verwachsungen befreit. Faszie vom Oberschenkel zur Deckung des Defektes verwendet. D. U.

Uhthoff (138, Fall X). A. Sch., Hinterhauptsschuss durch Granatsplitter. Doppelseitige homonyme Hemianopsie. Rechts komplet, links partiell (inferior). Beiderseits S = $^6/_8$. Ophth. Befund normal. Pupillen normal. Kopfschmerz. Schwindel. Sonst keine Herderscheinungen.

Pincus (144, Fall XI), verwundet am 2. VIII. 1915, untersucht im Juni 1916. Auf der linken Hinterkopfseite hoch oben eine schmale pulsierende Narbe; auf der Röntgenaufnahme ein entsprechender Knochendefekt und dabei Verlust fast der ganzen rechten und eines ganz erheblichen Teils der linken Gesichtsfeldhälften. Die Aufnahmen wurden durch die ungemein schnell eintretende Ermüdung ausserordentlich erschwert, lassen aber doch erkennen, dass hauptsächlich die oberen linken Quadranten erhalten geblieben waren, ganz entsprechend der Verletzungsstelle. Dazu kamen Zeichen allgemeiner psychischer Demenz, die eine Prüfung der höheren optischen Funktionen kaum zuliessen. Sicher bestand ein gewisser Grad von optischer Aphasie und Alexie. Ferner war die Beherrschung der willkürlichen Augenbewegungen entschieden mangelhaft; hin und wieder war ein leichter horizontaler Nystagmus bemerkbar. Möglicherweise wies dieser im Verein mit deutlichen Gleichgewichtsstörungen auf eine Kleinhirnaffektion hin. Der Mann war in der Orientierung ausserordentlich behindert, stiess häufig an Gegenstände an und half sich durch Tastung wie ein Blinder.

Pincus (144, Fall XII), am 24. VIII. 14 durch einen Granatsplitter an der rechten Hinterkopfseite verwundet. Nach anfänglicher völliger Erblindung stellte sich langsam die Wahrnehmung von Licht und Bewegungen in den linken Gesichtsfeldhälften wieder ein. Bei der Untersuchung am 20. XII. 14 konnte nachgewiesen werden, dass die linken Gesichtsfeldhälften und die Mitte völlig fehlter, dagegen erhebliche Teile der rechten Hälften erhalten geblieben waren. Patient machte den Eindruck eines gänzlich hilflosen Blinden.

Pincus (144, Fall VI). Verwundet am 14. IX. 14 durch einen Streifschuss, der nur eine unbedeutende Narbe oben am Hinterkopf hinterliess. Auch auf der Röntgenaufnahme ist eine nicht sehr weitgehende Aufhellung des Knochens, anscheinend mit losgelösten Splittern erkennbar. Am 14. XII. 14 wurde eine Hemianopsia inferior bei guter centraler Sehschärfe festgestellt, mit absoluter Verdunkelung der linken, relativer der rechten unteren Quadranten. Der Ausfall machte sich um so mehr bemerkbar, als für den Patienten, einen baumlangen Mann, schon mittelgrosse Leute völlig in sein Verdunkelungsgebiet fielen.

Pincus (144, Fall X). Schwere Knochensplitterung, dicht neben der Protuberantia occipitalis externa infolge eines Gewehrschusses. Verlust der linken und eines grossen Teiles der rechten Gesichtsfelder und herabgesetzte centrale Sehschärfe. Erhebliche Erscheinungen von Seelenblindheit, Alexie und optischer Apraxie, vor allem aber von Orientierungsstörungen.

v. Szily (94, Fall 36). Tangentialschuss durch Granatsplitter in der Mitte am Hinterkopf. Knochendefekt. Trepanation, Beseitigung von Splittern. Anfangs völlig blind. Keine zerebralen Herderscheinungen mehr ausser Sehstörung. Linksseitige komplete und absolute homonyme Hemianopsie. Homonyme rechtsseitige Amblyopie im unteren Quadranten. In den linken defekten Hälften häufiges Flammensehen.

Dimmer (104, Fall II). Querer Rinnenschuss in der Protuberantia occipitalis ext. Splitterfraktur des Schädels in der Gegend der Protuberantia. Auf die Rinde beschränkte

Verletzung. Der Sinus longitudinalis thrombosiert. S = $^1/_{10}$ exzentrische Fixation. Rechtsseitiges centrales homonym-hemianopisches Skotom bis zum 20. Grad im unteren Quadranten. Linksseitiges homonymes perimetrisch nicht nachweisbares centrales Skotom.

v. Szily (94, Fall 39). Granatsplitter am Hinterkopf. Sternförmig verzweigter
Knochendefekt in der Mittellinie etwa 5 cm über der Protuberantia occipitalis externa, in
welche die behaarte Kopfhaut tief eingezogen ist. Ophthalm. Befund normal. Sehschärfe
= $^6/_6$. Die Gesichtsfelder zeigten beiderseits Ausfall der unteren Hälfte mit einem centralen
Restgesichtsfelde von 10—12 Grad, in welchem auch Farben erkannt wurden.

Abelsdorff (108). Musketier R., 25 Jahre alt, wurde am 4. März 1916 durch
Granatsplitter am Hinterkopf verletzt. In der Gegend der Protuberantia occipitalis externa
fanden sich mehrere kleine tiefgehende Wunden. Nach seiner Angabe sah er anfangs so
schlecht, dass er die Personen seiner Umgebung nicht unterscheiden konnte. Bei seiner
Aufnahme ins Lazarett am 6. März zeigte die Augenspiegeluntersuchung normalen Befund,
anscheinend gute Sehschärfe, die allerdings nur grob geprüft wurde, und ein kleines,
linksseitiges hemianopisches Skotom, das die Fovea frei liess.

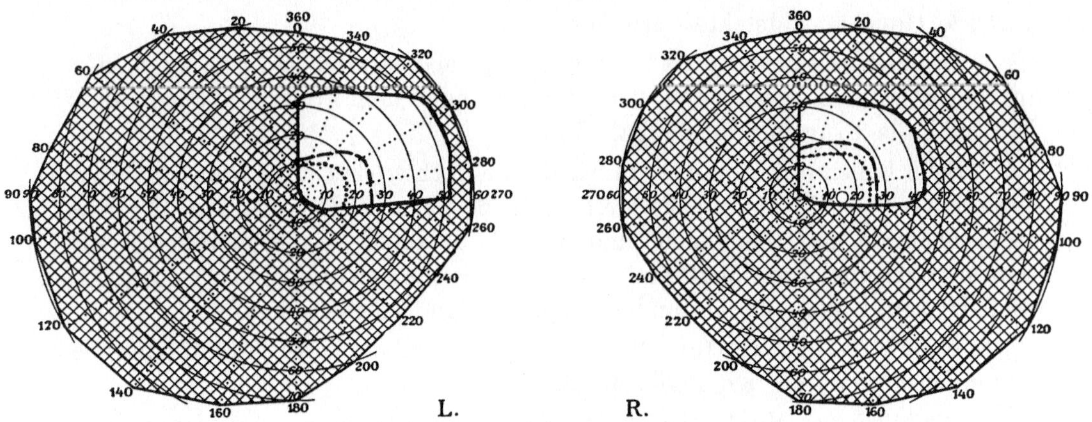

Fig. 45. (Fall Franke.)

7. März Operation: Bruch der Tabula interna. Entfernung zahlreicher Knochen-
und Granatsplitter. Dura nicht verletzt und nicht geöffnet. Sehschärfe = $^6/7._5$. Nieden I
wird in der Nähe von $^1/_4$ m fliessend gelesen. Farbensinn und Aussengrenzen des Gesichtsfeldes normal. Dagegen findet sich ein kleines linksseitiges homonymes Skotom. Die Fovea
war vom Skotom nicht berührt. Dasselbe nahm 3° in der Horizontalen ein, etwas nach
oben und unten über dieselbe hinausragend 5°, temporal vom linken und 5° nasal vom rechten
Auge reichte und 2° von dem Centrum entfernt aufhörte. Das Skotom war für Weiss und
Farben absolut und genau abgrenzbar.

Fistel. II. Operation. Knochensplitter entfernt. 14. VIII. Schluss der Wunde.
Gegen Ende September Verschlechterung des Sehens. Ophthalm. Befund normal. Nach
Korrektur seines Astigmatismus normale Sehschärfe. Farbensinn und Aussengrenzen
des Gesichtsfeldes normal, dagegen fand sich jetzt beiderseits ein genau abgrenzbares,
absolutes, centrales Skotom für Weiss und Farben. Abbildung: l. c. Dasselbe reichte
links nasal, rechts temporal, sowie oben und unten nur bis zu 2°, entsendet aber rechts nasal,
links temporal unregelmässige Ausläufer bis zu 5° als Überbleibsel des früheren hemianopischen paracentralen Skotoms. Auffallend war die Anwesenheit eines centralen Skotoms,
das an sich zwar klein war, aber im geringsten Durchmesser 4° betrug, d. h. erst 2° vom
Centrum entfernt aufhörte, trotz normaler Sehschärfe.

Hier bestand anfänglich ein linksseitiges centrales homonymes Skotom mit Aussparung der Macula. Letztere kam in Wegfall durch das neu hinzugetretene rechtsseitige homonym-hemianopische centrale Skotom.

Rothfuchs (109). Streifschuss am Hinterkopf. 6 Tage blind, dann wurde das Sehen besser. Bei der Krankenhausaufnahme linksseitige komplete homonyme Hemianopsie und Fehlen eines Teils des Gesichtsfeldes in den homonymen rechten unteren Quadranten. Abscess. Operation. Heilung.

§ 45. Fassen wir die Befunde bei diesen 21 Fällen doppelseitiger Hemianopsie nach Tangentialschüssen noch einmal zusammen, so zeigt sich bei 8 Fällen volle Hemianopsia inferior, davon waren 3 kombiniert mit kompleter absoluter Hemianopsie auf der einen Gesichtsfeldhälfte, sodass überhaupt nur der obere Quadrant erhalten geblieben war.

Bei 5 Fällen bestand einseitige komplete und absolute Hemianopsie, auf den anderen homonymen Gesichtsfeldhälften waren im unteren Quadranten partielle Gesichtsfelddefekte vorhanden.

In einem Falle (Axenfeld Fall I pag. 66) bestand ein grosser Sektor in beiden unteren Quadranten, dessen Spitze nahe dem Fixierpunkt lag; ähnlich im Falle Pincus pag. 68 Fall VII.

Bei 6 Fällen waren centrale Skotome nachweisbar, und zwar bei dreien (Cantonnet pag. 67, Pincus Fall XII, pag. 68 und Abelsdorff pag. 69) centrale Skotome auf den einen und komplete homonyme Hemianopsie auf den anderen Gesichtsfeldhälften. In den Fällen Axenfeld Fall IV, pag. 72, und Dimmer pag. 68 bestanden doppelseitige centrale Skotome.

In den Fällen Axenfeld Fall III pag. 66 und Franke pag. 67 ging die Trennungslinie durch den Fixierpunkt.

Bezüglich des Verhaltens der Schussrichtung zu den Gesichtsfelddefekten ist hier folgendes anzuführen. Bei 12 Fällen (Inouye pag. 46; Axenfeld Fall III pag. 66; Uhthoff Fall III pag. 66; Franke pag. 67; Cantonnet pag. 67; Axenfeld Fall IV pag. 72; Pincus Fall X pag. 68; v. Szily Fall 36 pag. 68; Dimmer pag. 68; Abelsdorff pag. 69) ging die Schussrichtung quer durch die Mittellinie in der Gegend der Protuberantia occipitalis externa. Bei allen diesen Fällen war entweder einseitig, oder doppelseitig die makuläre Gesichtsfeldpartie in Wegfall gekommen, entweder isoliert, oder im Zusammenhange mit grösseren homonymen Defekten; nur die Fälle Uhthoff Fall III pag. 66 und v. Szily Fall 39 pag. 69 machten darin eine Ausnahme.

In den Fällen Axenfeld Fall I pag. 65 und Pincus Fall XI pag. 68 lag die Verletzung ausschliesslich auf der einen Kopfhälfte, entfernt von der Mittellinie. Bei Tangentialschüssen kann jedoch leicht ein schräg eindringender Splitter in der Mittellinie beide Sehcentren resp. die Sehstrahlung erreichen. Bei 5 Fällen war nur die Bezeichnung Hinterhauptschuss angegeben.

Was das Verhalten der Sehschärfe betrifft, so war bei 16 Fällen derselben Erwähnung geschehen, und zwar war dieselbe bei 5 Fällen beiderseits normal, in 1 Falle auf der einen Seite normal, auf der anderen = $^6/_8$, in 10 Fällen war dieselbe unnormal, was bei der Schwere der Verletzung nicht Wunder nimmt.

Sehr auffällig war im Falle Abelsdorff pag. 69 die Anwesenheit eines centralen Skotoms, das an sich zwar klein war, aber im geringsten Durchmesser 4° betrug, d. h. erst 2° über das Centrum hinüber aufhörte, trotz normaler Sehschärfe.

Bei 12 Fällen war das Verhalten des Augenspiegelbefundes angegeben.

Bei 10 Fällen war derselbe normal. Im Falle II von Axenfeld pag. 65 bestand Stauungspapille, die sich nach der Operation wieder verlor, und im Falle III pag. 66 von Uhthoff Neuritis mit Hämorrhagien an der Papille. Hinsichtlich der die Hemianopsie begleitenden anderen cerebralen Herdsymptome bestand Hemiplegie mit Jacksonscher Epilepsie im Falle 15 von Uhthoff pag. 68; im Falle Pincus Fall XI pag. 68 wurde optische Aphasie, Alexie, cerebellare Ataxie, Orientierungsstörungen und Demenz gefunden. Im Falle X von Pincus pag. 68 bestanden Alexie, optische Aphasie, Seelenblindheit und Orientierungsstörungen.

Bei 10 Fällen war die Hemianopsie das einzige Herdsymptom; da bei den 7 anderen Fällen nichts von begleitenden Herdsymptomen erwähnt ist, darf man annehmen, dass auch bei diesen die Hemianopsie das einzige Herdsymptom gewesen sei.

Bei den Fällen Axenfeld Fall III pag. 66, Inouye pag. 39 und v. Szily Fall 36 pag. 68 sind Flimmern, Flammensehen und bei Axenfeld Gesichtshalluzinationen erwähnt.

β) Querschüsse.

§ 46. Die Querschüsse sind hier von ganz besonderer Bedeutung für die Kenntnis des Verlaufs der Sehbahnen und für die Organisation derselben. Bei genau horizontal verlaufenden Querschüssen durch das Hinterhaupt erhalten wir meist doppelseitige Hemianopsie mit oft sehr symmetrischen Defekten auf beiden homonymen Gesichtsfeldhälften. Dahin gehören die Fälle:

Inouye (91, Fall 6). Penetrierende Schussverletzung der Hinterhauptsgegend. Die Einschussöffnung lag an der Grenze des Okzipital- und des rechten Parietalknochens, die Ausschusswunde lag links von der Protuberantia occipitalis externa. Anfangs: Erkennen eines menschlichen Gesichts auf $^2/_3$ m. Später Visus = $^6/_{30}$. Lesestörung. Konnte anfangs die Hände nicht bewegen. Gesichtsfeld siehe Fig. 48.

Inouye (91, Fall 8). Einschussöffnung etwa 30 mm links von der Protuberantia occipitalis externa, Ausschussöffnung etwa 40 mm rechts oberhalb derselben. Die Entfernung beider Öffnungen etwa 70 mm. Der Höhenunterschied

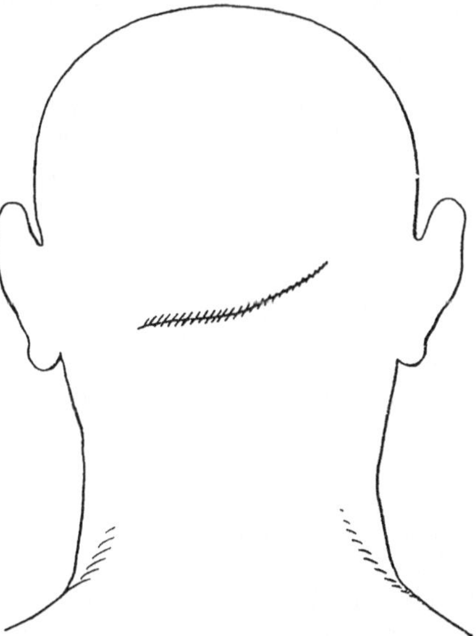

Fig. 46. (Fall IV Axenfeld.)

etwa 40 mm. Augenhintergrund normal. S = ⁶/₆ beiderseits. Andere cerebrale Herderscheinungen fehlten. Das Gesichtsfeld entspricht Fig. 48.

Inouye (91, Fall 9). Einschussöffnung 50 mm oberhalb der Spitze des rechten Processus mastoideus, Ausschussöffnung symmetrisch an der linken Gegend. Sehschärfe R. = ⁶/₁₂, L. = ⁶/₁₅; später R. = ⁶/₁₂, L. = ⁶/₉. Keine anderen Cerebralerscheinungen. Das Gesichtsfeld entspricht Fig. 48.

Inouye (91, Fall 10). Einschussöffnung 6 Querfinger breit oberhalb der linken Ohrmuschel. Ausschussöffnung drei Finger breit oberhalb des rechten Processus mastoideus. Leichte Neuritis optici. S = ⁶/₆ beiderseits. Keine anderen cerebralen Herderscheinungen. Das Gesichtsfeld entspricht Fig. 48. Konzentrische Einschränkung der erhalten gebliebenen Partien.

Axenfeld (93, Fall IV). 27 jähriger Soldat. Granatsplitter. Am Hinterkopf unter der Protuberantia occipitalis externa eine von links unten nach rechts oben verlaufende 7 cm lange, 2 cm breite, zum Teil noch mit Schorf bedeckte Narbe (Fig. 46). Die Röntgenaufnahme ergab einen Knochendefekt an der Narbe. Pupillenreaktion prompt. Ausser Sensibilitätsstörungen im Bereiche des N. occipit. keine weitere Herderscheinung.

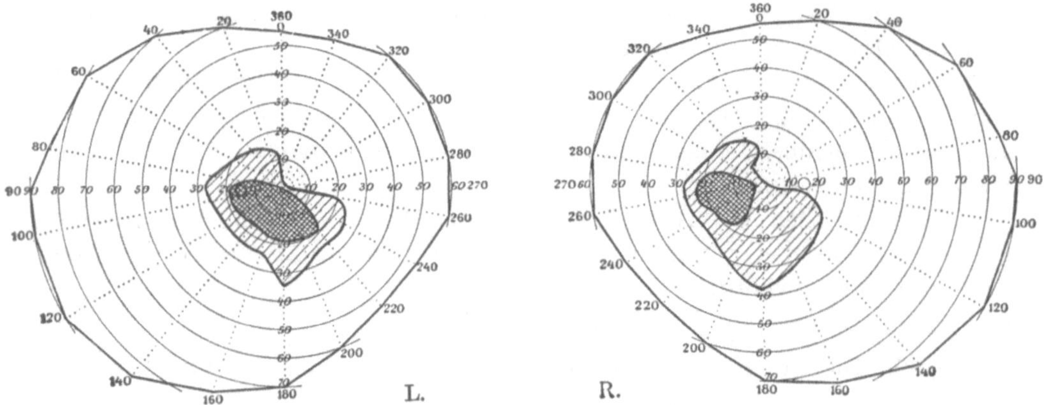

Fig. 47. (Fall IV Axenfeld.)

Ophth. normal. R. S = ¹/₁₅, L. = ¹/₁₀; später R. = ⁶/₃₆, L. = ⁶/₃₆ in der Nähe. Schweigger Nr. 3 einzelne Worte, kein zusammenhängendes Lesen.
Gesichtsfeld: Symmetrisches Skotom auf beiden Augen (Fig. 47).

Allers (95). 29. IX. 28 jähriger Infanterist. Tangentialer Durchschuss über beiden Hinterhauptshälften. Im Bereiche des Schusskanals tastet man eine weitgehende Splitterung des Schädeldaches, zum Teil grosse, anscheinend übereinander geschobene Knochenplatten. Die Schusswunden sind klein und erscheinen reaktionslos. Aus dem Ausschusse sickert blutig tingierter Liquor ab. Vollständige Amaurose. Sonst keine nervösen Ausfallserscheinungen. Röntgenbefund: Starke Splitterung des Schädeldaches. Eine grosse Knochenplatte ist über den intakten Rest der Hirnschale geschoben. Die Splitter scheinen nicht in die Tiefe zu dringen. Kein Projektil nachweisbar. 8. X. Pupillen weit, entrundet, Reaktion auf Lichteinfall nur minimal. Weder rechts noch links Objektsehen. Lichtempfindung beiderseits in Spuren erhalten. Temporale Abblassung der Papillen. In der rechten Retina oben eine Blutung. Sonst Retina und Gefässe normal. 20. X. Nach Angabe des Patienten nimmt die Lichtempfindung etwas zu. Stets normale Temperaturen.

Franke (106). Reservist B., 21 Jahre alt. Verwundet am 30. I. 15. Schussverletzung am Hinterkopf mit eiternder Einschuss- und Ausschussöffnung. Völlige Amaurose bei normalem Spiegelbefund und normaler Pupillenreaktion. Benommenheit und Apathie. Trepanation wegen Gefahr eines Hirnabszesses. Nach Durchtrennung der Kopfschwarte gelangte man in wüste Zertrümmerungen mit Knochensplittern des Schädeldaches. Entfernung der Splitter, wobei Eiter unter dem Schädeldache abfliesst, vielleicht auch zertrümmertes Gehirn dabei. Die Dura ist an einigen Stellen durch die Knochensplitter eröffnet. Besserung. 16. III. 15. Er erkennt jetzt einzelne Gegenstände, wenn er auf den Gegenstand sich eingestellt hat.

1. VI. 15. Finger in 3 m, gibt Gegenstände in Form und Farbe richtig an.

25. VI. 15. Zum ersten Male Gesichtsfeldaufnahme und genauere Sehprüfung möglich. Kleinstes hemianopisches Gesichtsfeld nach rechts 2—3° gross, Trennungslinie durch den Fixierpunkt gehend. In diesem kleinsten Gesichtsfelde werden alle Farben richtig erkannt. Sehschärfe binokular = $^4/_{36}$.

14. VII. Das Gesichtsfeld zeigte eine leichte Aussparung über den Fixierpunkt hinaus nach der linken Seite. Farben (1 qmm) im ganzen Bezirk erkannt. Nieden Nr. 1 in Nähe gelesen.

Reaktion der Pupillen normal. Keine topographischen Orientierungsstörungen.

Später Sehschärfe binokular $^6/_8$—$_6$. Keine anderweitigen Herderscheinungen.

Es handelte sich hier offenbar um eine sehr schwere Zertrümmerung der Schädeldecke in der Gegend des Sehcentrums, sowie um weitgehende Zertrümmerung auch der Gehirnmasse selbst. Bei der Operation wurde z. B. ein fünfmarkstückgrosses Stück der Schädeldecke ausser anderen Knochensplittern entfernt. Aus der durch die Splitter verletzten Dura entleerte sich etwas Eiter und Gehirnmasse.

Der Erfolg des Eingriffes trat schon nach wenigen Tagen deutlich hervor, einmal in der Besserung des Allgemeinbefindens, dann in dem Verschwinden der vorher bestandenen Blindheit.

Franke (106). Soldat B. Am 26. II. 15 Schuss durch Infanteriegeschoss. Zwei Querfinger breit über dem rechten Warzenfortsatz kleine, etwas eiteriges Sekret absondernde Wunde. Drei Querfinger breit über dem linken Warzenfortsatz entsprechende Ausschussöffnung.

8. III. 15. Augenspiegelbefund: Beiderseits beginnende Stauungspapille, rechte Pupille etwas grösser als die linke, beide gut reagierend. Finger unsicher in der linken Gesichtsfeldhälfte in 10 cm gezählt. Patient war anfangs ganz blind, doch soll sich nach einigen Tagen etwas Sehvermögen wieder eingestellt haben.

12. III. 15. Trepanation wegen Somnolenz und Druckpuls. An beiden Schussstellen fanden sich kleinere bis zu 2,5 cm grosse losgetrennte Knochenstücke, welche entfernt wurden. Beiderseits mehrere Fissuren; einige Knochenzacken wurden entfernt. Aus der verletzten Dura quoll etwas breiige Masse, teils Eiter, teils Blut, teils erweichtes Gehirn.

24. IV. 15. Erste Gesichtsfeldaufnahme möglich. In der rechten Gesichtsfeldhälfte beider Augen werden Bewegungen eines 5 qmm grossen weissen Objektes wahrgenommen, dagegen kein unbewegtes Objekt. Farben werden überhaupt nicht erkannt, auch nicht in den erhalten gebliebenen Gesichtsfeldhälften. Die Trennungslinie ging scharf durch den Fixierpunkt. Sehschärfe = Fingerzählen in 1 m. Sonst keine anderen cerebralen Herderscheinungen.

27. V. 15. Normaler Augenspiegelbefund.

17. VII. 15. Sehschärfe = Fingerzählen in 1,5 m. Keine topographischen Orientierungsstörungen. Keine hemianopische Pupillenreaktion.

In den erhalten gebliebenen Gesichtsfeldhälften teilweiser Ausfall der Farbenempfindung.

Pincus (144, Fall V). Die Hemianopsia inferior wurde durch einen Querschuss durch den oberen Teil des Hinterhauptes bedingt. Neben dem sehr störend empfundenen Gesichtsfeldausfall trat ein gewisser Grad von Alexie und optischer Apraxie in den Vordergrund.

Uhthoff (138, Fall VI). M. Sch., 24 Jahre alt. Querschuss durch das Hinterhaupt am 20. III. 15. Infanteriegeschoss. Leichte doppeltseitige Hemianopsia inferior für Farben. Zuerst blind, allmähliche Besserung des Sehens. S = $^6/_8$. Beeinträchtigung der optischen

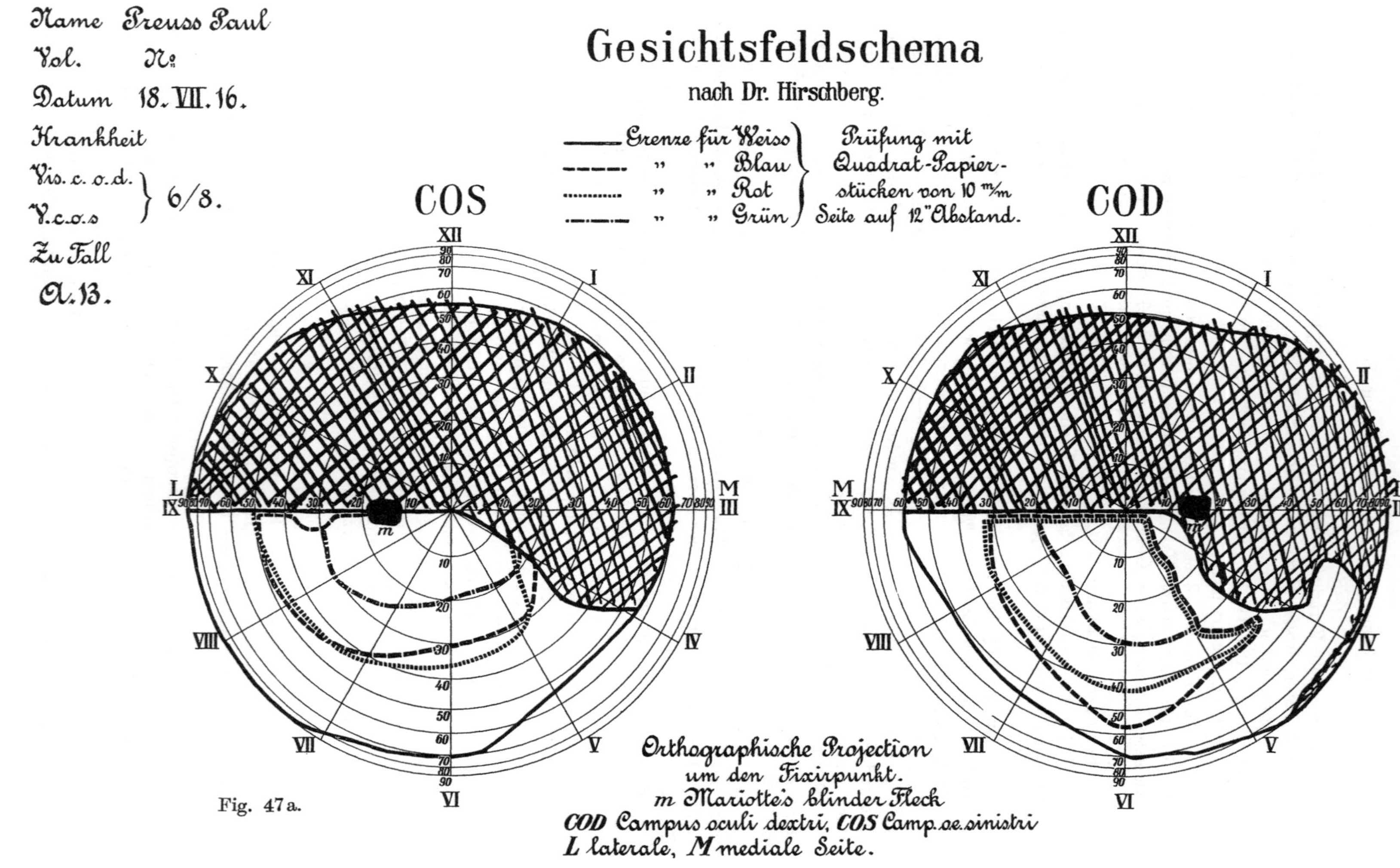

Name Preuss Paul
Vol.   N₂
Datum 18. VII. 16.
Krankheit
Vis. c. o. d.
V. c. o. s   } 6/8.
Zu Fall
Cl. 13.
Gesichtsfeldschema
nach Dr. Hirschberg.
Grenze für Weiss
"   " Blau
"   " Rot
"   " Grün
Prüfung mit
Quadrat-Papier-
stücken von 10 m/m
Seite auf 12" Abstand.
COS
COD
XII
XI
X
IX
VIII
VII
VI
V
IV
III
II
I
L
M
m
Orthographische Projection
um den Fixirpunkt.
m Mariotte's blinder Fleck
COD Campus oculi dextri, COS Camp. oe. sinistri
L laterale, M mediale Seite.
Fig. 47 a.

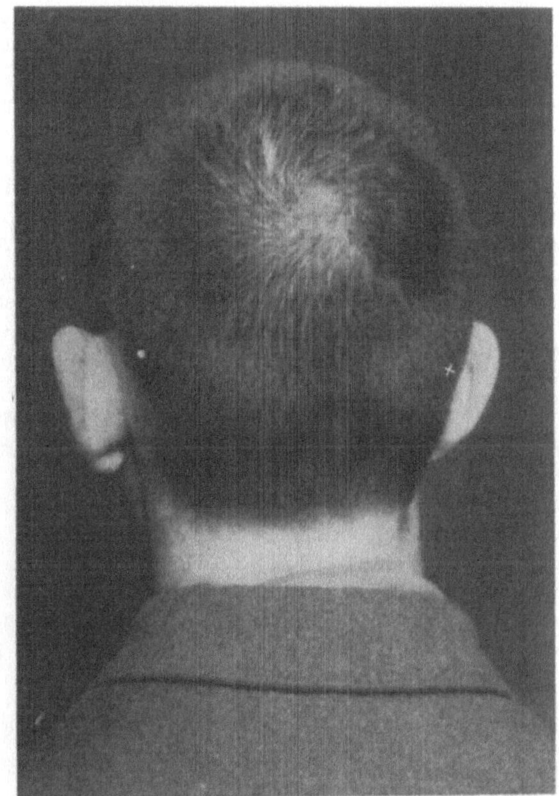

Fig. 47 b.

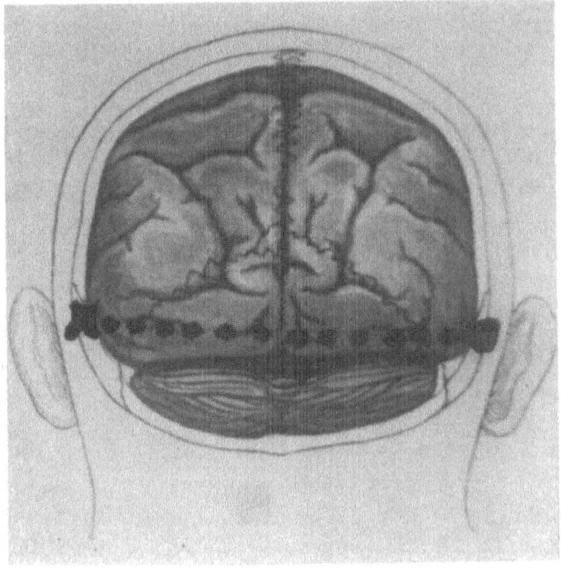

Fig. 47 c.

Erinnerungsbilder. Erkennt anfangs seine Mutter nicht, nachdem er sie gesehen, haftet das optische Erinnerungsbild wieder. Leichte aphasische Störungen. Vorübergehende Gesichtshalluzinationen. Beiderseits leichte Neuritis optici. Pupillen normal. D. U.

Uhthoff (138, Fall XI). R. L., 19 Jahre alt. Maschinengewehrschuss am Hinterhaupt. Einschuss links etwas über dem Ohr am 29. VIII 15. Ausschuss rechts ungefähr in der gleichen Höhe des Hinterhauptes. Doppeltseitige Hemianopsia inferior kombiniert,

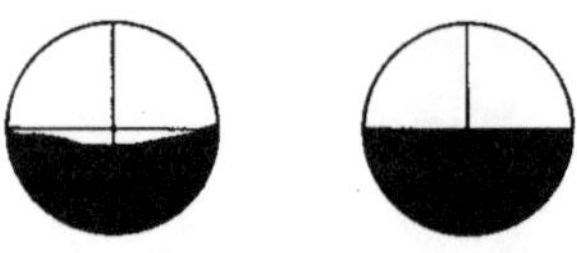

Fig. 48.
Typus der doppelseitigen
Hemianopsia inferior.

mit funktioneller Sehstörung. Anfangs bis auf Lichtschein erblindet, nach 4 Wochen erst konnte er wieder Umrisse sehen. Dann trat wieder Erblindung (5 Monate lang) bis auf Lichtschein ein. Zuletzt plötzliche Besserung des Sehens. S beiderseits = $^6/_8$. Ophth. Befund normal. Pupillen normal. Ausgesprochene Konvergenzparese mit entsprechender gekreuzter Diplopie für die Nähe bis zu 1 m Entfernung. Mehrere Tage bewusstlos. Schwindelgefühl. Gedächtnisschwäche. Störung der optischen Erinnerungsbilder; kann sich z. B. nicht vorstellen, wie es zu Hause und wie seine Mutter aussieht. Psychisch verlangsamt. D. U.

Uhthoff (138, Fall XIII). P. O., 26 Jahre alt. Ende Juli 15 Infanteriegeschoss quer durch das Hinterhaupt. Dicht hinter dem rechten Ohr Einschuss. Ausschuss hinter dem linken Ohr. Das Geschoss war offenbar durch die untersten Partien der Okzipitallappen, unmittelbar über dem Tentorium gegangen. Homonyme beiderseitige Hemianopsia superior. (Vergl. Tafel I und II Fig. 47a, b, c.) Die ganze obere Gesichtsfeldhälfte defekt und auch noch ein kleiner Teil der angrenzenden rechten unteren Quadranten. R. S = $^6/_8$, L. = $^6/_6$. 2 Monate

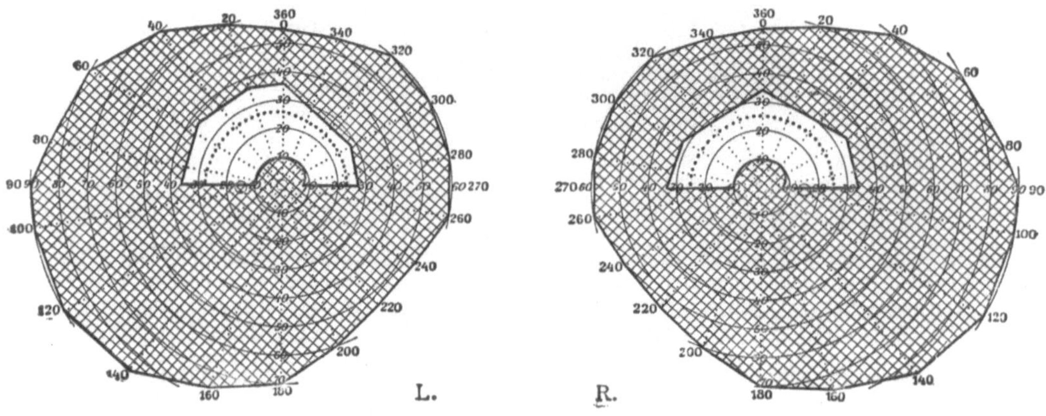

Fig. 49.   (Fall VII Inouye.)

blind nach der Verwundung, dann in 3—4 Wochen allmähliche Besserung. Ophth. Befund normal, Pupillenreaktion normal. 1 Monat bewusstlos. Anfangs 3—4 Monate lang auch Sprachstörung. Viel Schwindel. Starkes Schwanken beim Gehen, auch ohne Stock. Kleinhirnschwindel. Kornealreflex normal. Mässige Ataxie. Psychisch sehr verlangsamt; sehr herabgesetzte Merkfähigkeit. Gedächtnisschwäche. Orientierungsstörung. Erinnerungsdefekt für Vieles aus der Jugend, auch aus späterer Zeit. D. U.

Uhthoff (138, Fall XIV). J. W., 31 Jahre alt. 28. VI. 15 Granatsplitterverletzung am Hinterhaupt. Quer verlaufende 9 cm lange, 2 cm breite Narbe, eingezogen. Zuerst Gehirnabscess. Defekt am Knochen. Röntgenbild: Knochensplitter. Doppeltseitige Hemianopsia inferior, besonders die ganzen linken unteren Quadranten betreffend. S beiderseits = $^6/_{12}$. Sah zuerst wenig, dann Besserung. Ophth. Befund normal. Pupillen normal. Etwas mangelhafte Konvergenz. Dabei weicht das rechte Auge etwas nach aussen ab. Anfangs bewusstlos. Schädigung der optischen Erinnerungsbilder. Er kannte bei einem Heimatsurlaub vor kurzem viele Kinder und auch Nachbarn nicht wieder. Findet sich in der Stadt schlecht zurecht. Vorübergehende Lähmung der linken Körperhälfte. Schwindelanfälle. Links Adiadochokinese.

Inouye (91, Fall 7). Penetrierende Schussverletzung der Hinterhauptsgegend. Die Einschussöffnung befand sich an dem der Lambdanaht entsprechenden Teile 10 mm von der Medianebene entfernt. Die Ausschussöffnung lag dicht rechts oben, an die Protuberantia occipitalis externa angrenzend. Visus später beiderseits $^2/_{60}$. Parese der linken Körperhälfte. Pupillenreaktion normal. Gesichtsfeld siehe Fig. 49.

Eigene Beobachtung: Soldat Miert., am 6. XII. 14 Schuss am Hinterkopf (siehe Fig. 50). Links Gehörstörung. S = 1. Ophth. Befund normal. Pupillen normal. Röntgenbefund: unregelmässige Aufhellung im Bereiche des Hinterhauptsbeines, innerhalb deren sich ein kleiner Metallsplitter befindet. Operation verweigert. Ausser der Gehörstörung sonst keine Erscheinungen von seiten des Nervensystems. Gesichtsfeld siehe Fig. 51.

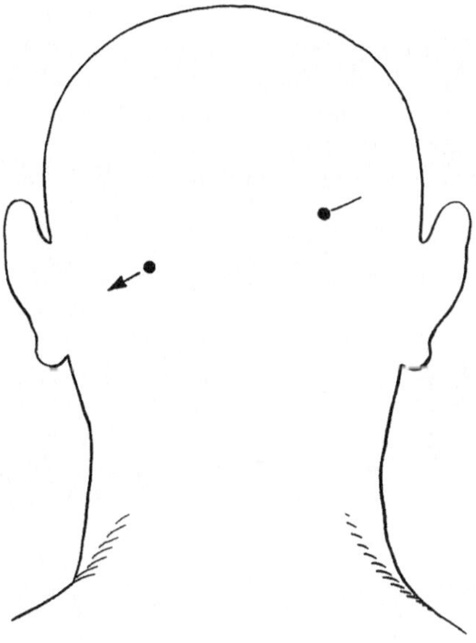

Critchett (110) fand nach einer Schussverletzung der Hinterhauptsgegend, dass der grössere Teil der unteren Gesichtsfeldhälfte verloren gegangen war. Dabei waren die Grenzen unregelmässig. Es wurde angenommen, dass das Projektil den rechten Cuneus durchschossen und auch den linken verletzt hatte.

Stevensohn (111). Bei einem Soldaten hatte das Projektil eines Mausergewehres horizontal den Schädel entsprechend der Lage der beiden Hinterhauptslappen durchschossen. Es war eine sofortige Erblindung eingetreten, die sechs Stunden dauerte und im Verlaufe einer Woche bedeutend zurückging. Nach sechs Wochen konnte der Verletzte sich wieder allein führen.

Fig. 50.
(Eigene Beobachtung: Fall Miert.)

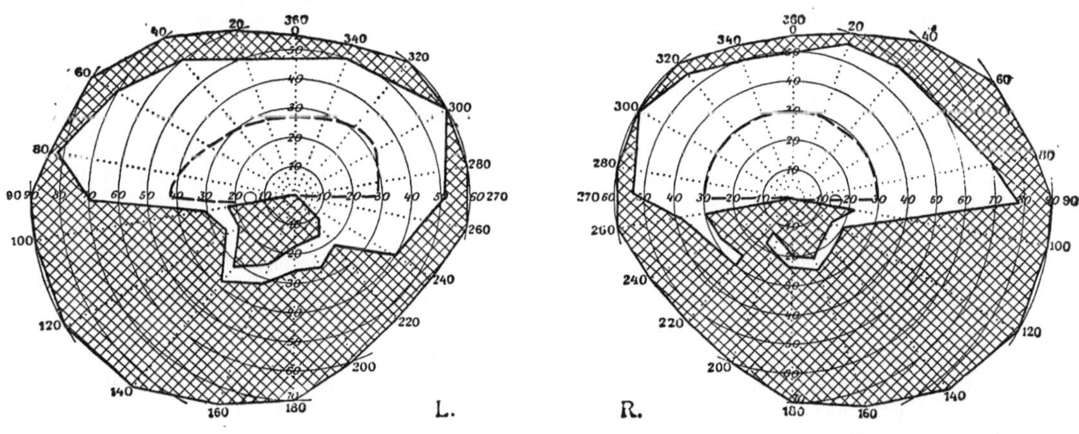

L. R.

Fig. 51.
(Eigene Beobachtung: Fall Miert.)

Eigene Beobachtung: Soldat Wed., 24 Jahre alt. Querschuss horizontal durch den Hinterkopf, etwas über der Protuberantia occipitalis externa (siehe Fig. 52). Sofort das Gefühl von Brummen im Kopf, dann bewusstlos. Während des Anlegens des Verbandes kam er wieder zu sich, um alsbald wieder bewusstlos zu werden. Am 16. IX. 14 erfolgte die Verwundung. Er war blind bis zum 20. IX. morgens; dann konnte er das Fenster im Lazarett sehen. Am 26. Oktober Ankunft in Hamburg. Damals konnte er Handbewegungen sehen. Anfangs Oktober soll die Sehkraft sich noch mehr gebessert haben. Bei der Aufnahme des Gesichtsfeldes am 15. XII. 14 betrug die grösste Ausdehnung desselben im horizontalen Meridian auf den linken Hälften 2⁰ vom Fixierpunkt, auf den rechten Hälften 0,5⁰ vom Fixierpunkt. Auf allen Meridianen der linken Gesichtsfeldhälften mit Ausnahme des horizontalen Meridians betrug die Ausdehnung des Gesichtsfeldes nur 1,0⁰ oder 1,5⁰. In diesem minimalsten Gesichtsfelde erkannte der Patient die kleinsten Objekte aller Farben und hatte eine Sehschärfe von $^6/_9$ auf dem linken und $^6/_6$ auf dem rechten Auge. Der Augenspiegelbefund war normal, die Pupillen gleich weit, die Reaktion

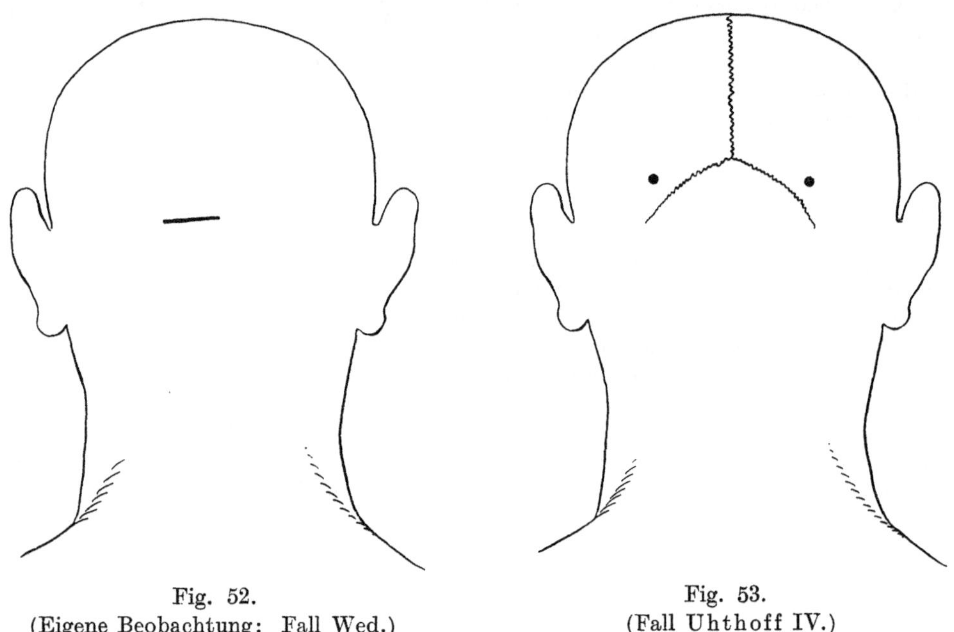

Fig. 52.
(Eigene Beobachtung: Fall Wed.)

Fig. 53.
(Fall Uhthoff IV.)

prompt. Wenn Patient den Kopf nach vorn neigte, bekam er ein eigentümliches Gefühl von Kribbeln links und rechts im Arm, das bis in die Fusszehen reichte. Gleich nach der Verwundung war der rechte Arm etwas schlaff. Orientierungsstörungen waren, abgesehen von der mechanischen Behinderung des Sehens, nicht vorhanden. Das Gedächtnis war gut. Dabei bestand ein auffallendes Blendungsgefühl, so dass Patient am wohlsten sich mit dunklen Gläsern fühlte.

Am 1. X. 14 war Patient von Herrn Dr. Liebrecht im Hafenkrankenhause perimetriert worden, wobei das Gesichtsfeld der linken Hälften noch eine ziemliche Ausdehnung zeigte.

Franke: Soldat Bornowski, 22 Jahre alt. Verwundet am 27. II. 1916. Hinterkopfschuss. Ostende: Röntgenbild; nicht operiert. Narbe in der Mitte des Hinterkopfes, etwa in der Höhe einer Verbindungslinie des oberen Ohrmuschelrandes. Augenspiegelbefund normal. Gesichtsfeld siehe Fig. 56. Pupillen normal. Sehschärfe normal. Augenmuskeln normal. Kann seit der Verwundung rechts schlechter hören.

Uhthoff (99, Fall IV). 27 jähriger Soldat. Querschuss durch den Hinterkopf am 23. X. 14 (Fig 53). Am Hinterkopf links zwei Querfinger hinter dem äusseren und oberen Ohrmuschelrand eine Einschussöffnung, rechts in der gleichen Höhe, etwa drei Querfinger nach rückwärts gelegene Ausschussöffnung mit geringem Vorfall der Gehirnmasse. Beiderseits blind. Schwerer Allgemeinzustand. Papillen beiderseits normal. Nach zehn Tagen Besserung des Sehvermögens. Röntgenaufnahme: Kein Projektil im Schädel. Beiderseits Neuritis optici. Rechts Finger in 0,5, links in 1 m Entfernung. Nystagmus bei seitlichen Bewegungen. Für ein grosses weisses Objekt von 4 cm Breite schien beiderseits das Gesichtsfeld für Weiss frei zu sein, doch wurden farbige Objekte in dieser Grösse als farbig nicht erkannt. Optische Erinnerungsbilder nicht geschädigt, beiderseits totale Achromatopsie. Tod nach Typhus. Sektion nicht gestattet.

Uhthoff (99, Fall II). Oberleutnant W., 26 Jahre alt, am 15. X. 14 Querschuss durch das Hinterhaupt. Anfangs völlig blind, bald jedoch stellte sich ein Teil der Sehkraft wieder her. Nach acht Tagen S = $^1/_2$ beiderseits. Ophth. beiderseits beginnende Neuritis. Die Gesichtsfelder zeigten doppelseitige partielle Hemianopsie in beiden unteren Quadranten (Fig. 55). Verschlechterung des Sehens. Operation: Entfernung von Knochensplittern und Hirnprolaps. Daraufhin Besserung des Sehens. Acht Wochen darauf wieder Verschlechterung mit Kopfschmerz, Erbrechen, Schwindel. Deutliche Stauungspapille. Zweite Operation: Abscess. Besserung. Am 16. III. 15 abermalige Steigerung der Beschwerden unter Zunahme der Stauungspapille. Dritte Operaion: Abscess. 19. III. 15 Exitus. Sektion nicht gestattet.

Uhthoff (99, Fall IX). 20 jähriger Soldat. 16. IV. 15 Granatsplitterverletzung durch den hintersten unteren Teil des Hinterhauptes. $^1/_4$ Stunde bewusstlos. Anfangs fast blind. Hatte die ersten Tage beim Schliessen der Augen unter Auftreten von schrecklichen Visionen zu leiden. Befund am 3. VI. 15: S = $^6/_8$ auf jedem Auge. Ophth. normal, keine Störung der Erinnerungsbilder. Die Röntgenuntersuchung ergab Knochensplitter, welche in die Schädelhöhle vorragten, sowie einen Defekt der Schädelkapsel. Keine anderen Cerebralerscheinungen (Fig. 57).

Uhthoff (99, Fall I). 21 jähriger Soldat, am 24. X. 14 Querschuss durch das Hinterhaupt mit Verletzung beider Hinterhauptslappen. War vier Wochen lang nach der Verletzung blind. Anfangs hatte auch das optische Erinnerungsvermögen gelitten. Andere cerebrale Herderscheinungen fehlten. Okzipitalneuralgie. Das Sehvermögen war anfänglich nach Wiederkehr der Lichtempfindung sehr schlecht, später rechts = $^6/_{36}$, links = $^6/_{60}$. Die Pupillenverhältnisse normal. Der Augenspiegelbefund normal. Im Gesichtsfeld anfänglich rechts komplete und absolute Hemianopsie ohne Aussparung der Macula. Von den linken Gesichtsfeldhälften, welche eine starke periphere Beschränkung aufwiesen, war nur ein homonym-symmetrischer Teil neben der vertikalen Trennungslinie, mit dieser abschneidend, erhalten, bei teilweiser Erhaltung der Farbenwahrnehmung für Blau Rot und Grün.

Meyerhof (116). 24 Jahre alter Musiker. 28. II. 15 verwundet durch Granatschuss am Hinterkopf. Anfangs 14 Tage blind, dann kehrte das Sehen zuerst in der oberen Hälfte des Gesichtsfeldes wieder, darnach teilweise in der unteren Hälfte. Eine spätere Untersuchung ergab eine horizontale, 6 cm lange, mit dem ganz intakten Knochen nicht verwachsene Narbe am Hinterkopf, von genau dem Sitz, wie ihn Uhthoffs (l. c. Fig. 7) zeigt. Der Farbendefekt ist beiderseits absolut symmetrisch und umfasst einen nach beiden Seiten weit über den vertikalen Meridian hinausragenden Sektor, dessen Scheitel im Fixierpunkt liegt. In der Spitze dieses Sektors ein nach beiden Seiten von der vertikalen Trennungslinie sich ausbreitendes absolutes Skotom, das jedoch auf dem rechten Auge kleiner war, als auf dem linken. Gesichtsfeld siehe Fig. 54.

Ophth. Befund normal. Sehschärfe normal.

Die Asymmetrie des absoluten Skotoms wird durch eine mehr periphere Verletzung eines Opticus, vielleicht durch Contrecoupriss an der Schädelbasis erklärt. Diese Inkongruenz des absoluten Skotoms zeigte sich bei allen Nachuntersuchungen.

Pincus (112) berichtet auf dem Heidelberger Kongresse über 5 Fälle von Hemianopsia inferior, aber nur einmal infolge eines typischen queren Durchschusses.

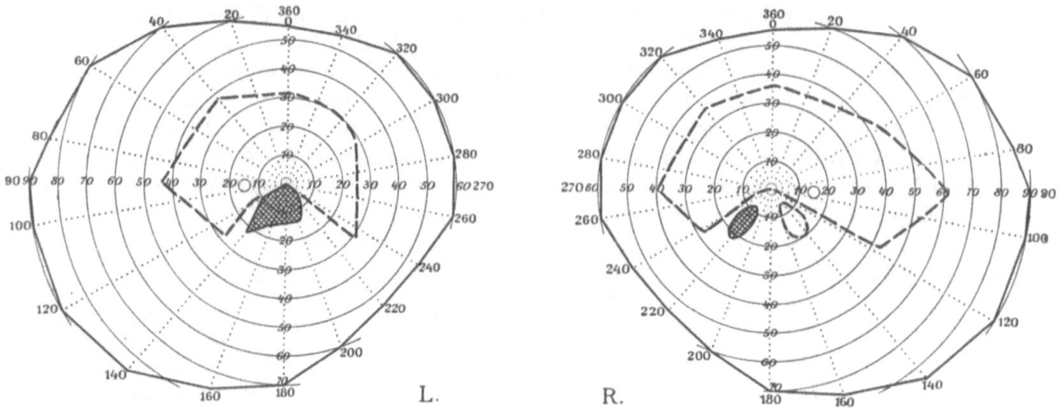

L.   R.

Fig. 54.   (Fall Meyerhof.)

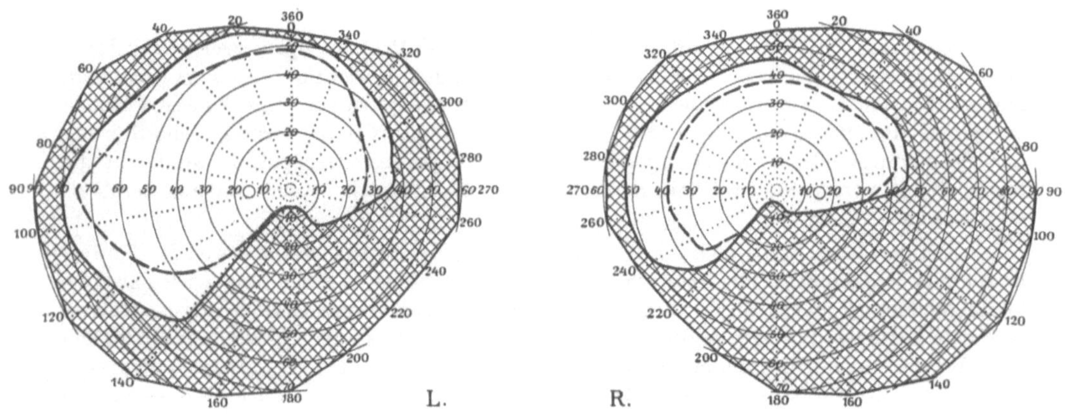

L.   R.

Fig. 55.   (Fall II Uhthoff.)

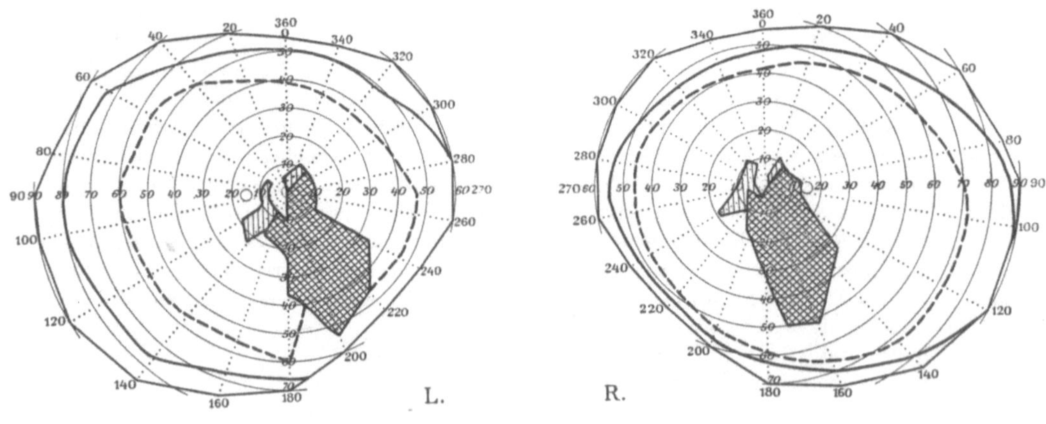

L.   R.

Fig. 56.   (Franke.)

Eigene Beobachtung: Soldat Ri., verwundet am 12. IX. 14. Vier Wochen bewusstlos. Nach Wiederkehr des Bewusstseins blind. Links taub geworden. Vom 4.—16.

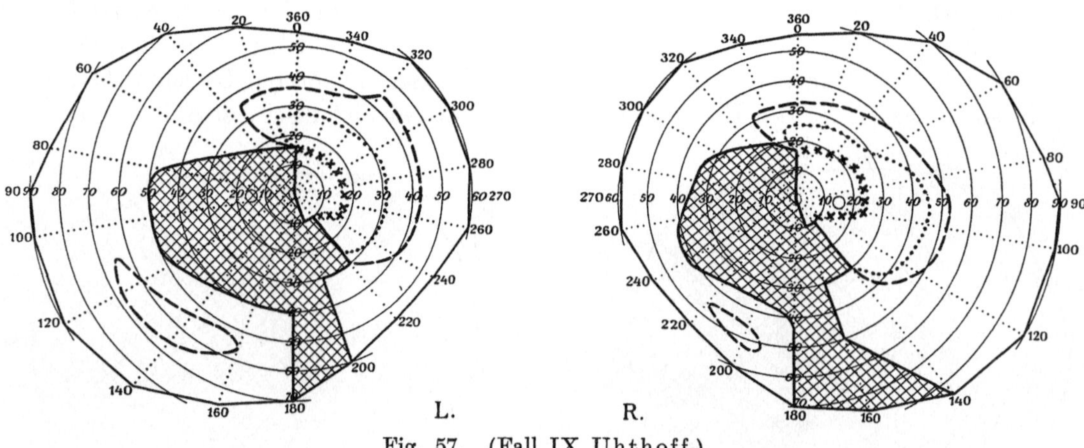

Fig. 57. (Fall IX Uhthoff.)

XII. 14 kam das Sehen allmählich wieder. Augenspiegelbefund normal. S beiderseits = 1. Ausser der Gehörstörung keine Herderscheinungen. Schussverlauf siehe Fig. 59. Gesichtsfeld siehe Fig. 58, aufgenommen am 28. VII. 15.

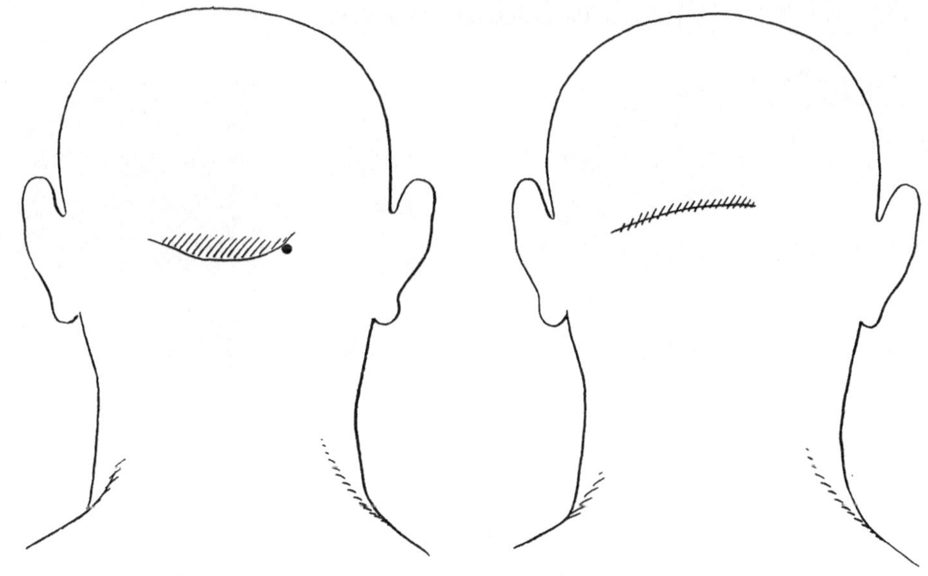

Fig. 59.
(Eigene Beobachtung: Fall Ri.)

Fig. 60.
(Eigene Beobachtung: Fall Bor.)

Eigene Beobachtung: Soldat Bor. Gewehrschuss. Verwundet am 15. V. 15. War anfänglich drei Tage blind, dann wurde das Sehen allmählich besser. Gleich nach der Verwundung bewusstlos; nach dem Wiedererwachen ging er noch $1^1/_2$ Stunden zum Verbandsplatz. Kopfschmerzen. Keine anderen Cerebralerscheinungen. S = 1 beiderseits. Opht. Befund normal, mechanische Schwierigkeiten beim Lesen. Schusskanal siehe Fig. 60. Gesichtsfeld siehe Fig. 61.

§ 47. Überblicken wir noch einmal die Verhältnisse bei diesen 26 Fällen von Querschüssen, so zeigte sich bei 13 Fällen eine Hemianopsia inferior. Darunter war in einem Falle eine Hemiamblyopia inferior für Farben (Uhthoff Fall 6 pag. 73), ein Fall zugleich mit centralem Skotom in den oberen Hälften, Fall Miertzsch mit schmalen bandförmigen Resten im unteren Gesichtsfelde, in einem Falle war die Hemianopsia inferior partiell und in einem Falle kom-

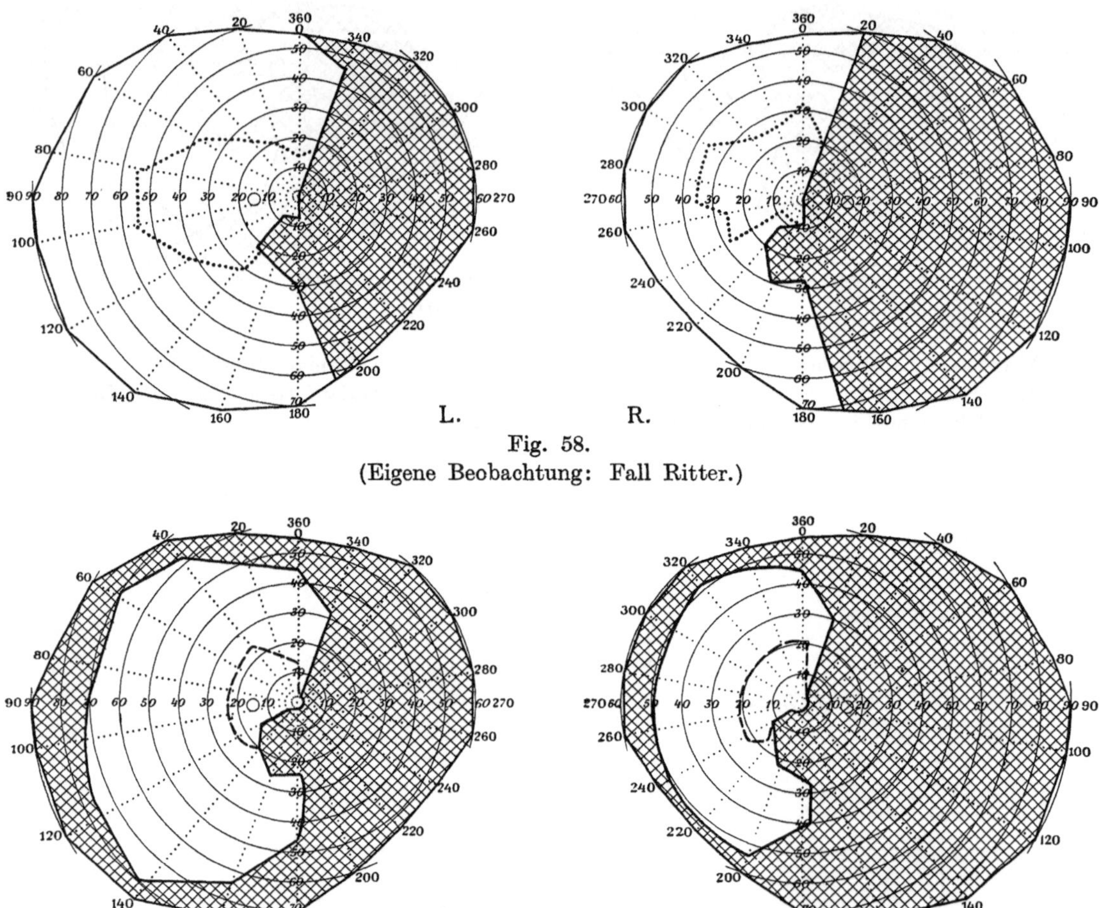

Fig. 58.
(Eigene Beobachtung: Fall Ritter.)

Fig. 61.
(Eigene Beobachtung: Fall Bor.)

biniert mit einer kompleten und absoluten Hemianopsie auf den anderen Hälften.

In 5 Fällen ging die Trennungslinie durch den Fixierpunkt. Bei 2 Fällen war auf der einen Seite fast komplete und absolute homonyme Hemianopsie, auf der anderen Hälfte war dicht unter dem Fixierpunkt ein Skotom, welches in die erhalten gebliebenen Gesichtsfeldhälften hineinragte (siehe unsere Fälle Ri. pag. 81 und Bor. pag. 81). Im Falle Meyerhof Fig. 54 pag. 79 ein centrales Skotom nach unten.

In einem Falle (Allers pag. 48) bestand fast doppelseitige Blindheit durch eine wüste, weitgehende Zertrümmerung des Schädeldaches. Bei zwei Fällen war ein makulärer Gesichtsfeldrest erhalten, in einem Falle bestand totale Farbenblindheit, in einem Falle Farbenblindheit auf den einen Hälften, auf den anderen absolute und komplete homonyme Hemianopsie. Bei zwei Fällen bestanden unregelmässige centrale Skotome und in einem Falle Hemianopsia superior. Letztere ist eine sehr seltene Erscheinung; es muss der Schuss durch die untere Lippe der Fissura calcarina gegangen sein. Der Grund für die Seltenheit derartiger Gesichtsfelddefekte liegt wohl daran, dass die Schussrichtung meist tödliche Folgen hat.

Was die Sehschärfe anbelangt, so wurde bei 17 Fällen über dieselbe berichtet. In 7 Fällen war dieselbe auf beiden Augen normal, in 3 Fällen auf einem Auge normal, auf dem anderen nur mässig herabgesetzt. In 5 Fällen war sie auf beiden Augen $^6/_{12}$ und weniger, in 4 Fällen auf beiden Augen zwischen $^6/_{12}$ und $^6/_{60}$, in 1 Falle wurden nur Finger erkannt, und in einem Falle einmal Lichtschein; in 1 Falle $^6/_{36}$.

Über den Augenspiegelbefund finden wir in 19 Fällen Angaben. In 15 Fällen war derselbe normal, in 3 Fällen finden wir Neuritis und in 2 Fällen Stauungspapille angegeben. In 1 Falle soll eine temporale Abblassung der Papillen bestanden haben.

Von den die homonyme Hemianopsie begleitenden anderen cerebralen Herdsymptomen wurde in 1 Falle Hemiplegie gefunden; in 1 Falle Aphasie; in 1 Falle Alexie und optische Apraxie, in 1 Falle cerebellarer Schwindel, in 3 Fällen Gehörstörung. Bei 2 Fällen bestanden Augenmuskellähmungen. In 10 Fällen war die Hemianopsie das einzige Herdsymptom. Dabei wurden bei 4 Fällen Symptome von Seelenblindheit gefunden, in 2 Fällen zeigten sich Gesichtshalluzinationen und in 1 Falle Orientierungsstörungen.

γ) Schrägschüsse mit doppelseitiger Hemianopsie.

§ 48. Während bei den Querschüssen meist symmetrische Gesichtsfelddefekte auf den linken, wie rechten Gesichtsfeldhälften auftreten, müssen für gewöhnlich bei Schrägschüssen mit doppelseitiger Hemianopsie auf den linken Gesichtsfeldhälften andere Defektformen auftreten, wie auf den rechten.

Inouye (91, Fall 12), Einschussöffnung in der rechten Parietalgegend, Ausschussöffnung links neben der Protuberantia occipitalis externa. Gesichtsfeld siehe Fig. 61a. R. S = $^6/_{20}$, L. S = $^6/_{30}$. Die grobe Kraft der rechten oberen Extremität etwas vermindert, sonst keine cerebralen Herderscheinungen.

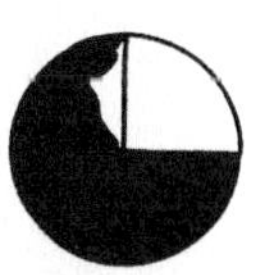

Fig. 61a.

Inouye (91, Fall 18), Penetrierende Schussverletzung vom linken Scheitel zum Hinterhaupt. Einschussöffnung im mittleren Teile der Sutura lambdoidea sinistra, die Ausschussöffnung grenzt rechts unten an die Protuberantia occipitalis externa. Augenhintergrund normal. S beiderseits = $^6/_6$. Gesichtsfeld Fig. 62. Parese der rechten Extremitäten. Es bleibt unklar, wie diese Gesichtsfeldstörung zustande gekommen ist.

Uhthoff (138, Fall XVI). H. F., Gewehrschussverletzung am 28. II. 15. Einschuss in der linken Parietalgegend. Ausschuss in der rechten Okzipitalgegend zwischen Ohr und

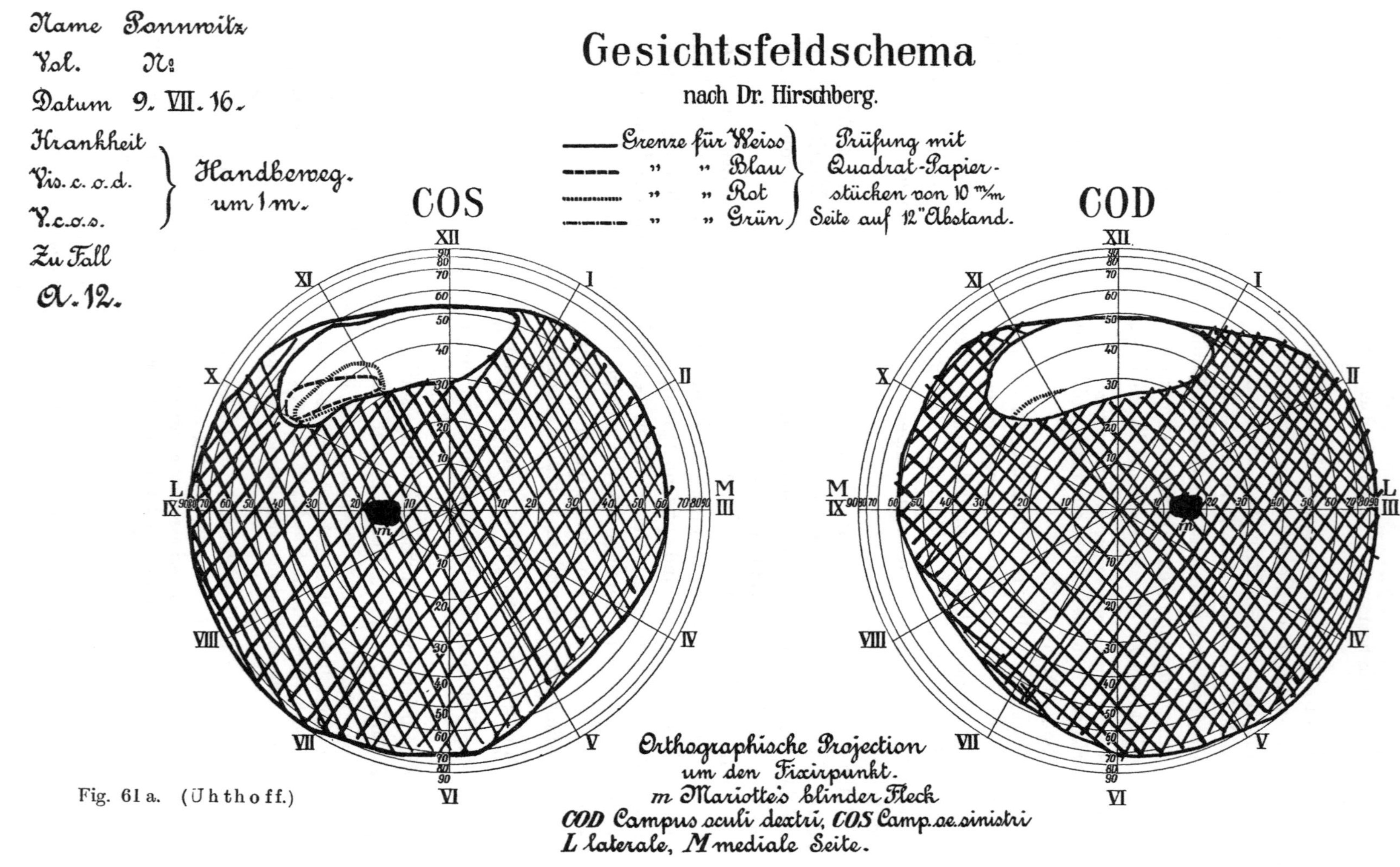

Fig. 61 a. (Uhthoff.)

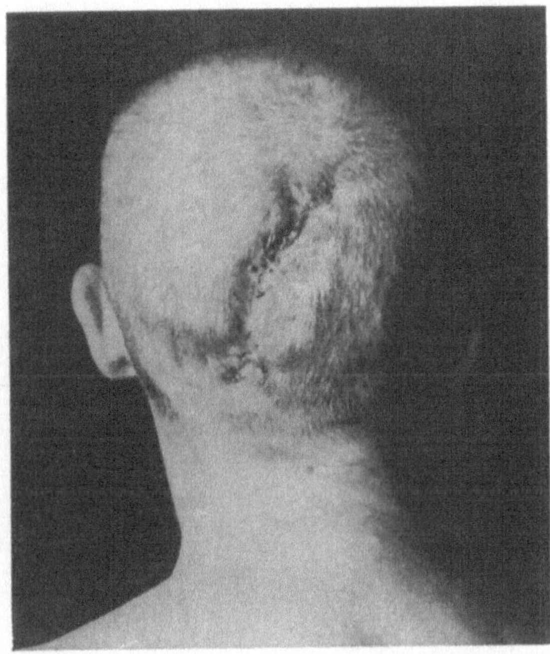

Fig. 61 b. (Uhthoff.)

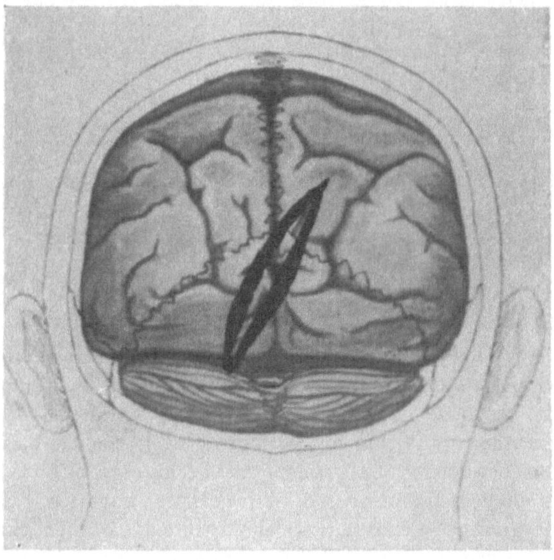

Fig. 61 c. (Uhthoff.)

Medianlinie, etwas oberhalb der Protuberantia occipitalis externa. Doppelseitige Hemianopsie. Links fast die ganzen Gesichtsfeldhälften defekt, rechts die unteren Quadranten fast völlig, die oberen teilweise erhalten. S = $^6/_{12}$. Ophth. Befund normal. Pupillen normal. 9 Tage bewusstlos. Gedächtnisschwäche. Anfangs: Erschwerung der Sprache, Kopfschmerz. Keine anderen cerebralen Herderscheinungen.

Uhthoff (138, Fall XII). A. P., 18 Jahre alt. 28. III. 16. Infanteriegeschoss am Hinterhaupt. Die Kugel ging durch den linken Oberarm und linke Schulter und traf dann

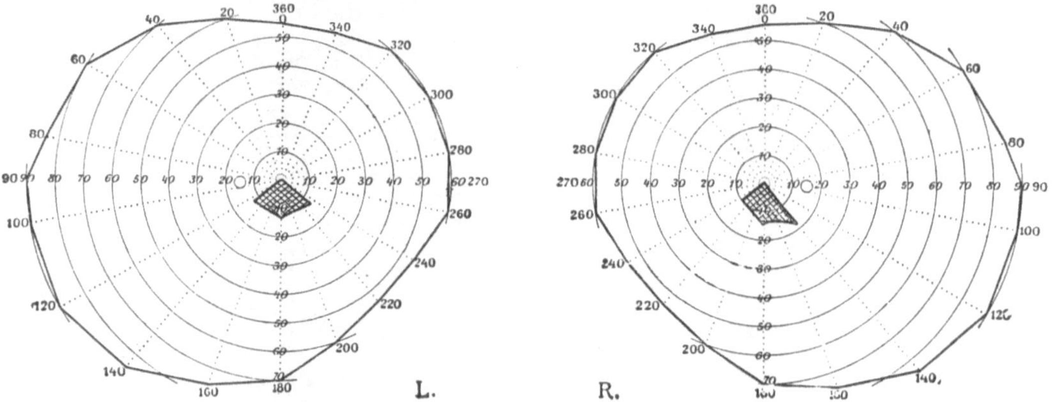

L.   R.

Fig. 62. (Fall 18 Inouye.)

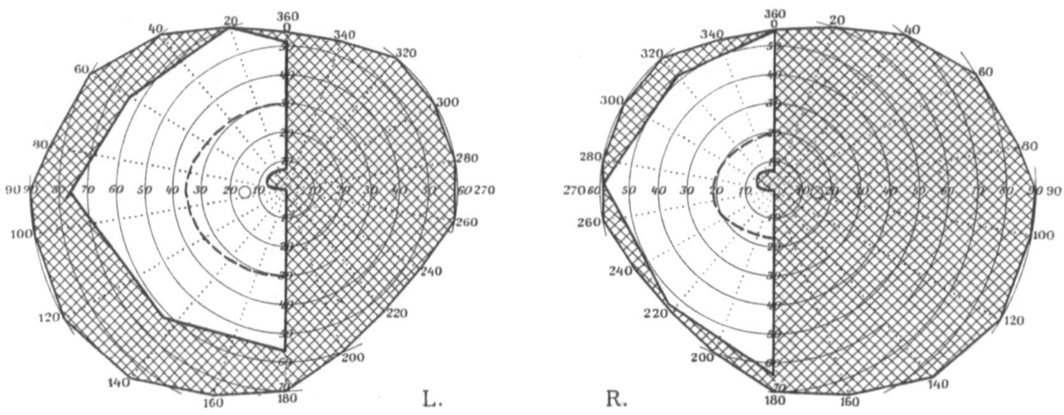

L.   R.

Fig. 63. (Inouye, Fall 19.)

das Hinterhaupt. Die Wunde verläuft etwas schräg von unten links nach oben rechts, hält sich aber sonst in der Mittellinie. Grosser Knochendefekt. Pulsation. Doppelseitige fast komplete Hemianopsie, nur excentrisch nach oben, ganz peripher sind noch kleine Stücke des Gesichtsfeldes erhalten, welche zusammenhängend zu beiden Seiten der vertikalen Trennungslinie liegen. Das erhaltene Stück links der Trennungslinie etwas grösser und hier auch noch Reste der Farbenperzeption. S = Handbewegungen in 1 m. Zuerst 1 Monat lang blind, dann diese geringe Besserung, welche ziemlich plötzlich einsetzte und dann so blieb. Pupillenreaktion normal. Linke Pupille etwas grösser als die rechte. Augenspiegelbefund normal. Auf Geheiss werden die assoziierten Bewegungen prompt ausgeführt. Nur eine wesentliche Konvergenzbewegung ist nicht zu erzielen. 1 Tag bewusstlos. Sonst subjektives Wohlbefinden. Optische Erinnerungsbilder gut. 14 Tage nach der Verwundung im Lazarett operiert. D. U. Vergl. Figg. 61b—61d.

Uhthoff (138, Fall VII). E. H., 33 Jahre alt. Grosse Narbe mit Knochendefekt an der rechten Seite des Hinterhaupts pulsierend. Dura war perforiert. Hirnprolaps. 19. V. 15 verwundet. Doppelseitige Hemianopsie, rechts komplet, links unten Quadrantausfall. Zuerst erblindet, dann Besserung des Sehvermögens. R. S = $^6/_6$; L. = $^6/_8$. Ophth. Befund normal. L. Pupille > R, aber von guter Reaktion. Vorübergehend bewusstlos. Auf dem Transport mehrere epileptische Anfälle. Schlechter Schlaf. Kopfschmerz. Blutandrang nach dem Kopf, besonders beim Bücken. Schwindel, verlangsamte Auffassung. Im Feldlazarett operiert. D. U.

Uhthoff (138, Fall IX). J. H., 25 Jahre alt. Infanteriegeschoss. Querschuss durchs Hinterhaupt. Einschuss links hinter dem Ohr. Ausschuss etwas höher hinter dem rechten Ohr. Doppelseitige inkomplete homonyme Hemianopsie. Zuerst bis auf Lichtschein erblindet. Links und rechts Finger in 2 m. Ophth. Befund normal. Pupillenreaktion normal. Schwindel. Eingenommensein des Kopfes. Macht psychisch einen verlangsamten Eindruck. D. U.

Pincus (144, Fall XIII). 1. II. 15 durch Gewehrschuss am Hinterkopf von links oben nach rechts unten verwundet. Hier war nur ein Teil der linken Gesichtsfeldhälften erhalten geblieben bei völligem Ausfall des makulären Sehens. Auffallend war das Bestehen eines schärfersehenden Fleckes links oben am Fixierpunkt innerhalb einer relativ dunklen Zone. Der sehr intelligente Mann stellte stets diesen Punkt, in dem er eine Sehschärfe von $^2{}_0/_{50}$ hatte, zum Sehen ein. Im übrigen half er sich durch geschickte Kopfhaltung und Drehung sehr gut, ging auch allein aus.

Inouye (91, Fall 19), Penetrierende Schussverletzung der Hinterhauptsgegend und der Skapulagegend. Einschusswunde links oben von der Protuberantia occipitalis externa. Rechts von der Protuberantia occipitalis externa liegt die Ausschussöffnung. Gesichtsfeld Fig. 63. An der Einschussöffnung zeigt der Schädel eine Bruchstelle. Aus der Einschuss- und Ausschussöffnung fliesst Gehirnsubstanz. Kraftlosigkeit in beiden unteren Extremitäten. Normale Pupillenreaktion. Sehschärfe später R. = $^6/_{12}$, L. = $^6/_9$. Ophth. Befund normal. Zuletzt Sehschärfe = $^6/_6$ partiell.

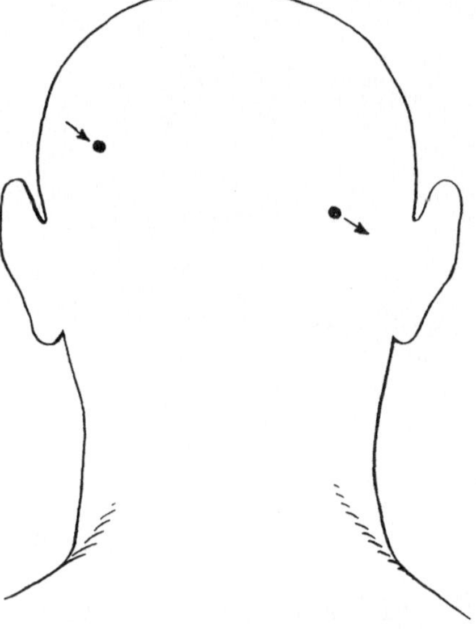

Fig. 64.
(Eigene Beobachtung: Fall Wöh.)

Eigene Beobachtung: Soldat Wöh. Am 20. XI. 14 Schuss durch den rechten Hinterkopf (siehe Fig. 64). War zwölf Tage lang blind. Gesichtsfeld siehe Fig. 65, aufgenommen am 5. VII. 15. S = $^6/_6$. Ophth. Befund normal. Klagt über Blendung durch Licht. Sonst keine Erscheinungen. Anfangs bestand noch Alexie und Cerebellarschwindel. Jetzt aber keine anderen Herderscheinungen mehr. Ab und zu noch Kopfschmerz, namentlich bei hellem Wetter, weil er dann sehr durch Licht geblendet wird. Im Gesichtsfelde (Fig. 65) fällt die Rotgrenze mit der für ein gleich grosses Objekt Weiss (2 qmm) zusammen. Sehr sorgfältige Gesichtsfeldaufnahme.

K. Mendel (150), 30 jähr. Soldat. Schrägschuss. Einschuss auf der Höhe des Schädeldachs in der Mitte, Ausschuss wenige Zentimeter nach hinten und rechts davon. Kopfschmerz, Lähmung des linken Beins. Nach 11 Monaten besteht noch Hemianopsia inferior und Hemiparesis sin. Mendel nimmt an, dass sowohl die linke wie die rechte Kalkarinagegend durch einen eindringenden Splitter verletzt worden sei.

§ 49. Bei diesen 10 Schrägschüssen, welche die sagittale Ebene des Hinterhauptslappens durchsetzten, finden wir die verschiedenartigsten Gesichtsfelddefekte. Bei 2 Fällen ging die Trennungslinie durch den Fixierpunkt (Fall 19 von Inouye pag. 87 und unser Fall Wöhler pag. 87). Besonders hervorzuheben ist der Fall 12 von Uhthoff pag. 84, bei dem überhaupt nur noch oben zu beiden Seiten der vertikalen Trennungslinie ein Gesichtsfeldrest übrig geblieben war.

Die centrale Sehschärfe war bei 2 Fällen normal, in 2 Fällen nur auf dem einen Auge normal, in einem Falle betrug sie $= \frac{1}{2}$, in 4 Fällen war sie hochgradig herabgesetzt, wobei in 2 Fällen nur Handbewegungen erkannt wurden.

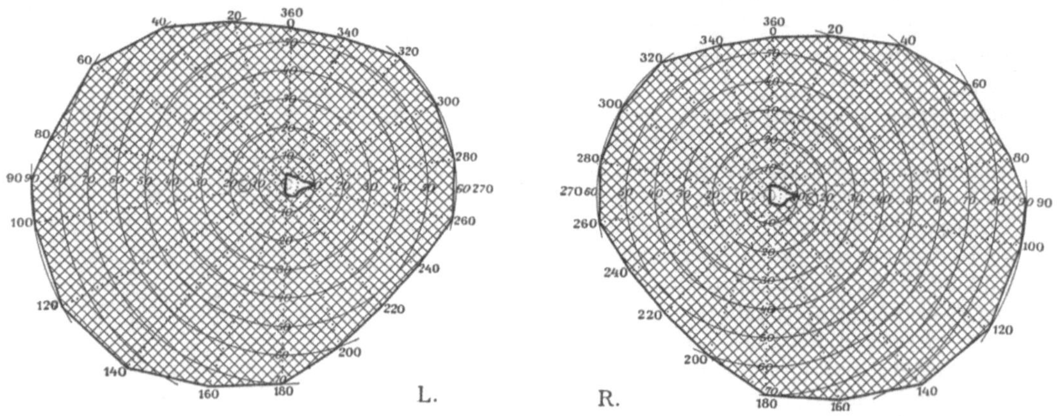

Fig. 65.
(Eigene Beobachtung: Fall Wöh.)

In 8 Fällen ist der Augenspiegelbefund erwähnt. Derselbe war hier normal.

Was die die Hemianopsie begleitenden anderen cerebralen Herderscheinungen anbelangt, so bestand in dem Falle Inouye XII pag. 83 Monoparese der rechten Hand, in unserem Falle Wöh. pag. 87 war anfangs cerebellarer Schwindel vorhanden. Bei den übrigen Fällen war die Hemianopsie das einzige Herdsymptom. Im Falle Hilgenfeld vorübergehende Monoparese des linken Arms.

δ) Längsschrägschüsse.

§ 50. Eigene Beobachtung: A. Ste. Verwundet 21. XII. 14. Längsschrägschuss durch den Hinterkopf (s. Fig. 66). Zehn Tage lang bewusstlos. Am 31. XII. Sehvermögen beiderseits kaum Finger in 2 m. Exzentrische Fixation. Ophth. Befund normal. Besserung des Sehens. Sonst keine cerebralen Symptome. 23. II. 15: Gesichtsfeld siehe Fig. 67. Augenspiegelbefund normal.

ε) Prellschuss.

§ 51. Bei der pag. 49 angeführten eigenen Beobachtung: Soldat Cos. siehe Fig. 33, mit Prellschuss an der Protuberantia occipitalis externa können wir aus dem Gesichtsfeldbefunde, da er unten nach links hin die vertikale

Trennunglinie überragt, nicht wissen, ob hier doppelseitige Hemianopsie vorliegt, oder nur einfache mit einer nach unten hin unsymmetrischen Trennungslinie beider Gesichtsfeldhälften.

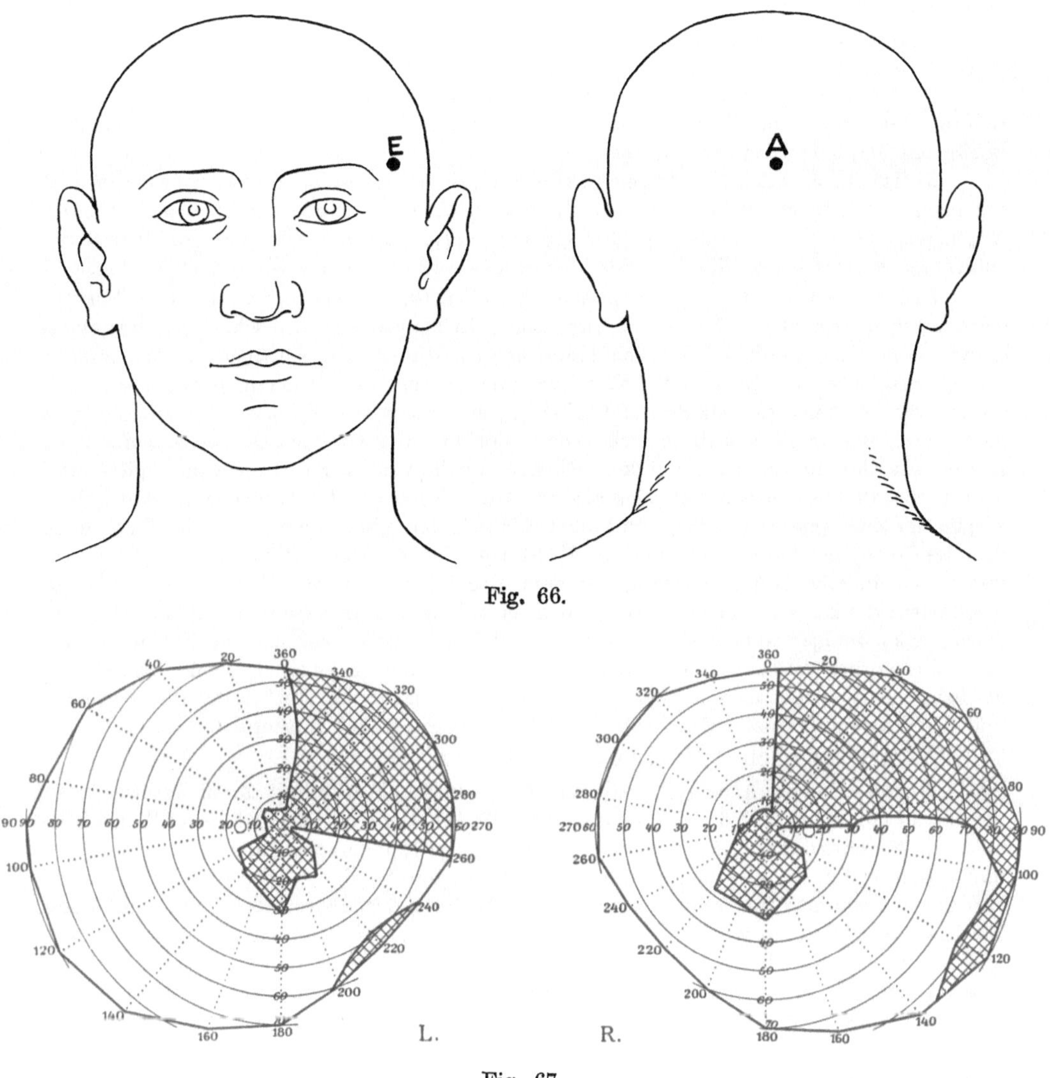

Fig. 66.

Fig. 67.
(Eigene Beobachtung: Fall Ste.)

ζ) Steckschuss.

§ 52. Bielschowsky (98, Fall II). Steckschuss. Das Geschoss, durch den oberen Teil des linken Ohres in den Schädel gedrungen, stak nur wenige Zentimeter von der Einschussstelle entfernt, anscheinend an der Felsenbeinpyramide. Aphasie. S L. = $^6/_6$; S R. = $^6/_{12}$. Ophthalm. Befund normal. Vom Gesichtsfeld ist beiderseits nur ein minimaler Rest erhalten: das Centrum und ein kleiner Teil des oberen Quadranten, nach links etwa 4°, nach oben 5—6°. Ausserhalb dieses Quadranten verläuft die Grenze unmittelbar (1—2°) am Fixierpunkte vorbei.

Rothfuchs (109). Granatsplittersteckschuss im Gehirn. Doppelseitige Hemianopsie. Rechtsseitige komplete homonyme Hemianopsie. Fehlen eines Teils des Gesichtsfeldes in dem homonymen linken unteren Quadranten.

v. Hippel (139, Fall IV). 3. XI. 14 Infanteriegeschoss, eingedrungen am linken Hinterhaupt, Steckschuss, 3 Tage bewusstlos, schwere Sehstörung, die sich als rechtsseitige vollständige und linksseitige unvollständige homonyme Hemianopsie erweist, aber auch das centrale Sehen ist mangelhaft.

10. XI. 14 Trepanation mit Eröffnung einer grossen Höhle, Entleerung von Blut und Gehirnmasse, sowie von Knochensplittern. Die Höhle kommuniziert mit dem Ventrikel. Beiderseits Papillen leicht verschleiert.

24. III. 15 S = 0,7. Rechtsseitige Hemianopsie unverändert, linksseitige sehr zurückgegangen. Ophth. rechts absolut normal, links leichte Unschärfe und Abblassung. Der Augenspiegelbefund wurde als doppelseitige Stauungspapille mit sehr geringer Schwellung aufgefasst, entstanden in der Zeit des Hirndrucks, ein Rückgang seit der Operation.

Pincus (144, Fall III). Verwundet am 22. VIII. 14, kam am 10. IX. 14 auf der Nervenstation wegen eines Streifschusses zur Aufnahme. Er klagte über Kopfschmerzen, war etwas schwer besinnlich und fiel eigentlich hauptsächlich durch ausgesprochene Erscheinungen optischer Aphasie auf. Die am 18. IX. vorgenommene Augenuntersuchung ergab eine Herabsetzung der centralen Sehschärfe auf $^5/_{18}$ bis $^5/_{15}$, eine rechtsseitige inkomplete Hemianopsie und eine beiderseitige Neuritis optici. Die daraufhin vorgenommenen Röntgenaufnahmen zeigten ein Gewehrgeschoss im linken Hinterhauptslappen, seine abgebogene Spitze wies nach vorne; das Geschoss musste sich also im Aufschlagen auf den Knochen gedreht haben. Wegen der Zunahme der Neuritis und der Gesichtsfeldeinschränkung wurde die Entfernung des Geschosses beschlossen und am 10. X. 14 ausgeführt. Die Auffindung des Geschosses war ungemein schwierig und gelang erst dem eingeführten Finger. Die Heilung ging gut vonstatten; die Neuritis verschwand und das centrale Sehen besserte sich rechts bis fast zur Norm, links weniger, aber das Gesichtsfeld verfiel mehr und mehr und die Störung ergriff auch die vorher fast intakten linken Seiten. Dazu kamen ausgesprochene Ermüdungserscheinungen. Schließlich erfolgte ein Stillstand, welcher die Entlassung des Patienten und die Wiederaufnahme seines früheren Schneiderhandwerkes erlaubte.

Vergleiche auch Fall Pincus IX pag. 93.

Eigene Beobachtung: Carstensen, 20 Jahre alt. Steckschuss durch Granatsplitter, verwundet am 30. Juli 1916. Untersuchung am 13. III. 17: Knochendefekt zwei Finger breit etwas nach rechts über der Protuberanz. Doppelseitige Hemianopsie. Linksseitige komplete und absolute Hemianopsie bis auf einen vom Fixierpunkte ab im oberen Quadranten der vertikalen Trennungslinie anhaftenden Gesichtsfeldrest mit abgestufter Lichtempfindung. An diesen anschliessend vom 30. Parallelkreise ab bis zur Peripherie der linken Gesichtsfeldhälfte hinreichend, fehlt nach oben hin die ganze periphere Gesichtsfeldform im oberen Quadranten. Patient war 4 Wochen lang bewusstlos. Als er wieder zum Bewusstsein kam, war schon längst operativ die Kugel entfernt gewesen. Er konnte dann wieder verschwommen sehen, war aber noch unsicher, wurde stark geblendet und wenn er längere Zeit auf einen Gegenstand hinsah, verschwand dieser. Auch kam er anfangs beim Schreiben immer unter die Linie. Sonst keine cerebralen Herderscheinungen. Kann jetzt wieder gut lesen. Anfangs sollen auch Orientierungsstörungen vorhanden gewesen sein. S = 1. Ophth. Befund normal.

Über eine Wanderung des Geschosses berichtet Pincus (144):

Verlauf: Senkung des Geschosses — einer Schrapnellkugel — von der Einschussstelle oben rechts am Hinterkopf nach dem Kleinhirn zu, wodurch Kleinhirnsymptome — Schwindel und Gleichgewichtsstörungen — immer mehr das Krankheitsbild beherrschten, während die inkomplete linksseitige Hemianopsie erst durch die Gesichtsfeldaufnahme bemerkt wurde. Die Kugel ist viele Monate später noch nach weiterer Senkung mit Erfolg operiert worden.

§ 53. Sehr wenig bestimmbar ist die Art und Weise der Verletzung
durch Granatsplitter und ähnliche Geschosse,
weil die Form der Sprengstücke unregelmässig und ihre Grösse verschieden ist
und oft grössere Wundflächen vorhanden sind mit Knochendefekt etc. So
berichtet Beck über folgenden Fall:

Beck (113). Bei einer Verwundung am Hinterkopf durch Schrapnellschuss wurde,
nachdem die Bewusstlosigkeit vorübergegangen war, völlige Erblindung des Patienten
beobachtet. 19 Tage später konnte er wieder
schwach sehen. Später sah er deutlich, aber
nur auf geringe Distanz, unterschied auch die
Farben.

Eigene Beeobachtung: Telsch.,
30 jähriger Landstürmer. Am 26. VI. 1915
an zwei Stellen des Hinterhauptes (vgl. Fig. 68)
durch Sprengstücke bei einer Minenexplosion
verwundet. Er war vier Tage besinnungslos.
Als er erwachte, war er blind, allmählich aber
kam das Sehvermögen wieder. Dabei empfand
er auf der ganzen rechten Körperhälfte
Ameisenkriechen, untermischt mit Schmerzen.
Hemiplegie und Sprachstörungen fehlten.
Gleich nach seiner Verwundung wurde der
linke Splitter aus dem Gehirn entfernt, und
am 10. Tage nach seiner Verwundung gelang
es auch das nach rechtshin sitzende Spreng-
stück aus dem Gehirn zu entfernen. Gesichtsfeldaufnahme am 8. VI. 16 siehe Fig. 69.
S beiderseits = 1. Augenspiegelbefund normal.
Er klagt jetzt noch über Kopfschmerzen,
starke Blendung bei Sonnenschein, Sausen im
Kopf, zuweilen Schwindel. Wenn er lange
geht, wird sein rechtes Bein lahm und kraftlos.

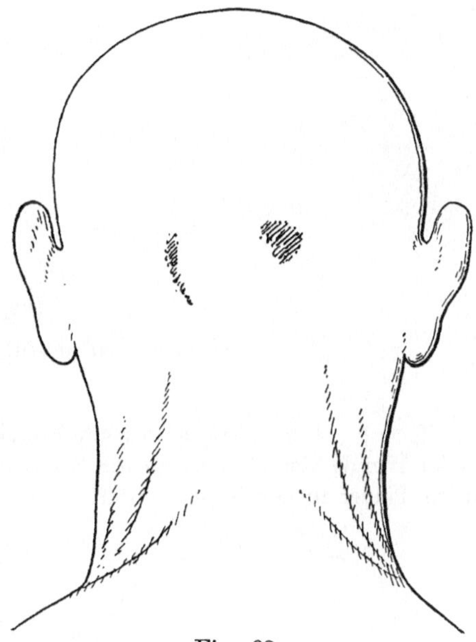

Fig. 68.
(Eigene Beobachtung: Telsch.)

Arndt (114) erzählt einen Fall von Verletzung des Hinterkopfes durch ein Schrapnell-
stück mit Prolapsus cerebri, bei welchem anfänglich doppelseitige Erblindung bestand.

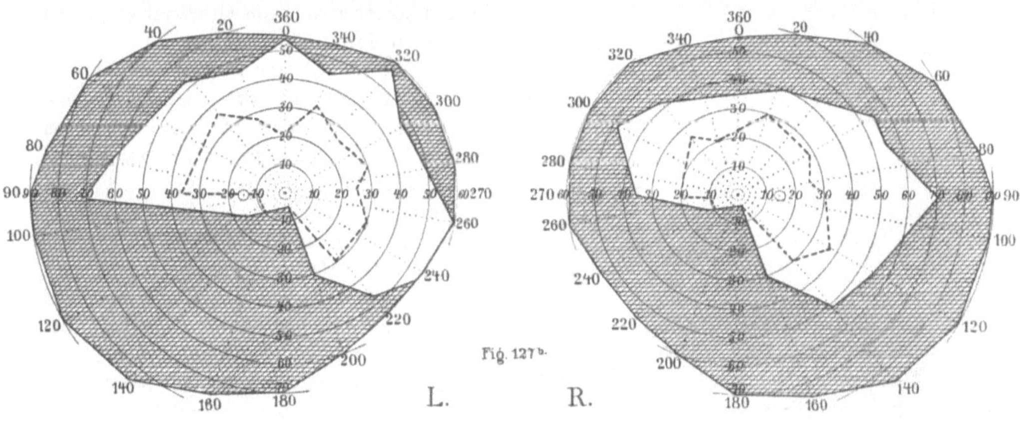

Fig. 69.
(Eigene Beobachtung: Fall Telsch.)

Inouye (91, Fall 17). In der rechten Okzipitalgegend befand sich ein Wundkanal von etwa 4 mm Durchmesser, aus dem Gehirnmasse ausfloss. S beiderseits $= {}^6/_{30}$; später rechts $^6/_{15}$, links $^6/_{12}$. Keine anderen cerebralen Herderscheinungen. Gesichtsfeld s. Fig. 70.

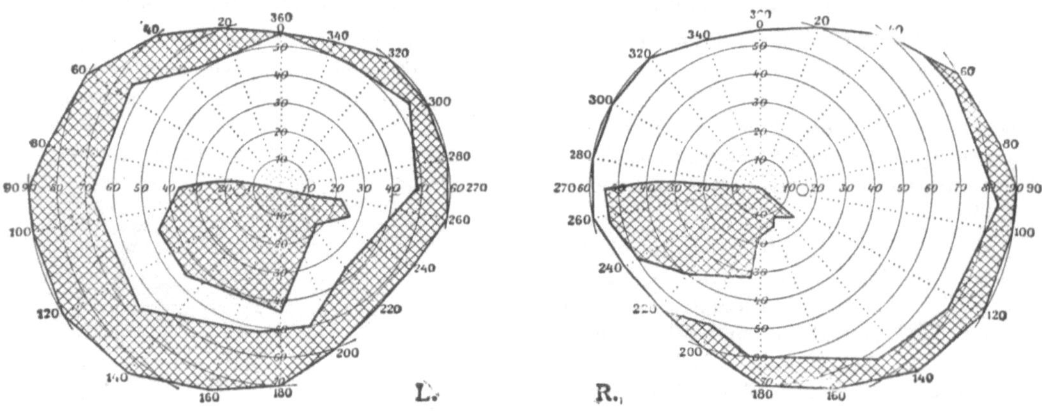

Fig. 70.

(Eigene Beobachtung: Fall 17 Inouye.)

Reich (115). Verwundung am Hinterkopf durch Schrapnellschuss, völlige Blindheit. Aus der Wunde hing ein apfelgrosses Stück des rechten Hinterhauptslappens heraus. Später wurden Finger in der Nähe gezählt. Die Farben wurden unterschieden.

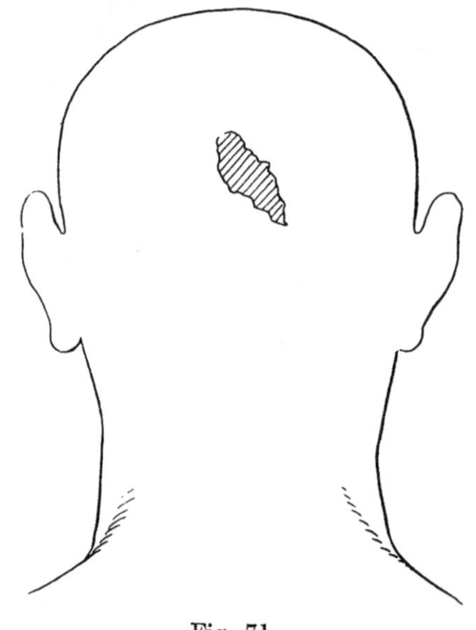

Fig. 71.
(Eigene Beobachtung: Fall Kühl.)

Uhthoff (99, Fall VI). 39jähriger Soldat. Granatsplitterverletzung am 21. X. 14 auf der linken Seite des Hinterhauptes. Sah anfangs sehr schlecht, am 28. X. 14 trepaniert. Bis drei Wochen nach der Operation rechtsseitige Gesichtshalluzinationen. Optische Erinnerungsbilder intakt. $S = {}^5/_6$ beiderseits. Pupillenreaktion normal. Ophth. Befund normal. Komplete rechtsseitige homonyme Hemianopsie bis auf einen kleinen, relativ gestörten Gesichtsfeldrest in den unteren rechten Quadranten neben der vertikalen Trennungslinie.

Eigene Beobachtung: Soldat Kühl, verwundet am 12. XI. 14 durch einen Granatsplitter. Knochendefekt und Lage desselben siehe Fig. 71. Gesichtsfeld aufgenommen am 19. V. 15 (Fig. 72). Anfangs blind. $S = {}^6/_6$. Ophth. Befund normal. Keine Lichtblendung. Andere Herderscheinungen fehlen.

Pincus (144, Fall IV). 16. VII. 15 durch Artilleriegeschoss verwundet. Am Hinterkopf rechts von der Protuberantia fand sich am 20. VII. eine Narbe mit Eiter absondernder Fistel. Die Röntgenaufnahme zeigte einen grossen und mehrere kleine oberflächlich im Knochen sitzende Geschosssplitter, die Gesichtsfeldaufnahme einen Defekt nach unten mit starker Beteiligung der linken Seite. Die Operation wurde abgelehnt.

Pincus (144, Fall IX). Hemianopsia superior. Durch die Röntgenaufnahme wurde ein Steckschuss, und zwar ein Granatsplitter in der Sehstrahlung nachgewiesen.

§ 54. Flintenschüsse können Verletzungen des Hinterhauptslappens machen, auch ohne dass eine dauernde Sehstörung auftritt. Dann ist natürlich der Schusskanal ausserhalb der Sehstrahlungen und der Sehcentren verlaufen. So berichtet:

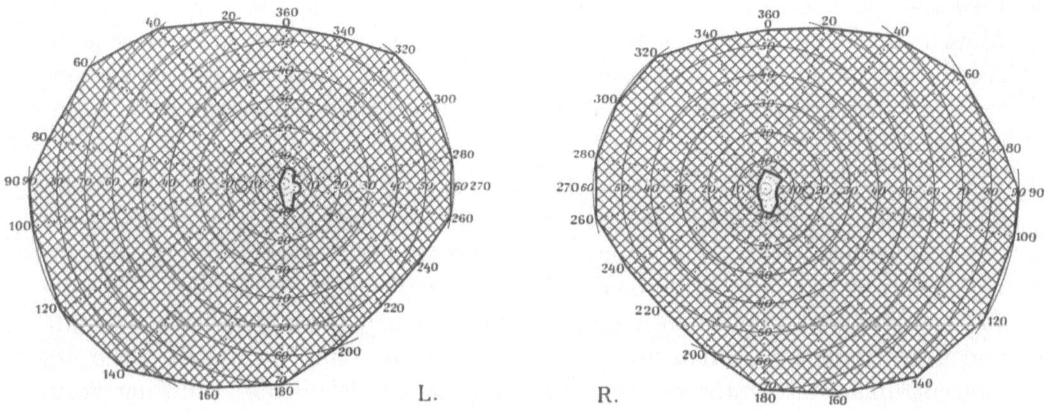

Fig. 72.
(Eigene Beobachtung: Fall Kühl.)

Reich (115) über folgenden Fall: Bei einem Schusse in die linke Hinterhauptsgegend (Hirnbröckel flossen aus der Wunde ab) war das Sehvermögen nicht gestört.

In dem Falle von Sanders (117) wurde der Kopf eines Soldaten von einer Gewehrkugel getroffen. Derselbe wurde sofort blind. Es fand sich eine eiternde Wunde der rechten Hinterhauptsgegend mit einem Abscess der Gehirnsubstanz. Mit der Heilung stellte sich auch das Sehvermögen wieder her.

Über die Bedeutung der Gesichtsfelddefekte nach Hinterhauptsschüssen für die Organisation des Sehcentrums.

§ 55. Treten wir nun der Frage näher, welche Bedeutung diesen Gesichtsfelddefekten nach Hinterhauptsschüssen für die Lehre von der Organisation der Sehcentren zukommt, so können natürlich nur diejenigen Gesichtsfelder zu Schlussfolgerungen verwandt werden, bei welchen die Defekte stabil geworden sind, d. h. wenn so viel Zeit nach der Verwundung verstrichen war, dass die vorhandene Hemianopsie nicht mehr als Folge einer Nachbarschafts- oder Fernwirkung angesehen werden kann. Alle hier zu diesem Zwecke angeführten Gesichtsfelder entstammen aber Soldaten aus den Heimatspitälern und haben damit dieser Forderung Genüge geleistet. Wenn auch nach der Verwundung die Alteration der Gehirnsubstanz sich nicht lediglich auf den Schusskanal beschränkt, so ist doch jedenfalls das Infanteriegeschoss am geeignetsten, wirkliche Quer-, Längs- oder Schrägschüsse hervorzurufen, zumal da die Verletzung ein vollständig gesundes Gehirn jugendlicher oder in den kräftigsten Jahren stehender Männer betroffen hatte, so dass, wenn eine Infektion und eine traumatische Encephalitis nicht erfolgte, die Reparationsfähigkeit hier sehr viel günstiger lag, um die organische Läsion möglichst auf den eigentlichen Herd der Zerstörung zu beschränken.

Wie schon erwähnt, tritt einfache homonyme Hemianopsie dann auf, wenn die Schussrichtung auf der einen Schädelhälfte entweder parallel, schräge oder geneigt zu der durch den Sinus longitudinalis gelegten Sagittalebene verläuft, ohne dieselbe innerhalb des Schädels zu schneiden resp. wenn die Ausschussöffnung dicht neben der Protuberantia occipitalis externa gelegen ist immer unter der Voraussetzung, dass nicht abgesprengte Knochensplitter oder Geschossteile in die Sehbahn der anderen Hemisphäre hineingeraten.

Doppelseitige homonyme Hemianopsie kommt dann zustande, wenn die Schusslinie die Sagittalebene in der Weise durchschneidet, dass beide Sehstrahlungen, oder beide Sehcentren, oder das Sehcentrum der einen und die Sehstrahlung der anderen Hemisphäre durchschossen werden. Für die Beantwortung unserer Frage sind nun die inkompleten Gesichtsfelddefekte von hervorragender Bedeutung, weil bei ihnen eben nur partielle Teile des Sehcentrums zerstört worden sind, und aus dem Vergleiche dieser mit der Form und Lage des Defektes im Gesichtsfelde und den Beziehungen der Defekte beider Gesichtsfeldhälften sowohl zueinander, wie zur Schussrichtung sich bestimmte Sätze ableiten lassen. Wenn dies für die einfache Hemianopsie selbstverständlich ist, so kommen für die inkompleten Defekte der doppelseitigen Hemianopsie noch die weiteren Fragen in Betracht, wie sich die Symmetrie oder Asymmetrie, die gleiche oder ungleiche Grösse und das Aneinanderstossen der Defekte im vertikalen Meridian aus der Lage und Richtung des Schusskanales erklären lasse. Für die reinen, nicht komplizierten Schusskanäle lässt sich dabei zunächst im allgemeinen der Satz aufstellen, dass quere Hinterhauptsschüsse, deren Richtung senkrecht zur Sagittalebene steht, symmetrische doppelseitige hemianopischeGesichtsfelddefekte — Schussrichtungen, welche schräg die Sagittalebene durchschneiden, unsymmetrische doppelseitige hemianopische Gesichtsfelddefekte zur Folge haben.

Im VII. Bande der Neurologie des Auges hatten wir alle bis jetzt beobachteten hemianopischen Defektformen zusammengestellt und bewiesen, dass die Sehbahnen bis zur Rinde in der Gegend der Fissura calcarina hinsichtlich der anatomischen Anlage und der funktionellen Betätigung ein nach einem feststehenden Plane veranlagtes System bilden, und dass das kortikale Sehcentrum in gewissem Sinne einen Abklatsch der Retina darstellen müsse, wobei durch eine Reihe von Forschern bereits festgestellt war, dass die obere Lippe der Fissura calcarina die Lichtempfindlichkeit der unteren Quadranten der homonymen Gesichtsfeldhälften eines jeden Auges, die untere Lippe der Fissura calcarina die Lichtempfindlichkeit der oberen Quadranten der homonymen Gesichtsfeldhälften eines jeden Auges vermittele.

§ 56. Vom statistischen Standpunkte aus hat Poppelreuter bei seinen zahlreichen Fällen von Schussverletzungen folgende empirischen Sätze gewonnen:

„Wir legen nur zugrunde, dass der gesamte Okzipitalpol die unmittelbare Angriffsfläche für den Sehfelddefekt ist. Da wir dabei Rinde und Sehstrahlung unmöglich trennen können, so können wir als dem Angriffe unterliegend zwei dreiseitige Prismen annehmen: die mediane Fläche, die laterale (konvexe) Fläche und die basale Fläche.

I. Die häufigsten Verletzungen sind die von aussen her gerichteten, also die von der lateralen Fläche her einsetzenden tangentialen Schuss- bzw. Granatsplitterverletzungen. Überwiegend sind die horizontalen Schussrichtungen.

II. Der Häufigkeit dieser lateral angreifenden anatomischen Verletzungen entspricht als der häufigste Defekt der sektorenförmige Ausfall mit mehr oder weniger Restgesichtsfeld.

III. Überwiegend sind bei gerade nach vorn gerichtetem Kopf die Verletzungen von hinten her. (Bei der gebückten Kampfstellung kommt besonders die linke Okzipitalkonvexität nach oben, so dass die Verletzung von hinten angreift.) Denn alle von vorn her kommenden Schüsse haben die grössere Mortalität zur Folge, einerseits, weil ja wegen der Explosivwirkungen der Diametralschuss grösserer Länge die allergrösste Substanzzerstörung setzt, andererseits, weil mit der dabei sehr wahrscheinlichen Eröffnung des Seitenventrikels zu rechnen ist, was erfahrungsgemäss tödlich verläuft.

IV. Dem entspricht nun, dass die allermeisten Gesichtsfelddefekte als von unten her angegriffen sich darstellen. Inouye hat nur eine Quadrantenhemianopsie nach oben, ich selber (Poppelreuter) nur eine einzige Quadrantenhemiachromatopsie nach oben und eine Quadrantenhemianopsie nach oben beobachtet.

V. Diametralschüsse in der Querrichtung haben überwiegend Hemianopsie nach unten zur Folge. Da die isolierte Angriffsmöglichkeit für die Hemianopsie nach oben durch einzelne Fälle sichergestellt ist, so kann in dem tatsächlichen Überwiegen der Ausfälle nach unten nur die Tatsache gesehen werden, dass die Schüsse, welche eine Hemianopsia superior zur Folge haben, tödlich verlaufen. Es kann hierfür also nur ein mehr stirnwärts central gelegener Durchschuss bzw. Angriffsrichtung angenommen werden.

Damit wären wir also mit der bisherigen Theorie in Übereinstimmung, derzufolge die unteren Quadranten nach hinten dorsal, die oberen mehr nach vorn ventral zu lokalisieren seien.

VI. Alle Fälle von Maculaausfall zeigten die Verletzung in unmittelbarer Nähe der Medianlinie, also Angriff von median-hinten her, demgemäss eine wahrscheinliche Verletzung der hinteren medianen Okzipitalpartie.

Daraus, dass die zur Mediane queren Verletzungen die Macula nur lädieren, dass die einzige perpendikuläre in der Medianen gelegene Verletzung grosser Ausdehnung einen Maculaausfall bewirkt hat, können wir die

Wahrscheinlichkeit ableiten, dass die Maculagegend median, und zwar in ziemlicher perpendikulärer Ausdehnung gelagert ist."

Unsere Ansicht über die Organisation des kortikalen Sehcentrums.

§ 57. Aus der Tatsache, dass durch die gleichen Schussrichtungen bei verschiedenen Individuen die gleichen inkompleten homonymen doppelseitigen Gesichtsfelddefekte hervorgebracht werden, lassen sich folgende Sätze formulieren:

1. dass bei bestimmten Schussrichtungen z. B. bei geraden Querschüssen symmetrische, bei anderen z. B. bei schrägen Querschüssen unsymmetrische Defekte auf den beiden Hälften des binokularen Gesichtsfeldes auftreten,

2. dass demnach die Anlage beider Sehcentren und Bahnen die gleiche ist,

3. dass bestimmte Gesichtsfeldformen sich nur aus bestimmten Schussrichtungen erklären lassen, während andere sich aus der Schussrichtung nicht erklären lassen, und dass die letzteren, da sie bei Apoplexie, Embolie und Encephalomalazie tatsächlich beobachtet sind, auch lediglich nur bei den letzterwähnten Krankheiten vorkommen, oder mit anderen Worten, dass gewisse Defektformen aus einer geraden Schussrichtung nicht erklärt werden können,

4. dass ausnahmslos die durch eine gerade Schusslinie hervorgerufenen doppelseitigen inkompleten homonymen Gesichtsfelddefekte in der vertikalen Trennungslinie des Gesichtsfeldes so zusammenstossen, dass sie kontinuierlich ineinander übergehen.

Aus der Zusammenfassung dieser Tatsachen erscheint uns der Versuch gerechtfertigt, die einzelnen Gesichtsfeldbezirke bezüglich ihrer Vertretung und Begrenzung auf der Fläche des kortikalen Sehcentrums näher zu bestimmen. Zu diesen Bezirken gehört:

a) die Lage der vertikalen Trennungslinie beider Gesichtsfeldhälften an der Grenze der Fläche des kortikalen Sehareals,

b) die Lage des horizontalen Meridians auf der Fläche des kortikalen Sehcentrums,

c) die Lage der Fovea resp. des makulären Areals auf der Fläche des kortikalen Sehcentrums, sowie das Gebiet der makulären Aussparung, wenn eine solche vorhanden ist,

d) der Bezirk für den oberen Gesichtsfeldquadranten,

e) der Bezirk für den unteren Gesichtsfeldquadranten,

f) der Bezirk für den Teil der im binokularen Gesichtsfelde sich deckenden homonymen Gesichtsfeldhälften,

g) der Bezirk des peripheren Halbmondes, d. h. derjenigen peripheren Partie beider temporalen Gesichtsfeldhälften, welche durch die nasalen Gesichtsfeldhälften im binokularen Gesichtsfelde nicht gedeckt wird.

Zum leichteren Verständnis dieser Verhältnisse dienen die folgenden Abbildungen Fig. 73 und 74. Fig. 73 ist das binokulare Gesichtsfeld; Fig. 74a stellt die mediane Fläche des linken Hinterhauptslappens zu beiden Seiten der Fissura calcarina $H_1 C$ vor.

Fig. 74b ist das rechte kortikale Sehcentrum auf der medianen Fläche des rechten Hinterhauptslappens.

Fig. 73.
Binokulares Gesichtsfeld.

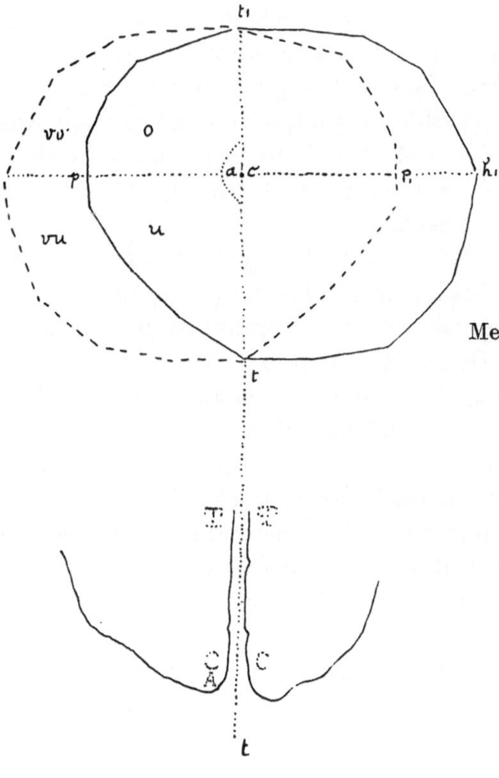

Fig. 74 a.
Mediane Fläche des linken
Hinterhauptslappens.

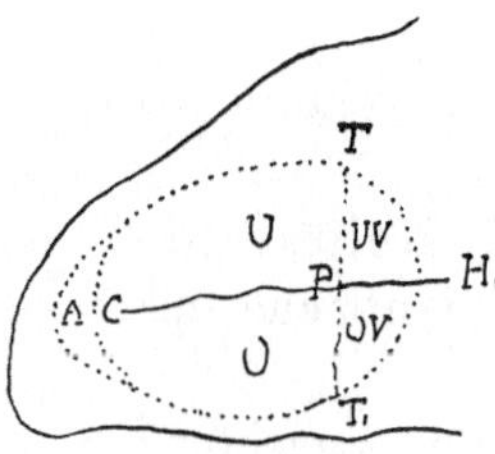

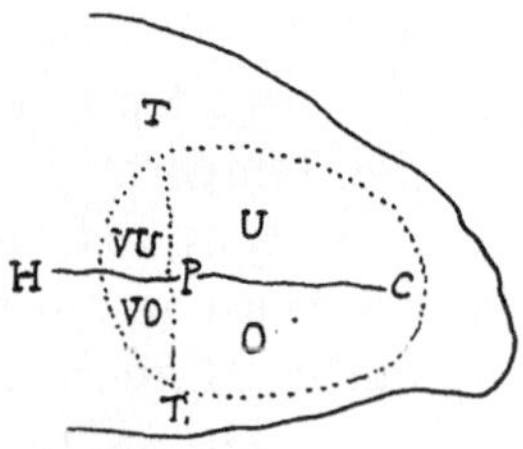

Fig. 74 b.
Mediane Fläche des rechten
Hinterhauptslappens.

Fig. 74 c.

H T C T_1 H T ist die Begrenzung dieses kortikalen Sehcentrums auf diesem Hinterhauptslappen, während zu der analogen Umgrenzung desselben auf Fig. 74a noch das kortikale Gebiet A für die makuläre Aussparung hinzukommt, bezüglich der Fälle, welche eine solche aufweisen.

$H_1 C$ und H C ist in beiden Sehcentren, Fig. 74a und 74b, der Verlauf der Fissura calcarina. Ihr Boden entspricht der Projektion des horizontalen Meridians h h_1 im binokularen Gesichtsfelde Fig. 73, und zwar H C für die homonymen linken Hälften h c Fig. 73, und A C H_1 Fig. 74a, für die homonymen rechten Gesichtsfeldhälften h_1 c a Fig. 73.

Fig. 73 [1]) stellt das binokulare Gesichtsfeld dar, wobei die durchbrochene Linie das Gesichtsfeld des linken Auges, die ausgezogene Linie das Gesichtsfeld des rechten Auges bedeutet.

c ist der gemeinschaftliche Fixierpunkt, und t_1 t die gemeinschaftliche vertikale Trennungslinie der Gesichtsfeldhälften; $h h_1$ ist der horizontale Meridian.

t_1 h t c t_1 ist das Gebiet der homonymen linken Gesichtsfeldhälften in Relation zu dem Sehcentrum Fig. 74b auf der Medianfläche des rechten Hinterhauptslappens. Die punktierte Linie um a ist das Gebiet der makulären Aussparung der homonymen rechten Gesichtsfeldhälften $t_1 h_1$ t c t_1 in Relation zur Fläche A im linken Sehcentrum Fig. 74a auf der Medianfläche des linken Hinterhauptslappens.

t_1 h t p t_1 ist das Gebiet des peripheren Halbmonds zugehörig zu der temporalen Gesichtsfeldhälfte t_1 h t c t_1 des linken Auges.

$t_1 h_1$ t c t_1 ist das Gebiet der homonymen rechten Gesichtsfeldhälften in Relation zu dem Sehcentrum Fig. 74a auf der Medianfläche des linken Hinterhauptslappens.

$t_1 h_1$ t $p_1 t_1$ ist das Gebiet des peripheren Halbmonds, zugehörig zu der temporalen Gesichtsfeldhälfte $t_1 h_1$ t c t_1 des rechten Auges.

t_1 p t c t_1 ist das Gebiet der im binokularen Gesichtsfelde sich deckenden homonymen linken Gesichtsfeldhälften.

$t_1 p_1$ t c t_1 ist das Gebiet der im binokularen Gesichtsfelde sich deckenden homonymen rechten Gesichtsfeldhälften.

Fig. 74c soll die Oberfläche der beiden Hinterhauptslappen in situ darstellen. Die punktierten Buchstaben T und C auf denselben entsprechen der oberen Begrenzungslinie T C des Sehcentrums auf der Medianfläche des Hinterhauptslappens. Wieweit die Fläche des kortikalen Sehcentrums nach oben und unten hin von der Fissura calcarina, sowie nach vorne hin sich ausdehnt, und ob dieselbe sich direkt bis zum Pole hin erstreckt, bleibt dahingestellt.

Das Gebiet der oberen Lippe der Fissura calcarina (H T C P H) in beiden Sehcentren entspricht der Projektion des unteren Quadranten im binokularen Gesichtsfelde, und zwar für das rechte Sehcentrum Fig. 74b dem linken unteren Quadranten h t c p h der beiden homonymen linken Gesichtsfeldhälften in Fig. 73. Die untere Lippe der Fissura calcarina (H T_1 C P H) Fig. 74b entspricht der Projektion der homonymen oberen Quadranten h t_1 c p h der linken Gesichtsfeldhälften in Fig. 73.

Die kortikalen Flächen U und O, Fig. 74b, in ihrer Begrenzung T C T_1 P T und Fig. 74a in ihrer Begrenzung T A T_1 P T stellen das Gebiet der sich deckenden Gesichtsfeldhälften Fig. 73 vor, und zwar t_1 c t p t_1 für die linken homonymen und t_1 a + c t $p_1 t_1$ für die rechten homonymen Gesichtsfeldhälften.

Das Gebiet T H T_1 P T Fig. 74b ist das kortikale Gebiet für den linken

____

1) Zur besseren Orientierung bitten wir, das hinten angefügte Schema der Projektion benutzen zu wollen.

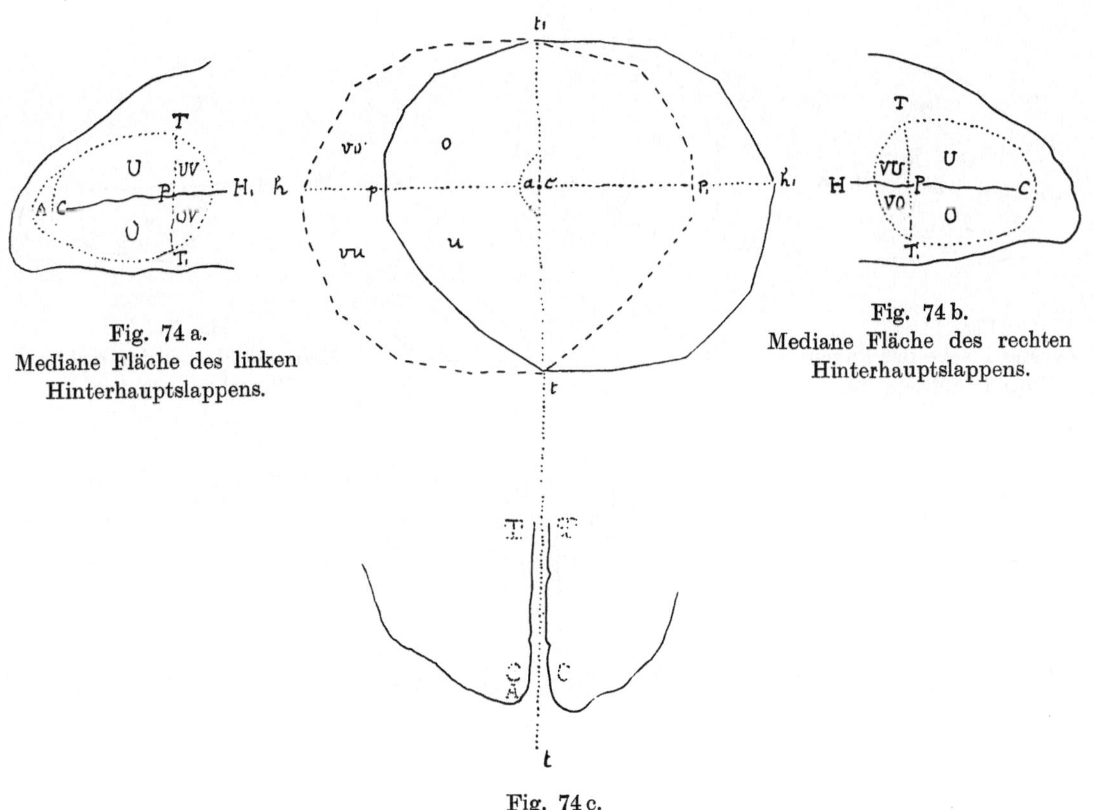

Fig. 74 a.
Mediane Fläche des linken
Hinterhauptslappens.

Fig. 74 b.
Mediane Fläche des rechten
Hinterhauptslappens.

Fig. 74 c.

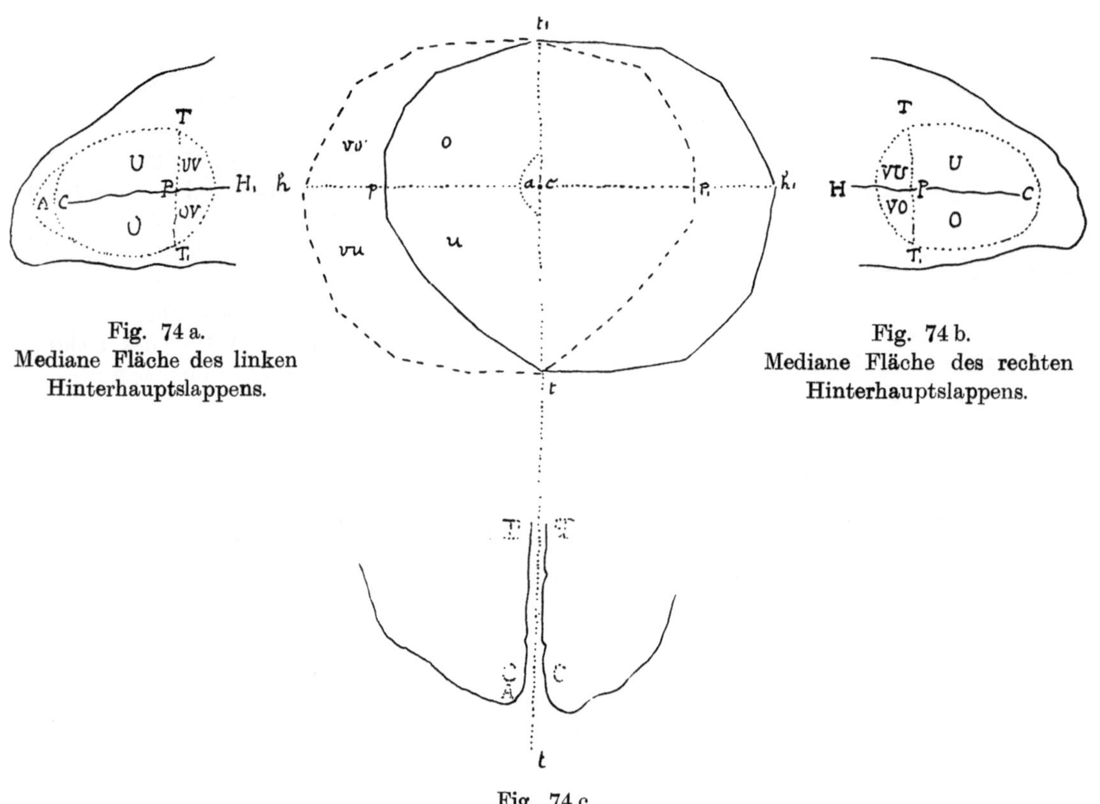

Fig. 73.
Binokulares Gesichtsfeld.
Fig. 74 a.
Mediane Fläche des linken
Hinterhauptslappens.
Fig. 74 b.
Mediane Fläche des rechten
Hinterhauptslappens.
Fig. 74 c.

peripheren Halbmond t_1 h t p t_1 im binokularen Gesichtsfelde Fig. 73 und T H_1 T_1 P T für den rechten peripheren Halbmond t_1 h_1 t p_1 t_1 im binokularen Gesichtsfelde.

Die kortikale Fovea C muss im Schnittpunkte c des horizontalen Meridians h h_1 mit der vertikalen Trennungslinie beider Gesichtsfeldhälften t_1 t liegen, demgemäss wird ihre Lage im Sehcentrum gegen den Pol des Hinterhauptslappens zu dort liegen, wo die Fortsetzung der Fissura calcarina die Projektion der Trennungslinie t_1 t Fig. 73 auf der Fläche des Sehcentrums schneidet. Die Projektion dieser vertikalen Trennungslinie t_1 t beider Gesichtsfeldhälften stellt aber die Begrenzungslinie T C T_1 für das rechte Sehcentrum Fig. 74b und T A T_1 für das linke Sehcentrum Fig. 74a dar; hier mit dem Zusatze A, weil die Projektion der makulären Aussparung hier vermerkt ist. Die makuläre Aussparung für die linken Gesichtsfeldhälften ist hier weggelassen, weil es bekanntlich auch Fälle gibt, bei denen die vertikale Trennungslinie der Gesichtsfeldhälften durch den Fixierpunkt c geht. Das Gebiet A, von der punktierten Linie in Fig. 74a umzogen, ist also das kortikale Areal für die makuläre Aussparung a in Fig. 73 der rechten homonymen Gesichtsfeldhälften, während in diesem Schema für die linken homonymen Gesichtsfeldhälften (siehe Fig. 74b) keine makuläre Aussparung vermerkt ist. Meist ist, wie gewöhnlich, die makuläre Aussparung auf beiden homonymen Hälften von gleicher Ausdehnung. Ist dies nicht der Fall, dann wird auf dem einen Sehcentrum das Gebiet A weniger umfangreich sein. als auf dem anderen Sehcentrum. Aus dem grösseren oder kleineren Bezirke A oder seiner ungleichen Ausdehnung etc. nach oben oder unten von C erklären sich die verschiedenen Formen derselben, wegen deren wir auf „die Neurologie des Auges Bd. VII pag. 7" verweisen.

Würde nach unserem Schema das rechte Sehcentrum Fig. 74b resp. seine Hemisphärenleitung zerstört, dann würde eine linksseitige komplete und absolute homonyme Hemianopsie auftreten mit einer makulären Aussparung a in die ausgefallenen Gesichtsfeldhälften hinein, weil eben dies Gebiet a in Relation steht zu dem Gebiete A, Fig. 74a, das demgemäss einen integrierenden Bestandteil der erhalten gebliebenen rechten homonymen Gesichtsfeldhälften bildet. Würde jedoch das linke Sehcentrum, Fig. 74a, resp. seine Hemisphärenleitung zerstört, dann würde rechtsseitige komplete und absolute homonyme Hemianopsie auftreten, bei welcher die Trennungslinie der Gesichtsfeldhälften durch den Fixierpunkt ginge, weil in dem kortikalen Sehcentrum, Fig. 74b, die Anlage einer makulären Aussparung nicht eingezeichnet ist.

Die Projektion der vertikalen Trennungslinie der Gesichtsfeldhälften auf das kortikale Sehcentrum.

§ 58. Bei allen Fällen von doppelseitiger inkompleter homonymer Hemianopsie nach Hinterhauptschüssen tritt die Erscheinung zutage, dass die Defekte kontinuierlich die vertikale Tren-

nungslinie der Gesichtsfelder überschreiten, d. h. dass im Gesichtsfelde die inkompleten Defekte der rechten Gesichtsfeldhälften ausnahmslos mit denen der linken Hälften in der vertikalen Trennungslinie sich vereinigen, so dass niemals ein peripher gelegener Defekt auf der einen und ein
peripher gelegener Defekt auf den anderen Gesichtsfeldhälften getrennt durch
eine erhalten gebliebene Gesichtsfeldpartie gefunden wird.   Halten wir diese
Tatsache im Auge und bedenken, dass alle Hinterhauptschüsse in der Richtung
von der Rinde nach dem Mark hin auf die Gehirnsubstanz treffen müssen, so
kann man aus der Vereinigung dieser beiden Tatsachen den Schluss ziehen, dass
wenigstens in dem Bereiche der bei Schussverletzungen bevor-
zugten unteren Gesichtsfeldquadranten, also in den oberen Schich-
ten der medianen Seite der Hinterhauptslappen die Projektion
der vertikalen Trennungslinie (T C Fig. 74b und T A Fig. 74a) ge-

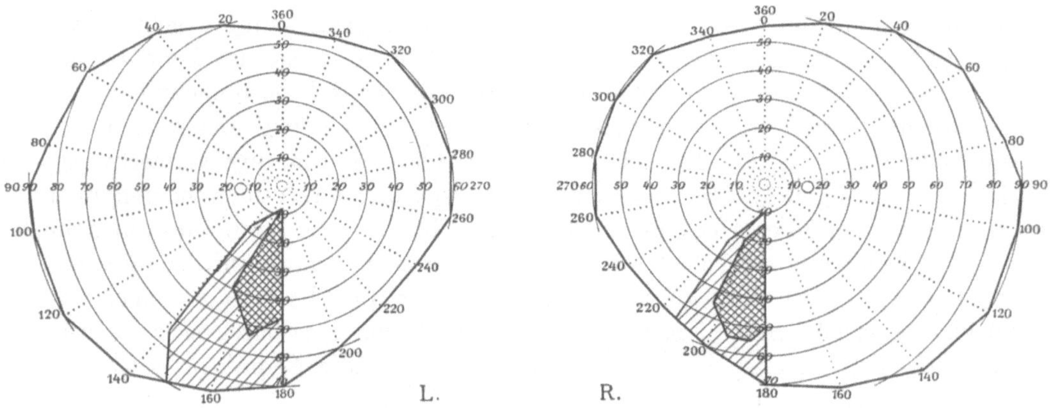

Fig. 75.

(Fall Hegner III.   Krankengeschichte siehe pag. 43.)

sucht werden müsse.   Die Linie T C resp. T A stellt also die Begrenzung
des Sehcentrums nach oben hin im oberen Quadranten dar und entspricht
im monokularen wie binokularen Gesichtsfelde, Fig. 73, dem unteren Teile der
Trennungslinie t c resp. t a.

Schussverletzungen, welche von der Konvexität des Hinterhauptslappens
die Grenzlinie T C streifen oder tiefer in das Gebiet T P C T eindringen, müssen
inkomplete Defekte in den unteren Quadranten hervorbringen, die, je nachdem die ganze oder nur ein Teil der Grenzlinie T C zerstört war, in ihrer
ganzen Länge oder nur teilweise der vertikalen Trennungslinie t c, Fig. 73,
anliegen.   Als Beispiel für den ersteren Fall diene die Beobachtung von
v. Szily, Fall 26 mit einfacher Quadranthemianopsie nach unten, für den
zweiten Fall die folgende Beobachtung von Hegner Fig. 75.

Was für das eine Sehcentrum gilt, gilt natürlich auch für das andere.   Da
nun im Schädelinnern die medianen Hinterlappenflächen sich nahe gegenüber-
liegen, Fig. 74c, so muss auch die Grenzlinie T C des rechten Sehcentrums der

analogen Grenzlinie T A des linken Hinterhauptslappens benachbart verlaufen, und wird demgemäss ein Schuss, der die oberen Partien beider Sehcentren durchsetzt, auch inkomplete doppelseitige hemianopische Gesichtsfelddefekte liefern nach Analogie der eben geschilderten bei Verletzung der oberen Partie nur eines Hinterhauptslappens.　So erklärt es sich, dass die Defekte bei der doppelseitigen inkompleten Hemianopsie stets im vertikalen Meridian anein-

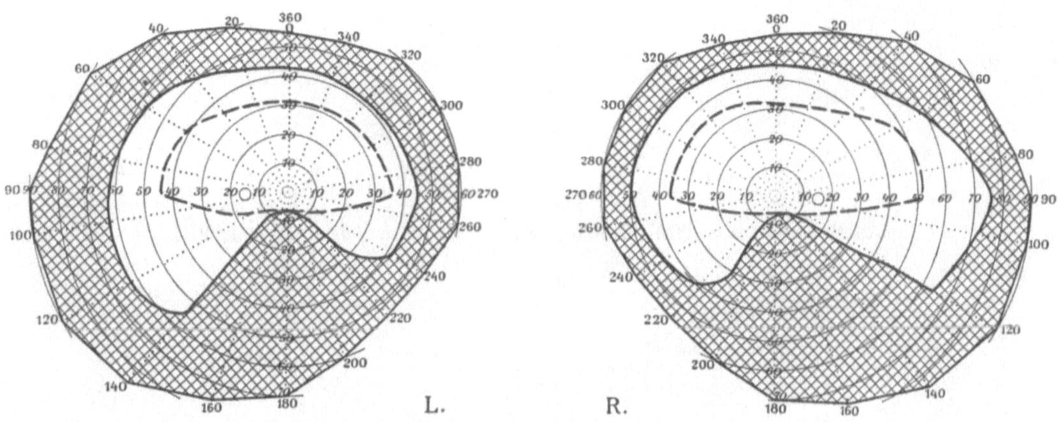

Fig. 76.

(Fall 1 Axenfeld.　Krankengeschichte siehe pag. 65.)

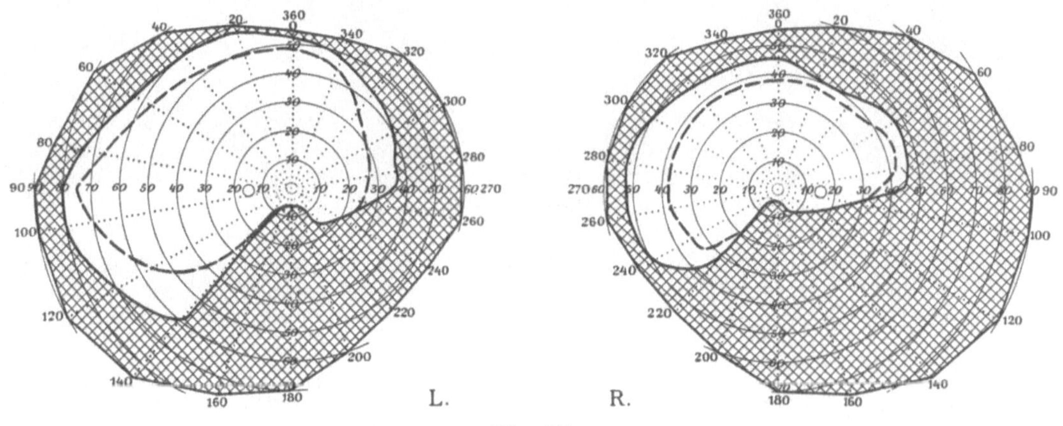

Fig. 77.

(Fall 2 Uhthoff.　Krankengeschichte siehe pag. 79.)

anderstossen, als ein zusammenhängender Defekt, der sich in die linken und rechten Gesichtsfeldhälften von der vertikalen Trennungslinie aus erstreckt. Die folgenden Gesichtsfelder Fig. 76—78 stellen verschiedene Modifikationen dieser Defektformen inkompleter doppelseitiger Quadranthemianopsie nach unten dar.

Eine komplete und absolute Hemianopsia inferior zeigen die Fälle: Inouye Fall IX pag. 72 Fig. 48, Fall X pag. 72, Fall V pag. 65, Fall VI pag. 71,

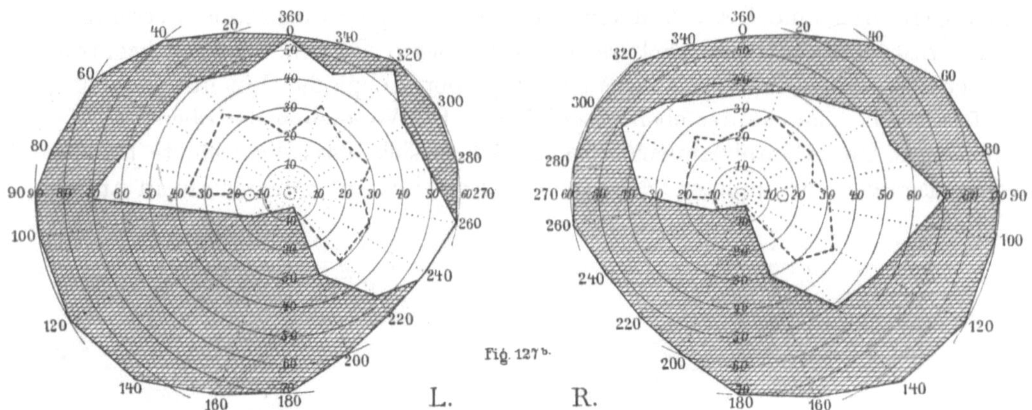

Fig. 78.
(Eigene Beobachtung: Fall Telsch.   Krankengeschichte siehe pag. 91.)

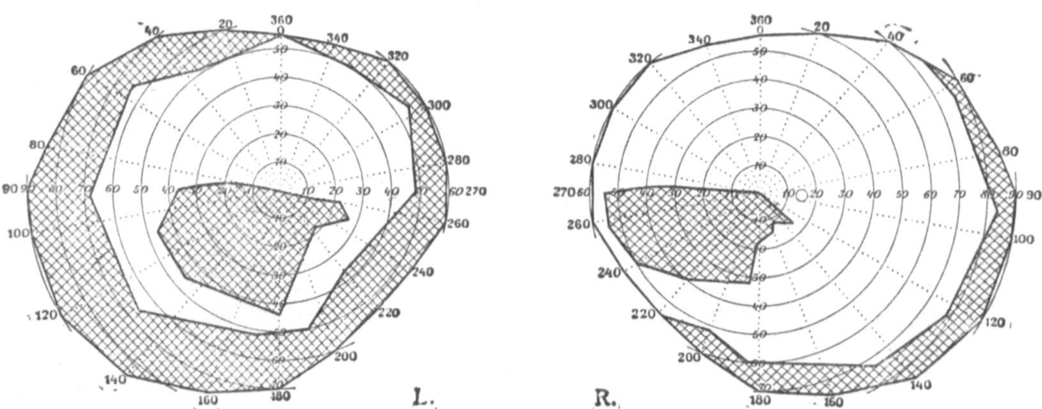

Fig. 79.
(Fall 17 Inouye.   Krankengeschichte pag. 92.)

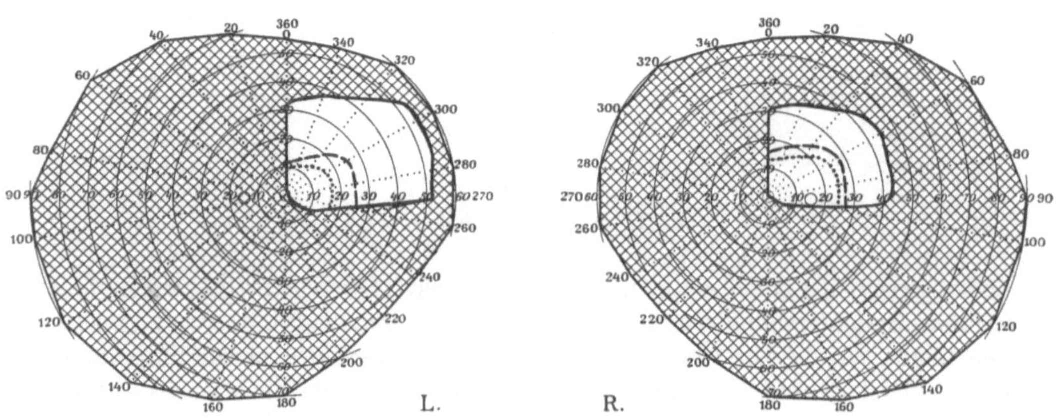

Fig. 80.
(Fall Franke.   Krankengeschichte siehe pag. 67.)

Fall VIII pag. 71, ferner Uhthoff Fall VIII und IX aus dem 40. Bericht der ophthalmologischen Gesellschaft zu Heidelberg 1916 sowie Pincus pag. 73.

Im Falle VI von Uhthoff pag. 73 bestand nur eine Hemianopsia inferior für Farben. Hier war demgemäss das betreffende Hirngebiet in seiner Funktion nur geschwächt, aber nicht zerstört.

Da nun die vertikale Trennungslinie der Gesichtsfeldhälften eine kontinuierliche Linie über c hinaus (Fig. 73) nach unten hin darstellt, so muss $T\,C\,T_1$ Fig. 74 b, und $T\,A\,T_1$, Fig. 74 a, die Projektion der Trennungslinie $t\,c\,t_1$ resp. $t\,a\,t_1$ Fig. 73, im kortikalen Sehcentrum darstellen.

Die Projektion des horizontalen Meridians auf das kortikale Sehcentrum.

§ 59. Von verschiedenen Forschern, namentlich von Henschen und Lenz ist nachgewiesen, dass die obere Lippe der Fissura calcarina (das Gebiet U, Fig. 74 a und 74 b) zu dem unteren Gesichtsfeldquadranten ($h\,c\,t\,h$ und $h_1\,c\,t\,h_1$) in Relation stehe, die untere Lippe der Fissura calcarina (das Gebiet O, Fig. 74 a und 74 b) zu den oberen Gesichtsfeldquadranten der kontralateralen Hälfte ($h\,c\,t_1\,h$ und $h_1\,c\,t_1\,h_1$). Folglich muss die Projektion des horizontalen Meridians zwischen beiden im Verlaufe der Fissura calcarina gelegen sein.

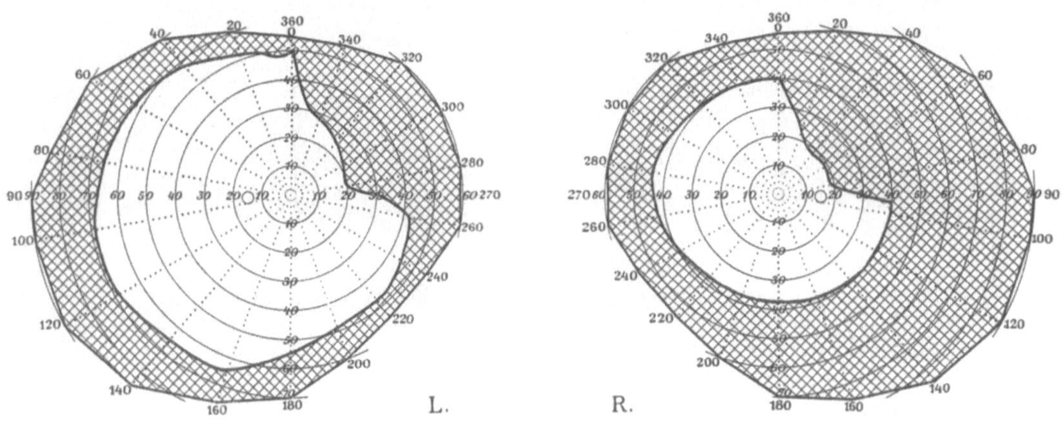

Fig. 81.
(Eigene Beobachtung: Fall Baier. Krankengeschichte siehe pag. 40.)

Der anatomischen Anlage einer tiefen Rinne im Sehcentrum, wie eine solche die Fissura calcarina darstellt, entspricht auch die Tatsache, dass die oberen und unteren Quadranthemianopsien sich so häufig gerade im horizontalen Meridian abgrenzen, siehe die Fälle Inouye Fig. 79; Telschow Fig. 78; Inouye Fig. 82, Fall Peterich Fig. 82 a und die grosse Anzahl von Fällen mit kompleter und absoluter homonymer Hemianopsie auf den einen und Quadranthemianopsie auf den anderen Hälften, wie z. B. in dem Falle von Franke, Fig. 80.

Weitere zur letzteren Kategorie gehörige Fälle sind die Beobachtungen von Uhthoff pag. 87, Fall VII, Fall XV pag. 68 Fall X pag. 68, Pincus Fall V pag. 73. Rothfuchs pag. 70, Inouye Fall XII pag. 83. In dem Falle von v. Szily Fall 36 pag. 68 bestand linksseitige komplete und absolute homonyme Hemianopsie, in den rechten unteren Quadranten wurde eine

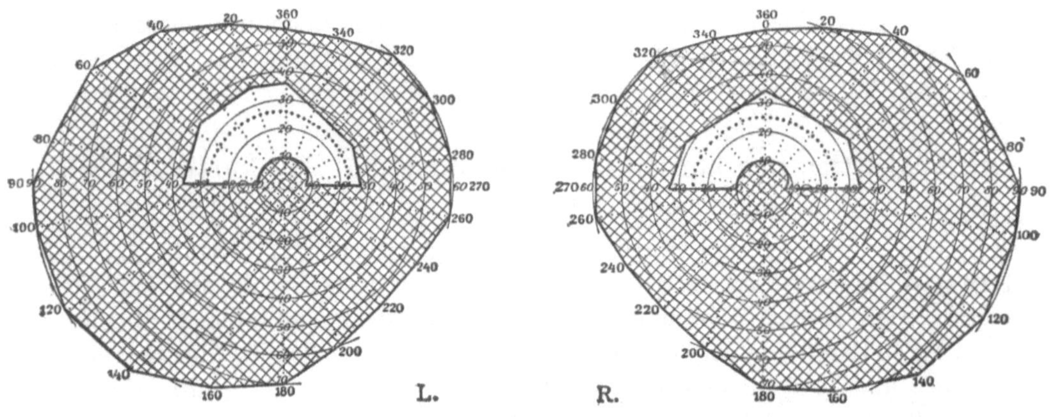

Fig. 82.
(Fall VII Inouye.)

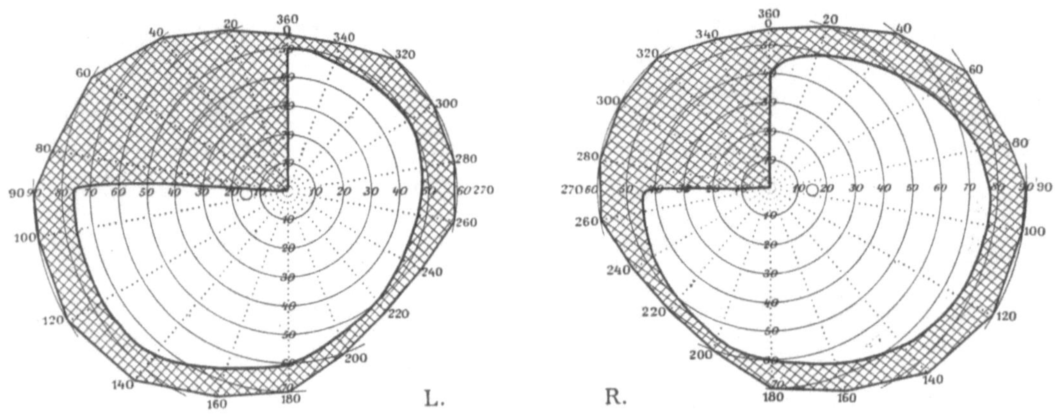

Fig. 82 a.
(Eigene Beobachtung: Fall Peterich.

Farbenhemianopsie konstatiert. Hier war also in dem oberen Quadranten das betreffende Gehirngebiet in seiner Funktion nur beeinträchtigt, nicht aber zerstört.

Isolierte, lediglich auf die oberen homonymen Quadranten beschränkte Gesichtsfelddefekte nach Schussverletzungen sind ausserordentlich selten, wohl aus dem Grunde, weil durch die untere Partie des Hinterhauptslappens gehende Schüsse für den Bestand des Lebens zu gefährlich sind. Von allen in diesem Buche angeführten Fällen zeigen nur die folgenden Beobachtungen dahingehende Gesichtsfelddefekte: siehe Figg. 81 bis 82b, Inouye pag. 46 Fall XVI, Fall Dimmer pag. 48, Fall Axenfeld pag. 62; ferner mit Hemianopsia superior: Uhthoff[1]) Fall XIII l. c. pag. 26, Pagenstecher und Poppelreuter.

Best (134) hat unter den einseitigen Hemianopsien in 60% einen vorwiegenden Ausfall in dem unteren Teile des Gesichtsfeldes, nur in 5% in den oberen Hälften gesehen; unter den doppelseitigen in 53,8% unten, nur in 7,7% oben.

Pincus (144) konnte nur einen Fall von Hemianopsia superior in Form symmetrischer Skotome im linken oberen Quadranten nachweisen. In diesem

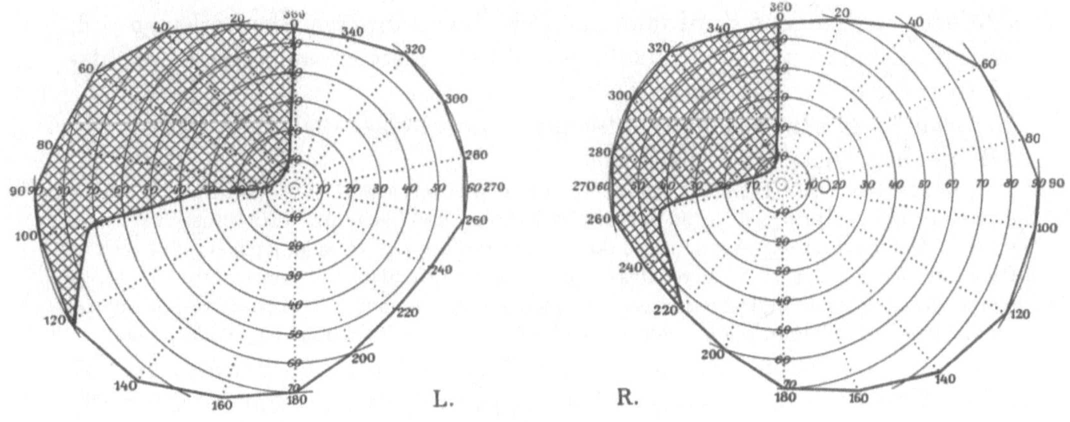

Fig. 82 b.
(Eigene Beobachtung: Fall H. H.)

Falle zeigte die Röntgenaufnahme einen Granatsplitter in der Sehstrahlung, nicht in der Rinde.

Quadranthemianopsien, bei denen die vertikale Trennungslinie durch den Fixierpunkt geht (siehe Fig. 82a), erklären sich aus der Anlage des Sehcentrums, Fig. 74b; Quadranthemianopsien, bei denen eine makuläre Aussparung ist, wie z. B. in dem folgenden Gesichtsfelde, Fig. 82b, erklären sich aus der Anlage des Sehcentrums, Fig. 74a.

Die Projektion der Fovea und des makulären Gebietes auf das kortikale Sehcentrum.

§ 60. Im Gesichtsfelde liegt der Fixierpunkt (Fovea) in dem Schnittpunkte des horizontalen Meridians mit der vertikalen Trennungslinie. Im binokularen Gesichtsfelde (siehe Fig. 73) ist der Fixierpunkt c und die vertikale Trennungslinie t_1 t beiden Gesichtsfeldhälften gemeinschaftlich, und die

---

[1]) Uhthoff, siehe 40. Bericht der ophth. Gesellsch. zu Heidelberg 1916.

horizontalen Meridiane der einzelnen homonymen Gesichtsfeldhälften c p und c h resp. a p_1 und a h_1 decken sich. Demgemäss muss im kortikalen Sehcentrum die Fovea auf der Grenzlinie Fig. 74b und 74a T C T_1 resp. TAT_1 da zu suchen sein, wo die Fortsetzung der Fissura calcarina (horizontaler Meridian) diesen Grenzsaum des kortikalen Sehcentrums trifft. Das ist aber die Gegend des Pols des Hinterhauptslappens. Auf Seite 60 hatten wir bereits hervorgehoben, dass alle Fälle darauf hindeuten, dass das kortikale Areal der Macula in der Gegend des Pols des Hinterhauptslappens gesucht werden müsse.

Nach der Angabe von Schieck (142) entstanden in zwei Fällen von circumskripten Verletzungen des Hinterhaupts nahe der Mittellinie durch Aufprall von Granatsplittern auf den Schädel so feine Skotome nahe dem Fixationspunkt, dass nur die Prüfung am Bjerrum-Vorhang die Defekte aufdeckte. Warum jedoch die Annahme einer Doppelversorgung der Macula in der Hirnrinde nach der Ansicht Schiecks dadurch einen schweren Stoss erleiden soll, dass der Ausfall so nahe dem Fixationspunkt symmetrisch auf beiden Gesichtsfeldern gelegen war, ist unverständlich.

Nun ist es eine bekannte Tatsache, dass bei einer Reihe von Fällen, wie z. B. in dem folgenden Falle von

Best (134), Fall VIII. K., am 26. XI. 14 verwundet, am 27. XI. operiert. Knochensplitter entfernt. Durchschuss in der Längsrichtung des Schädels. Einschuss links von der Stirn-Schläfengrenze. Ausschuss links am Hinterhaupt. Anfangs Aphasie und rechtsseitige Hemiplegie. Am 28. I. die rechtsseitige homonyme Hemianopsie konstatiert. 28. II. 15 Besserung der Aphasie und Hemiparese. Ophth. Befund normal. Rechtsseitige homonyme Hemianopsie; die Trennungslinie der Gesichtsfeldhälften geht durch den Fixierpunkt,

sowie in den Beobachtungen von Axenfeld Fall III pag. 66; Franke pag. 67 Fall V; Uhthoff pag. 81; unser Fall Ritter pag. 81; Inouye Fall XIX pag. 87; v. Szily Fall 41 pag. 51; Elchlepp pag. 38, unser Fall Jaenchen pag. 40; Axenfeld pag. 33; unser Fall L. pag. 31; Saenger pag. 47; Inouye Fall XVI pag. 46; unser Fall Wöhler pag. 87 die vertikale Trennungslinie t t_1 Fig. 73 durch den Fixierpunkt c geht, dass jedoch bei einer grösseren Anzahl von Beobachtungen eine Aussparung der Macula von individuell wechselnder Breite gefunden wird (siehe das Gebiet A in Fig. 74a und a in Fig. 73), d. h. dass bei den kompleten und absoluten homonymen Hemianopsien die kortikale Trennungslinie zugunsten der erhalten gebliebenen Gesichtsfelder innerhalb des Gebietes der ausgefallenen Gesichtsfelder an dem Fixierpunkte vorbeizieht. Demgemäss würde im kortikalen Sehcentrum (siehe Fig. 74a) die Grenzlinie des kortikalen Sehfeldes in der Richtung nach dem Hinterhauptspole zu noch die Fovea C überragen (siehe das vor der punktierten Linie umschriebene Feld A in Fig. 74a und das von der punktierten Linie umschriebene Feld a in Fig. 73). Da Fig. 74b das rechte kortikale Sehcentrum darstellt, würde seine Zerstörung, wie vorher schon bekannt, einen kompleten Ausfall der homonymen linken Gesichtsfeldhälften in Fig. 73 hervorrufen mit Ausnahme der makulären Aussparung a, die ja zu dem linken Sehcentrum, Fig. 74a, in Relation steht und einen integrierenden Bestandteil der rechten homonymen Gesichtsfeldhälften (Fig. 73) ausmacht. In Fig. 74a bildet demnach das Gebiet der nächsten Umgebung von C + A das makuläre kortikale Areal, während es in Pig. 74 b nur durch das C umgebende Gebiet dargestellt wird.   Demgemäss würde eine Zerstörung des linken Sehcentrums Fig. 74 a, eine rechtsseitige homonyme Hemianopsie bewirken, bei welcher jedoch die vertikale Trennungslinie der Gesichtsfeldhälften durch den Fixierpunkt ginge.   Je nachdem nun das Gebiet A in Fig. 74 a gestaltet ist, wird die

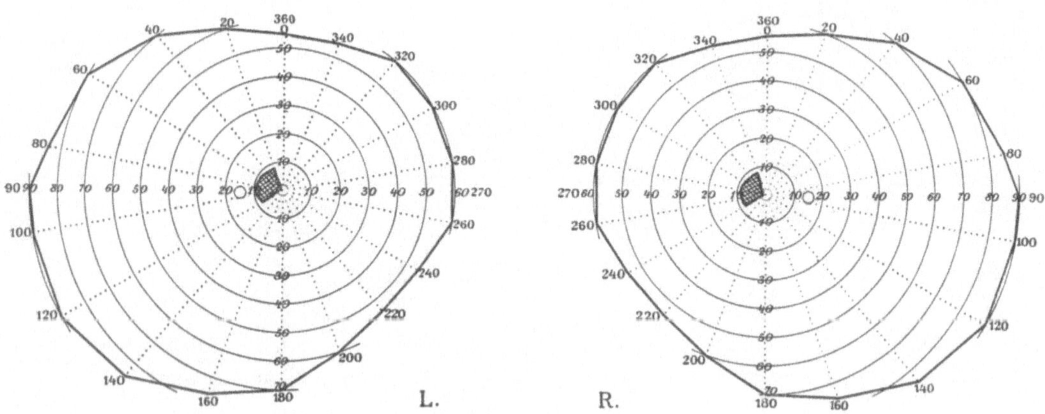

Fig. 83.
(Eigene Beobachtung: Pflughoefft.   Krankengeschichte siehe pag. 50.)

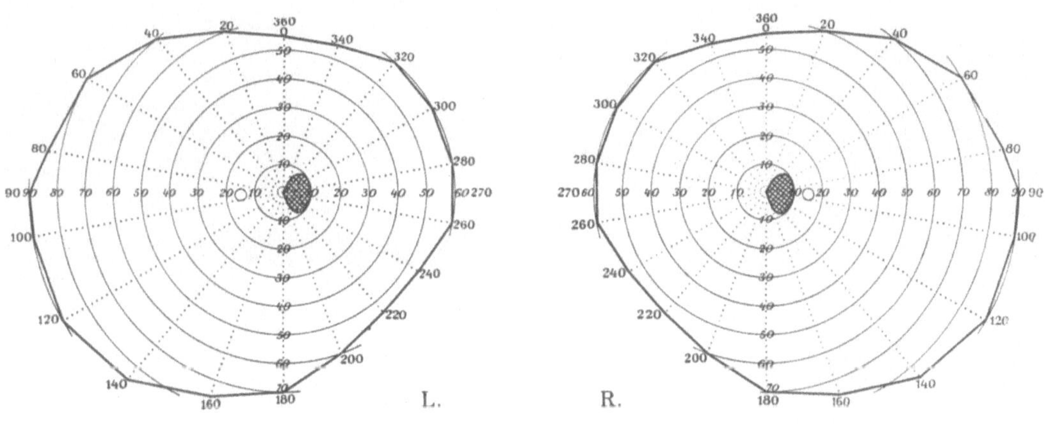

Fig. 84.
(Fall Hegner Nr. 16.   Krankengeschichte siehe pag. 32.)

makuläre Aussparung verschiedene Formen annehmen, wegen deren wir auf den Band VII[1]) pag. 7 verweisen. Das kortikale Gebiet für die makuläre Region ist aber nicht ein für sich abgegrenzter Bezirk, sondern geht, wie aus allen Fällen mit centralen homonym hemianopischen Skotomen hervorgeht, unvermittelt in die peripherer gelegenen Gesichtsfeldpartien über, wie ja

―――――――
[1]) der Neurologie des Auges.

dies aus der Anlage des kortikalen Sehcentrums ersichtlich ist. Vergl. das grössere centrale homonym-hemianopische Skotom Fig. 85 und 86.

Je weiter nun nach dem Hinterhauptspole zu, als nach der Spitze eines abgestumpften Kegels, ein Schuss die Gehirnmasse streift oder zerstört, um so kleiner müssen der ganzen anatomischen Anlage nach die centralen homo-

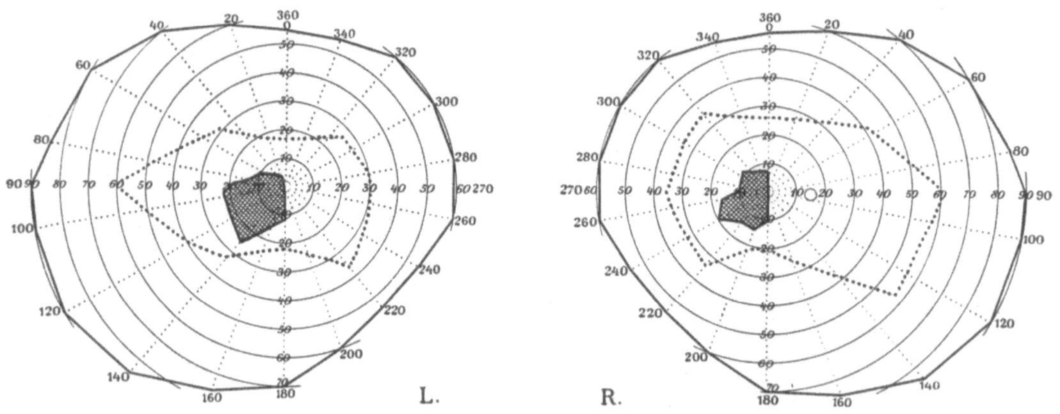

Fig. 85.
(Fall Elchlepp. Krankengeschichte siehe pag. 38.)

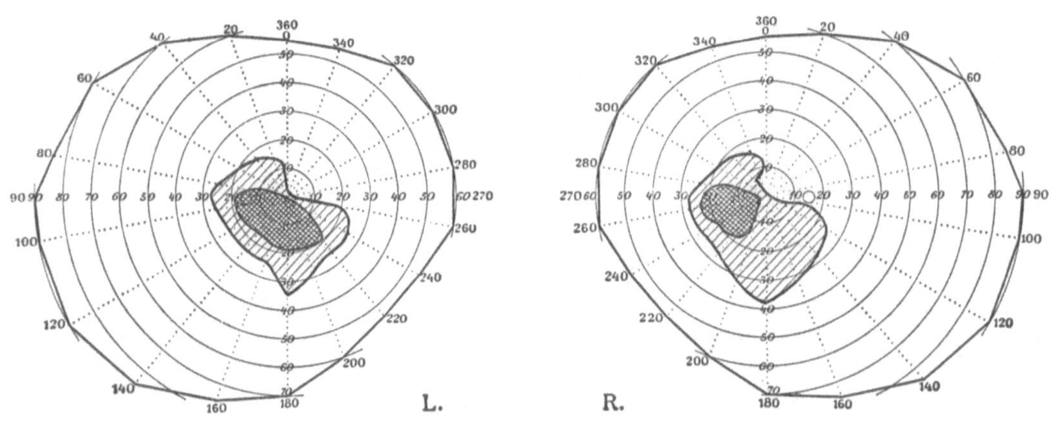

Fig. 86.
(Fall IV Axenfeld. Krankengeschichte siehe pag. 62.)

nymen hemianopischen Gesichtsfelddefekte ausfallen. Trifft dabei die Zerstörung in gleichmässiger Ausdehnung nach oben und unten die Gegend des Schnittpunktes der Fissura calcarina H C in Fig. 74 b mit der Grenzlinie T C T_1, dann erhalten wir Gesichtsfelddefekte wie in den folgenden Abbildungen, Figg. 83—85, sowie die Fälle Bielschowsky pag. 37, v. Szily pag. 51 bei einfacher homonymer Hemianopsie; ferner Fall Axenfeld Fig. 86;

Steenbock Fig. 87; und Fall Dimmer pag. 68 bei doppelseitiger homonymer Hemianopsie.

Ist dabei nur das Gebiet C im oberen Winkel zwischen der Fissura calcarina und der Grenzlinie T C resp. A zerstört, dann erhalten wir centrale homonym-hemianopische Skotome im unteren Quadranten, wie in den Fällen

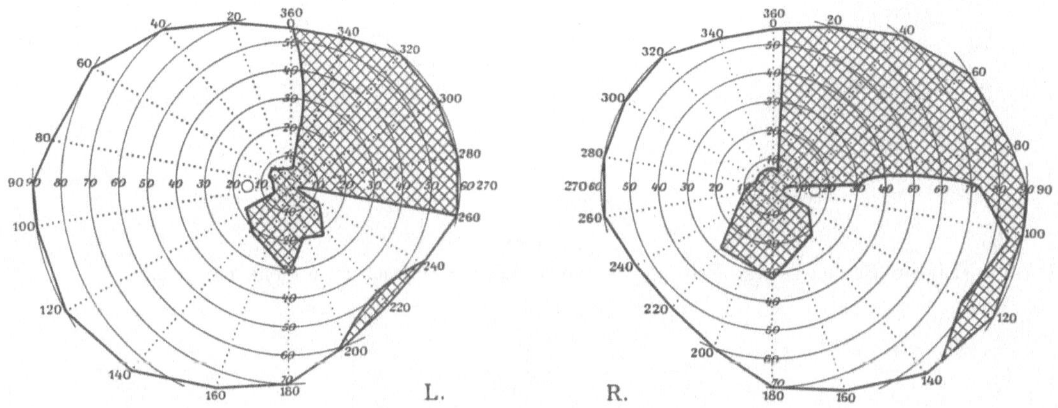

Fig. 87.
(Eigene Beobachtung: Fall Steenbock. Krankengeschichte siehe pag. 61.)

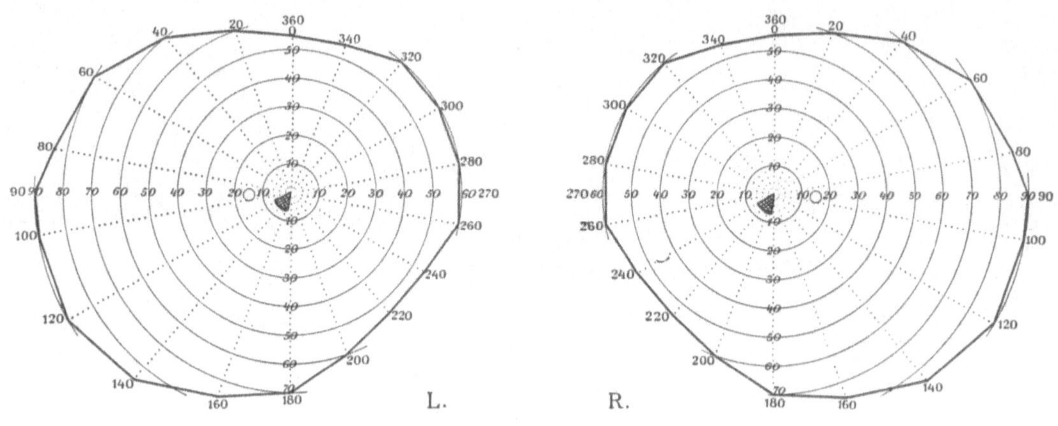

Fig. 88.
(Fall Hegner Nr. 15. Krankengeschichte siehe pag. 31.)

Hegner Fig. 88; ferner Fig. 3 pag. 12; Fig. 37 b pag. 58; Fig. 41 a pag. 64; Fig. 7 pag. 23; sowie im Falle

Best (134, Fall 15). Verletzung am 7. VII. 15 am Hinterkopf rechts. 8. VIII. S $= \frac{1}{3}$. Periphere Gesichtsfeldgrenze normal. Grosses Skotom links unten. 12. VII. S rechts $= \frac{6}{20}$; links $= \frac{6}{7}$; hat immer rechts schlechter gesehen. Die campimetrische Untersuchung ergibt ein centrales Skotom in Ausdehnung von 2—3° nach links unten vom Fixierpunkt. 23. VII. Augenhintergrund normal.

bei einfacher homonymer Hemianopsie und in den Fällen Figg. 89, 90, 91, 92, 93 und 94 mit doppelseitiger Hemianopsie.

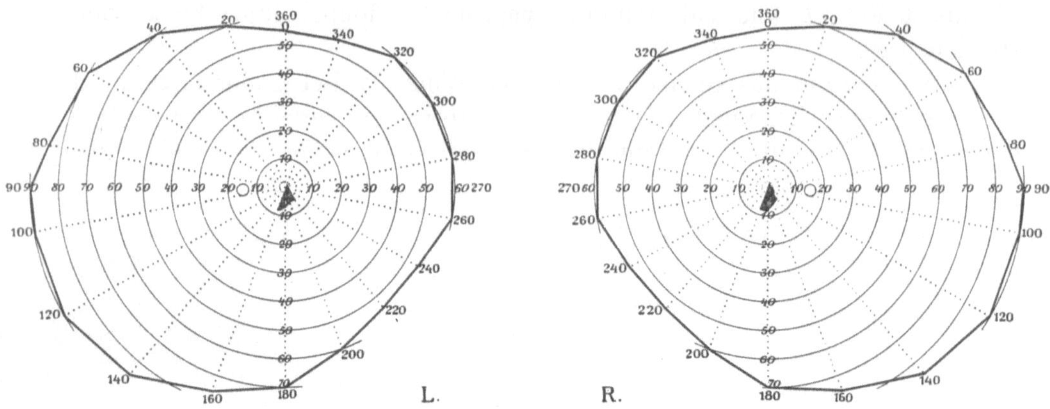

Fig. 89.
(Eigene Beobachtung: Fall 13, Cossaeth.   Krankengeschichte siehe pag. 49.)

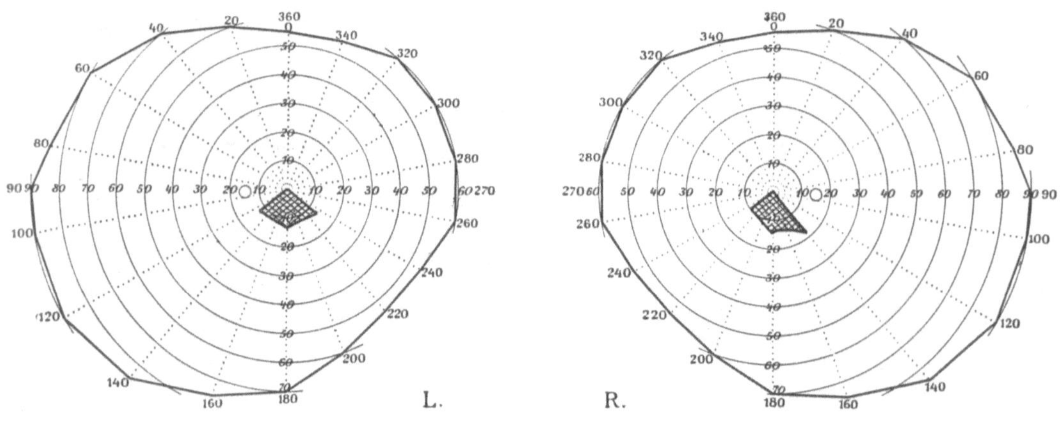

Fig. 90.
(Fall 18 Inouye.   Krankengeschichte siehe pag. 83.)

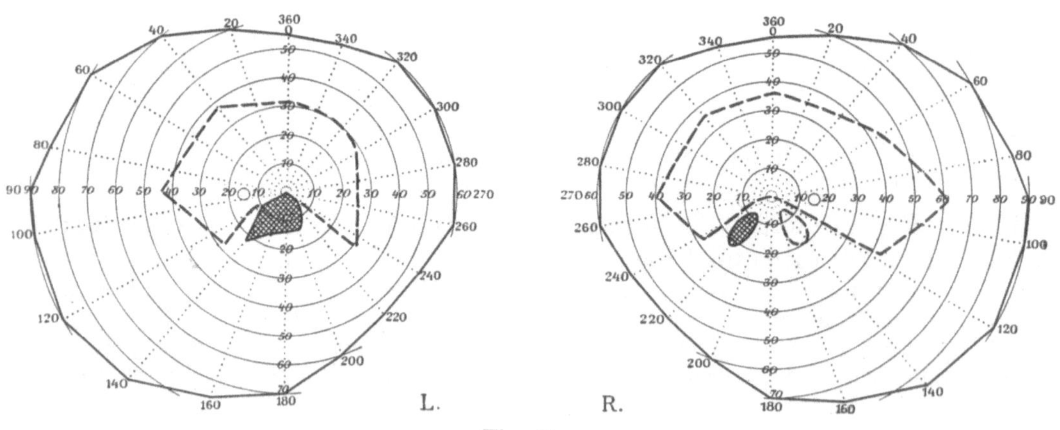

Fig. 91.
(Fall Meyerhof.   Krankengeschichte siehe pag. 79.)

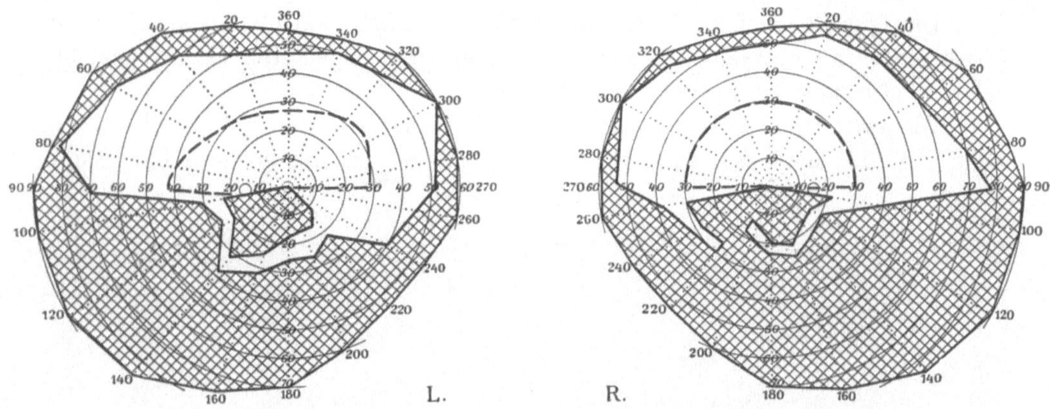

Fig. 92.
(Eigene Beobachtung: Fall Miertzsch. Krankengeschichte siehe pag. 77.)

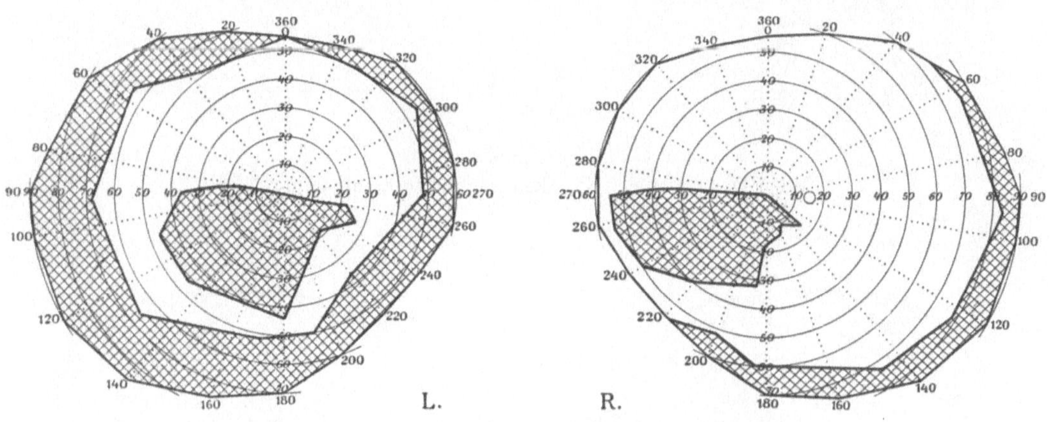

Fig. 93.
(Fall 17 Inouye. Krankengeschichte siehe pag. 62.)

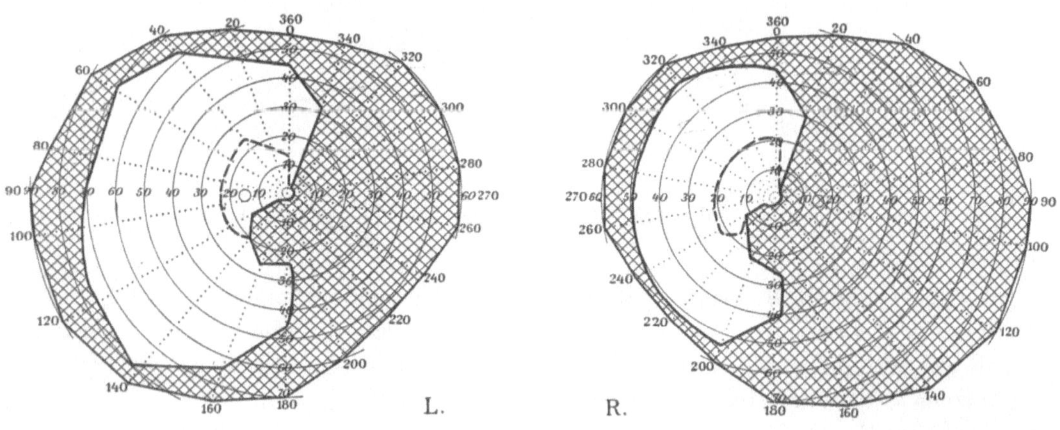

Fig. 94.
(Eigene Beobachtung: Fall Bor. Krankengeschichte siehe pag. 81.)

Das gleiche bezüglich der entsprechenden Partie im oberen Quadranten findet statt in den folgenden Beobachtungen: Fig. 6 pag. 16; Fig. 95 und 96 bei doppelseitiger homonymer Hemianopsie.

Die auffallende Form des Gesichtsfelddefektes in unserem Falle Miertzsch siehe Fig. 92, lässt sich so erklären, dass ein Schuss die vordere Partie der

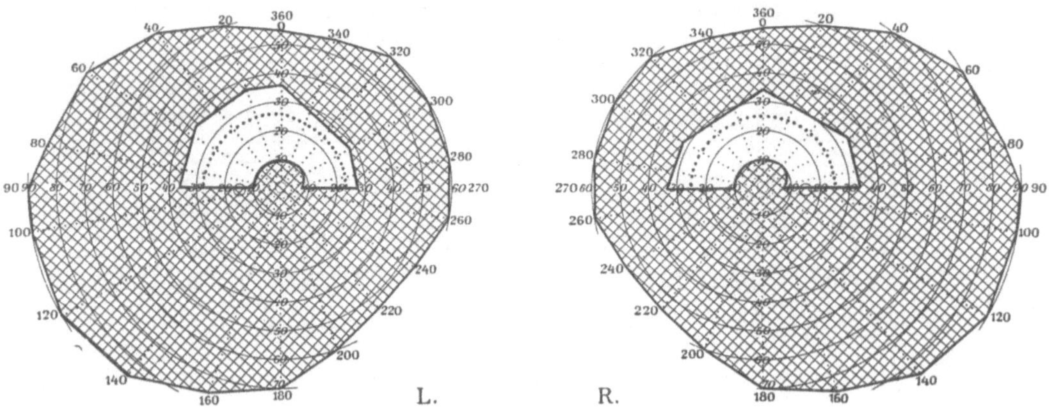

Fig. 95.
(Fall VII Inouye. Krankengeschichte siehe pag. 77.)

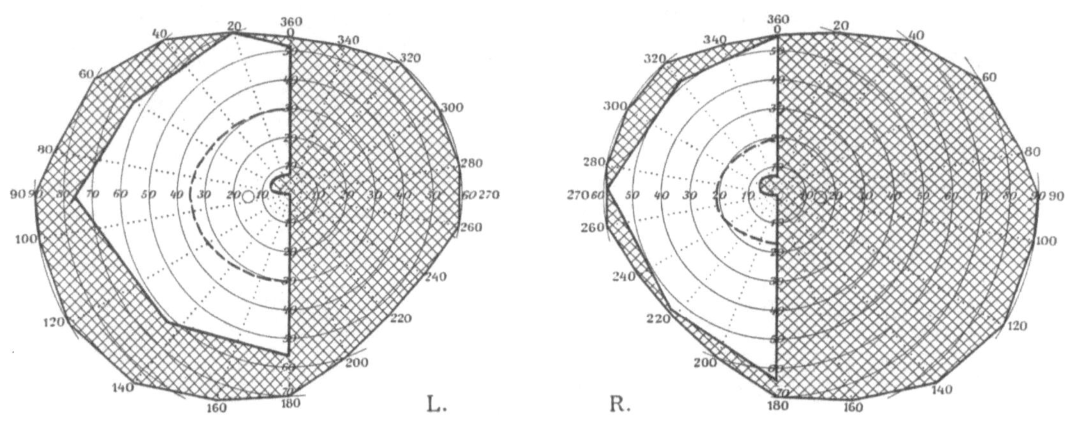

Fig. 96.
(Inouye, Fall XIX. Krankengeschichte siehe pag. 87.)

Flächen U Fig. 74 in beiden Hinterhauptslappen zerstört hatte, während ein abgesprengtes Knochen- oder Projektilstück zugleich die obere Partie beider Pole so lädiert hatte, dass noch eine schmale Brücke erhaltenen Gewebes zwischen beiden Herden sich wieder erholen konnte.

Hier müssen wir noch auf einen besonderen Umstand aufmerksam machen. Eine Reihe von Fällen mit Hemianopsia inferior, wie z. B. der folgende Fall von

Best (134), Fall 12. Durchschuss quer durch den Hinterkopf an typischer Stelle am 31. I. 15. Aufnahme ins Kriegslazarett am 12. II. Am 13. II. Stauungspapille mit Blutungen. Revision der Wunde ergibt Knochensplitter und Eiterung an der Schusswunde. Am 24. II. Augenspiegelbefund wieder normal. 13. III. beiderseits $S = {}^6/_{10}$. Gesichtsfeld nach oben erhalten, die unteren Hälften fehlen. Maculaaussparung nach unten. Alexie zeigen angeblich eine Aussparung der Macula nach unten. Best fragt (134, pag. 85), wie soll das zu erklären sein? Folgerichtig müsse man, wenn man im Banne der Doppelversorgung der Macula stehe, eine 4fache Vertretung der Macula annehmen, wie es Inouye zu tun scheine." Bei einem Blick auf Fig. 74a erklärt sich die Sache ausserordentlich leicht. Entweder besteht bei diesen Fällen ein Aussparungsareal, oder es besteht kein solches. Jedenfalls hat der Herd hier einen kleinen Teil des Gebietes C resp. A Fig. 74 oberhalb der Fissura calcarina durch Zufall intakt gelassen.

Die Projektion des peripheren Halbmondes und die Projektion des im binokularen Gesichtsfelde sich deckenden Bezirks der homonymen Gesichtsfeldhälften.

§ 61. Da im binokularen Gesichtsfelde die vertikale Trennungslinie Fig. 73 t_1 t für die rechten wie für die linken homonymen Gesichtsfeldhälften gemeinschaftlich ist, die temporalen Gesichtsfeldhälften, siehe Fig. 73 t_1 h t c t_1 in Relation zum rechten Sehcentrum Fig. 74b, sowie t_1 h_1 t a t_1 in Relation zum linken Sehcentrum Fig. 74a stehend, und lediglich von dem im Chiasma sich kreuzenden Faszikel versorgt werdend, umfangreicher sind, als die nasalen homonymen Gesichtsfeldhälften t_1 p t c t_1 (in Relation zum rechten Sehcentrum Fig. 74b stehend) und t_1 p_1 t a t_1 (in Relation zum linken Sehcentrum Fig. 74a stehend), so bleibt im binokularen Gesichtsfelde eine halbmondförmig gestaltete periphere Gesichtsfeldzone t_1 h t p t_1 (in Relation zum rechten Sehcentrum stehend) und t_1 h_1 t p_1 t_1 (zum linken Sehcentrum in Relation stehend) übrig, welche, wie gesagt, mit nur im Chiasma sich gekreuzt habenden Fasern zusammenhängt. Diese bilden also den sog. „peripheren Halbmond", dessen Projektion im rechten Sehcentrum das Gebiet VU + V O, Fig. 74b, und im linken Sehcentrum das Gebiet U V + O V umfasst. Demgemäss ist im binokularen Gesichtsfelde, Fig. 73, t_1 p t p_1 t_1 das Gebiet der sich deckenden Gesichtsfeldhälften zusammengesetzt aus dem Gebiet T P T_1 C T des rechten Sehcentrums Fig. 74b, und T A T_1 P T für das linke Sehcentrum Fig. 74a. Wird das ganze Gebiet U + O im rechten resp. linken Sehcentrum zerstört, dann bleibt der jeweilige Bezirk für den peripheren Halbmond (V U + V O im rechten und U V + O V im linken Sehcentrum) bestehen, was dem halbmondförmigen peripheren Bezirk t_1 h p t_1 im oberen Quadranten der linken homonymen Gesichtsfeldhälften, Fig. 104 entspricht.

Fleischer hat in der Ophthalmologischen Gesellschaft zu Heidelberg 1916 über folgende drei Fälle nach Schussverletzungen berichtet:

Fall I: Am 6. I. 1915. Verletzung durch Minensplitter am rechten Hinterhaupt. Im Oktober 1915 vernarbter Einschuss an der rechten Hinterhauptschuppe $4^1/_2$ cm seitlich von der Mittellinie des Schädels, etwas oberhalb der horizontalen Verbindungslinie des oberen Ohransatzes. Im Röntgenbild (Fig. 98) ca. 2 cm in der Tiefe radiärwärts' vom Einschuss etwa fingernagelgrosser rechteckiger, etwas zackiger Geschosssplitter. Ausser dem zu

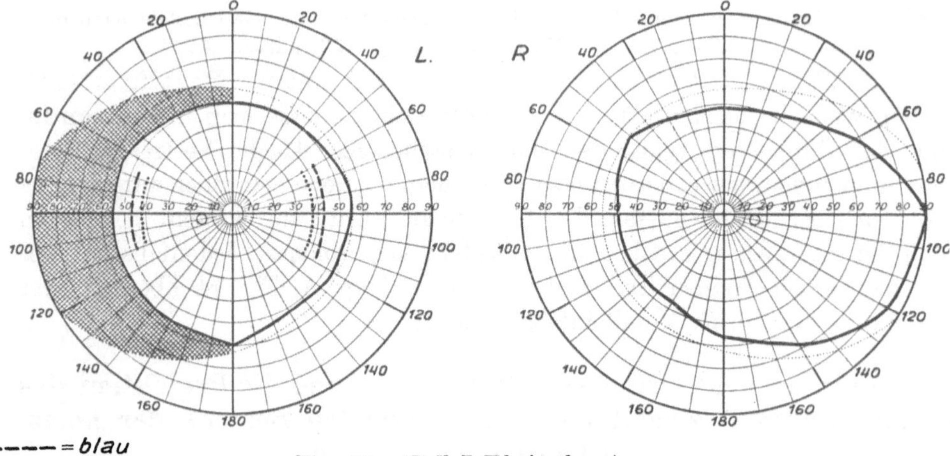

Fig. 97.   (Fall I Fleischer.)

erwähnenden Gesichtsfelddefekt kein neurologischer Ausfall. Augen: Äusserlich und ophthalmoskopisch normal. Sehschärfe $^5/_5$—$^5/_4$. Rotgrünblindheit. Mehrfache genaue Gesichtsfeldprüfung innerhalb von vier Monaten ergibt stets dasselbe Resultat, Fig. 97: auf dem rechten Auge normales Gesichtsfeld für weiss, blau, gelb und rot, nur nach innen unten Grenze statt 50, wie nach dem Nasenvorsprung zu erwarten wäre, nur 45 Grad. Dagegen fehlt auf dem linken Auge der temporale Halbmond: Periphere Grenze nach links nur 55 Grad, etwas engere Grenzen für blau, gelb und rot.

Am 8. II. 1916 wegen quälender Kopfschmerzen, starker Empfindlichkeit der Narbe Extraktion des Fremdkörpers, die nach einigem Suchen gelingt. Im Anschluss daran vollständige Hemïanopsie nach links, Fieber, Hirnprolaps, Abscess, Stauungspapille, aber schliesslich Ausheilung mit normaler Sehschärfe und vollständiger linksseitiger homonymer Hemianopsie. Entlassen am 22. Mai 1916.

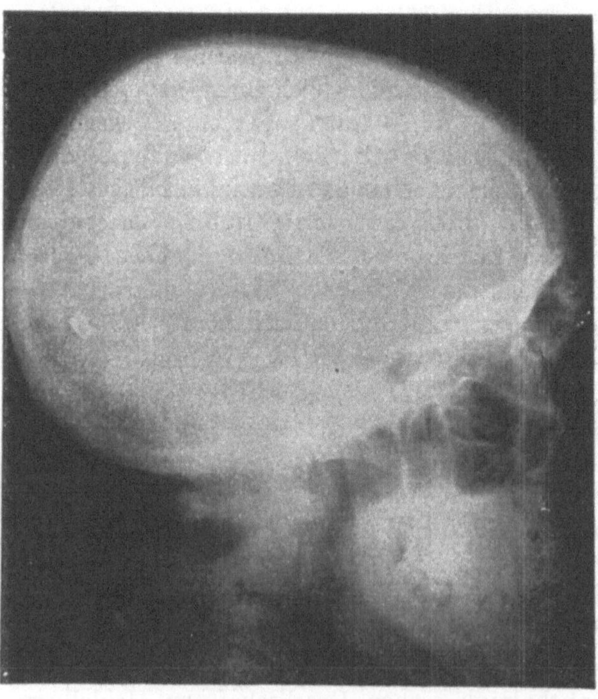

Fig. 98.   (Fall I Fleischer.)

„Es ist bei diesem Falle von Interesse, dass trotz der stark lateralen Lage der Schädelverletzung, bei geringer Tiefe des Geschosses unter derselben überhaupt noch eine Verletzung der Sehbahnen zustande gekommen ist. Denn man darf ja nach den neueren Forschungen annehmen, dass beim Menschen das Sehrindenfeld in der Hauptsache an der medialen Fläche des Hinterhauptslappens gelegen ist und den hinteren Pol desselben nur wenig nach der lateralen Seite zu überragt. Daher möchte ich auch annehmen, dass im vorliegenden Falle nicht die Sehrinde selbst verletzt wurde, sondern nur die etwas tiefer verlaufende Sehstrahlung in ihrer lateralen Partie. Also wird man — selbstverständlich nur mit Vorsicht, da ja auch von der medialen Seite her tief

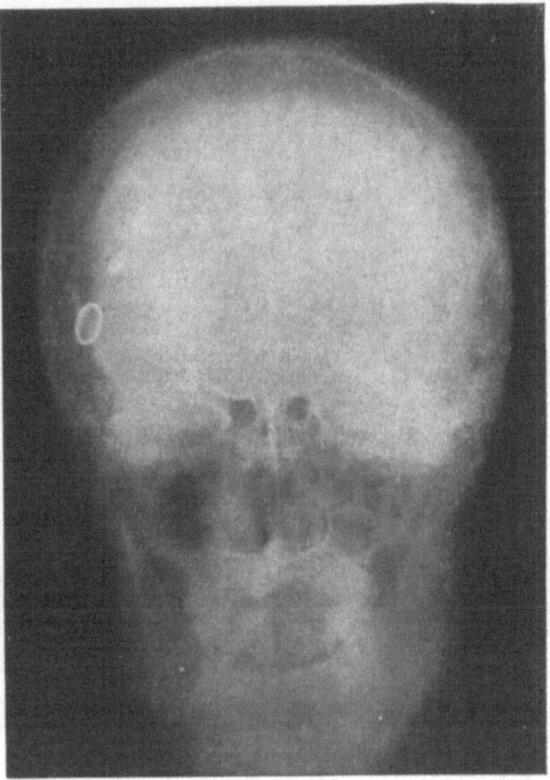

Fig. 99. (Fall I Fleischer.)

einschneidende Furchen verletzt sein könnten — den Schluss ziehen können, dass die den temporalen Halbmond versorgenden Fasern weit lateral in der Sehbahn verlaufen. Und man wird daher auch vermuten dürfen, dass der Rindenbezirk des temporalen Halbmonds, zu dem die lateral gelegenen Fasern der Sehstrahlung ziehen, lateralwärts, oder weit hinten am hinteren Pol des Hinterhauptslappens gelegen ist.

Jedenfalls beweist der Fall, dass die verletzten, den temporalen Halbmond versorgenden Fasern isoliert von der übrigen Sehbahn verlaufen und auf ziemlich engem Raum vereinigt sein müssen. Und aus der nach der Operation eingetretenen völligen Hemianopsie geht hervor, dass die übrigen Sehbahnen dem verletzten Randbündel dicht benachbart verlaufen müssen.“

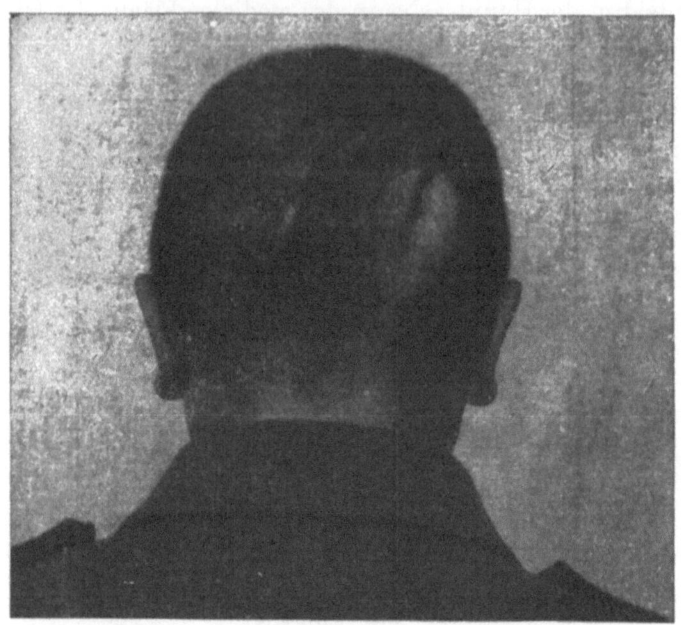

Fig 100   (Fall I Fleischer.)

Fall II. Am 24. VIII. 1914. Maschinengewehrschuss in den Hinterkopf. Glatte Heilung. November 1914 erster, Februar 1915 zweiter epileptischer Anfall. Kommt

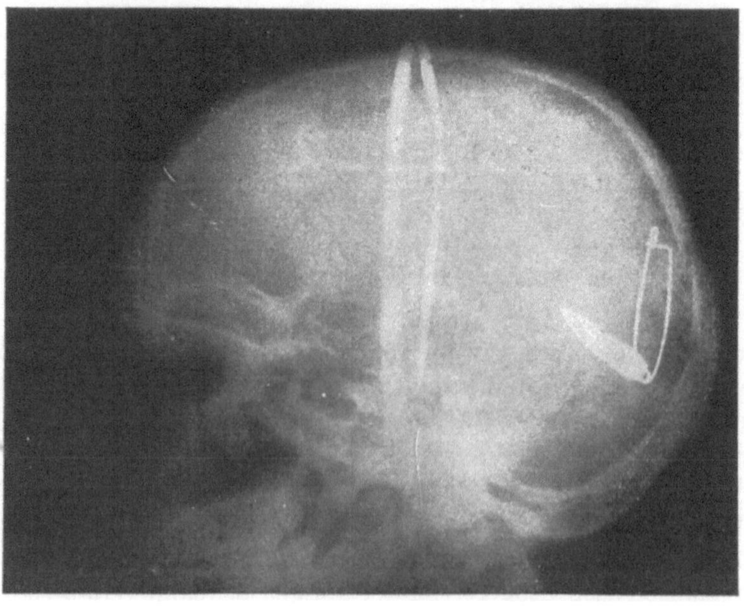

Fig. 101. (Fall II Fleischer.)

27. II. 1915 in Beobachtung: Verheilter **Einschuss** links etwa 3 cm nach hinten und 2 cm nach oben vom oberen Ohransatz. Im seitlichen stereoskopischen **Röntgenbild** französisches **Infanteriegewehrgeschoss,** im linken Hinterhauptslappen etwa 2—3 cm unter der Oberfläche des Schädels. Geschoss liegt schräg, siehe Fig. 101: Basis desselben hinten unten lateral, Spitze vorn oben medial, so dass die Spitze in der Mittellinie des Schädels

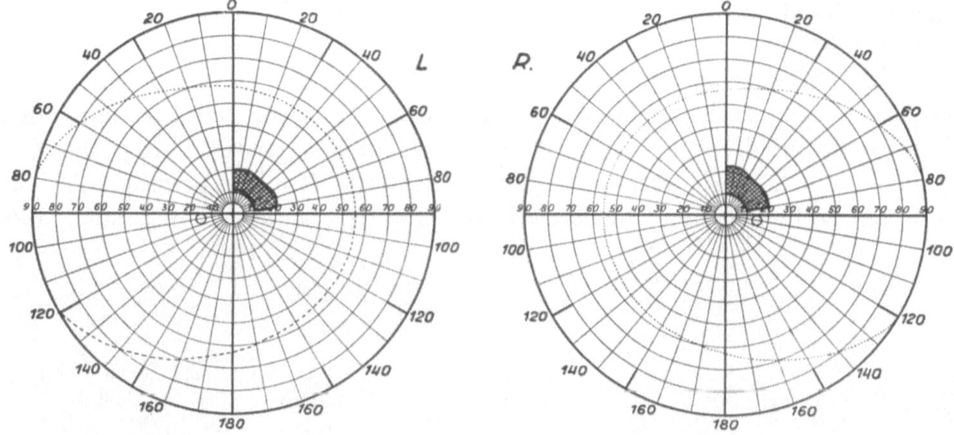

Fig. 102.   (Fall II **Fleischer.**)

liegt, vielleicht dieselbe etwas nach rechts zu überragt. Keine neurologischen Ausfallssymptome ausser des Gesichtsfelddefekts. **Augen** äusserlich und ophthalmoskopisch normal. Normale Sehschärfe. Normale periphere Gesichtsfeldgrenzen für weiss und Farben. Dagegen para-

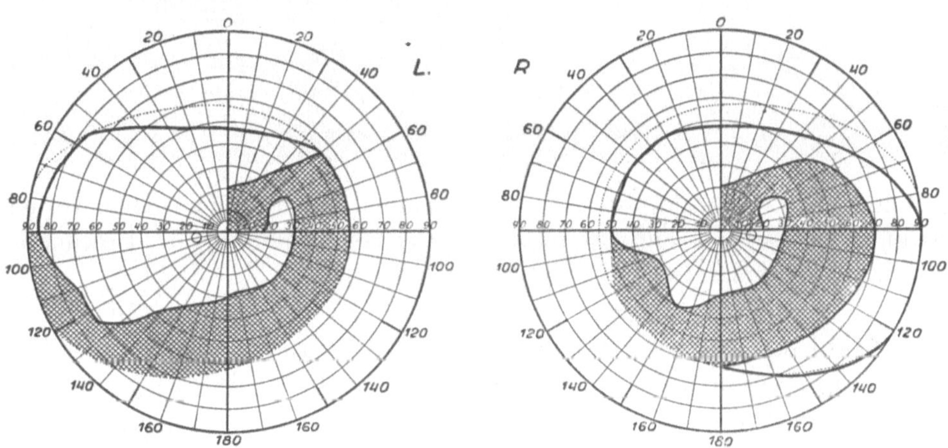

Fig. 103.   (Fall II **Fleischer.**)

centrales bogenförmiges absolutes und etwas grösseres relatives Skotom im rechten oberen Quadranten zwischen 10 und 25 Grad den Fixationspunkt umkreisend (Fig. 102).

Am 7. III. 1915 nach genauer Lokalisation des Geschosses durch Umstechung mit feinen Nadeln **Extraktion:** 4 cm langer Schnitt über der dem Geschoss nächstgelegenen Stelle des Schädels: Etwa zwei Finger breit nach links und etwa einen Querfinger breit oberhalb der Tub. occip. pfennigstückgrosse Trepanationsöffnung. Entfernung des Geschosses ohne gröbere Nebenverletzung mit der Pinzette. Glatte Heilung.

Fünf Tage nach der Extraktion aufgenommenes, später öfters kontrolliertes Gesichtfeld ergibt Vergrösserung des paracentralen Skotoms bis in den Fixierpunkt; ausserdem hat sich das Skotom peripherwärts vergrössert und reicht auf dem linken Auge in die nasale Gesichtsfeldhälfte bis zur Peripherie und umkreist die Peripherie nach unten zu peripherwärts von 30 Grad und geht unten auch auf die linke Gesichtsfeldhälfte über, in dieser nach oben zu sich verschmälernd. Auf dem rechten Auge reicht das Skotom jedoch nicht bis zur Peripherie, sondern nur bis 70 Grad und hat so eine periphere Randzone zwischen 70 und 90 Grad freigelassen (Fig. 103).

Offenbar ist also durch die Operation die linke Sehstrahlung ausgedehnt verletzt worden, doch so, dass auf dem rechten Auge ein Teil des temporalen Halbmondes erhalten geblieben ist, während auf dem anderen Auge das Gesichtsfeld bis in die äusserste Peripherie zerstört ist. Der periphere Defekt auch in der linken Gesichtsfeldhälfte ist offenbar dadurch entstanden, dass

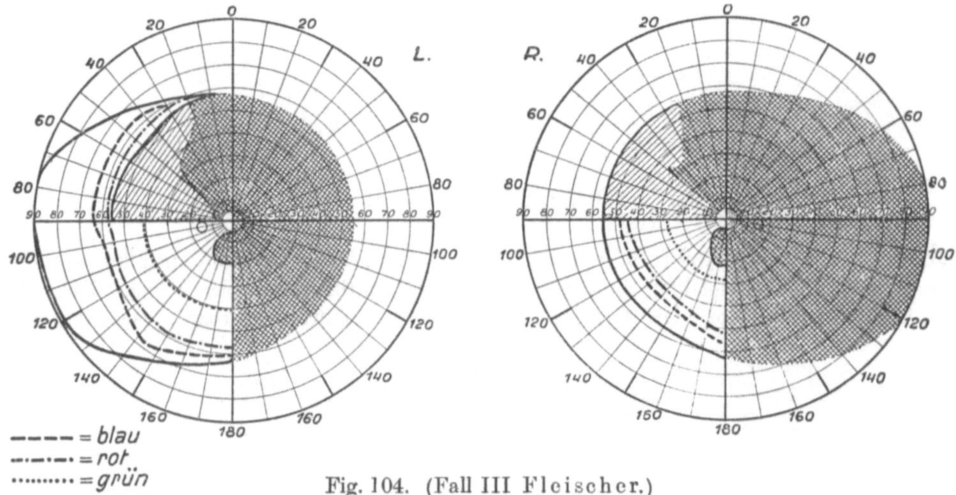

Fig. 104. (Fall III Fleischer.)

die Spitze des Geschosses, die sehr wahrscheinlich die Mittellinie schon vorher etwas überragt hat, bei dem Fassen und bei der Heraushebelung des Geschosses auch den rechten Hinterhauptslappen mit verletzt hat.

Der Fall beweist, wie der erste, dass das temporale Randbündel isoliert nach der Spitze des Hinterhauptslappens verläuft, eng angelagert an die Fasern, die die Nachbarteile des Gesichtsfeldes versorgen.

Fall III: Am 5. V. 1916. Granatverletzung. Bewusstlos. Nach Befund des Kriegslazaretts drei Tage später: Drei Wunden am Schädel, eine anscheinend nicht perforierende am Scheitel, eine über dem linken Parietalbein und schliesslich eine Wunde über der linken Hinterhauptschuppe, nahe der Mittellinie, welche anscheinend schon auf dem Verbandplatz durch Einschnitt erweitert ist und eine Länge von 5 cm hat. Sie sieht schmierig aus. Röntgenbild ergibt das Vorhandensein von drei Splittern innerhalb des Gehirns. Im Kriegslazarett wird operiert: Die Wunde im Hinterhaupt vergrössert, die Knochenlücke auf etwa Zweimarkstückgrösse erweitert, man gelangt mit dem Finger in eine über taubeneigrosse Abscesshöhle, auf deren Grund neben kleineren Knochensplittern ein Granatsplitter gefühlt wird. Entleerung von Eiter und mit diesem der Splitter.

Einlieferung in Tübingen am 8. VI. 1916. Befund: Granulierende und eiterig sezernierende Wunde am Hinterhaupt, mit ihrem unteren Ende die Mittellinie etwas nach rechts überschreitend, pulsierend, Fig. 105. Ausserdem die beiden anderen noch nicht geschlossenen Schädelwunden. Röntgenaufnahme ergibt zwei linsen- bis erbsengrosse Splitter über der Felsenbeinpyramide links, der eine lateral, der andere mehr medial hinten liegend. Ausser rechtsseitiger Fazialisschwäche und Schwindel keine neurologischen Ausfallserscheinungen. Augen: Leichte Trübung der Papillen, normale Sehschärfe. Aber totale rechtsseitige homonyme Hemianopsie und kongruente partielle Defekte auch in der linken Gesichtsfeldhälfte, insbesondere des oberen Quadranten, mit scharfer Grenze gegen den unteren Quadranten. Der obere Quadrant fehlt fast ganz, aber es ist von ihm der temporale Rand sicher erhalten mit scharfer Grenze gegen die inneren Teile des Ge-

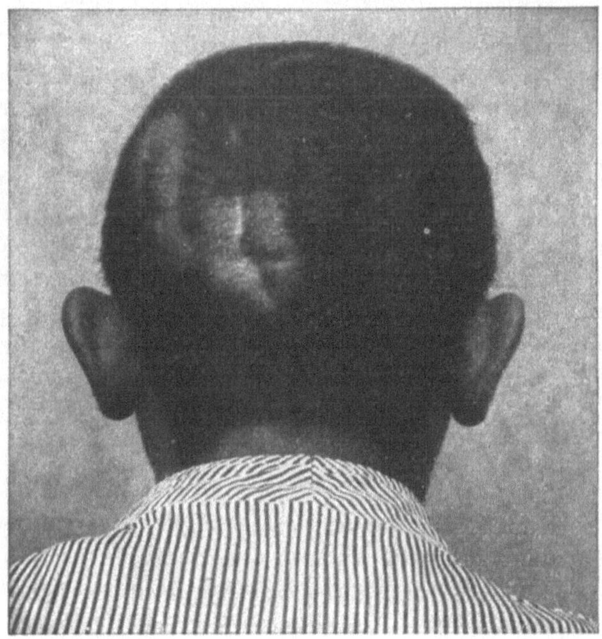

Fig. 105.   (Fall III Fleischer.)

sichtsfeldes. In der temporalen Sichel werden Farben in grösseren Proben noch erkannt, während in den inneren Teilen des Gesichtsfeldes des oberen Quadranten die Farben vollkommen fehlen. Der untere Quadrant zeigt normale periphere Grenzen für weiss und Farben, scharfe Grenze gegen den oberen Quadranten, ein umschriebenes, von der Mittellinie ausgehendes Skotom zwischen 10 und 25 Grad, ca. 30 Grad breit (Fig. 104).

Der Fall ist noch in Behandlung. Der Befund hat sich in den fast zwei Monaten der Behandlung nicht verändert.

„Offenbar handelt es sich in diesem Fall um eine Zerstörung der Rinde; das linke Sehcentrum ist völlig verloren gegangen und das rechte Centrum ist in seiner unteren Hälfte schwer, in der oberen nur in geringer Ausdehnung verletzt worden. Wichtig ist die fast völlige Erhaltung des temporalen Halbmonds im oberen Quadranten. Offenbar ist hier nur das Centrum für die inneren Teile des oberen Quadranten verletzt worden. Man wird auch für diese Teile annehmen dürfen, dass, da der untere Quadrant sich ganz scharf in der horizontalen Mittellinie gegen den oberen abgrenzt, nicht die Seh-strahlung, sondern die Rinde selbst verletzt worden ist, was auch bei der Lage des Abscesses hauptsächlich im anderen Hinterhauptslappen, wodurch der rechte Lappen nur oben tangiert wurde, wahrscheinlich ist.

Der Fall beweist also die isolierte Lage des Areals des tem-poralen Halbmonds auch in der Rinde. Und er lässt die Vermutung, die aus dem ersten Fall gemacht wurde, als richtig erscheinen: dass das Areal des temporalen Halbmonds mehr lateral gelegen ist, da eben in diesem Fall nur die medialen Teile des rechten Lappens betroffen werden konnten, die Halbmondfasern erhalten geblieben sind, im anderen Fall, bei Verletzung der lateralen Teile des Hinterhauptslappens, der Halbmond ausgefallen ist.

Diese drei Fälle ergänzen sich in schönster Weise: Erstens beweisen sie die isolierte, aber den übrigen Fasern benachbarte Lage der temporalen Halbmondfasern im hinteren Teil der Sehstrahlung und eine isolierte Lokalisation des Halbmonds in der Rinde des Hinterhauptslappens, und zweitens lassen sie vermuten, dass die Halbmondfasern den übrigen Fasern lateral angelagert sind und dass ihr Rindenareal etwas lateral vom übrigen Centrum liegt, wahrscheinlich den hinteren Pol des Hinterhauptslappens lateral-wärts umgreift. Schliesslich sind die Beobachtungen ein weiterer Beweis für die Auffassung von Wilbrand und Henschen, dass eine strenge Pro-jektion der Retina auf die Rinde des Hinterhauptslappens statt-findet.“

§ 62. Auch Poppelreuter (119) hat fünf einschlägige Fälle bei Schuss-verletzungen des Hinterkopfes beobachtet (bezüglich der zu diesen Fällen ge-hörigen Gesichtsfelder verweisen wir auf den Band I dieses Autors.)

Fall I (Prinz). Wir sehen beim linken Auge eine ziemlich vollständige Hemianopsie, im rechten Auge aber ein Skotom. Wir sehen, dass im Gesichtsfelde des rechten Auges eine temporale Sichel erhalten ist, die dem linken Auge fehlt.

„Dieser Befund zwingt ohne weitere Diskussion zu der Tatsache, dass die temporale Sichel eine isolierte Vertretung besitzt.“

Fall II (Schepel). Rechts temporal amblyopische, nur durch bewegtes 1 cm-Quadrat nachweisbare, aber noch für 5 cm-Quadratfarben — rot — empfindliche Sichel rechts im unteren Quadranten, die links fehlt. Schepel benutzt die Sichel zur Orientierung.

Fall III (Koenigshofen). Rechts temporale amblyopische Sichel, die nur durch bewegten Reiz nachweisbar ist. Farbenempfindung für 5 cm-Quadrat erhalten. Koenigs-hofen benutzt die Sichel zur Orientierung. Daneben linkerseits paracentrales Skotom.

Fall IV (Brombol): Hier haben wir die Sichel auf der linken Seite und im symme-trischen Skotom auf der rechten Seite, das ungefähre Spiegelbild zum vorigen Falle. Auch hier Amblyopie, nur durch stark bewegtes 1 cm-Quadrat nachweisbar. Keine Verwertung bei der Orientierung.

Fall V (Bernh. Fischer). Siehe folgenden Abschnitt.

Nach Poppelreuter war diese temporale Sichel in seinen Fällen mit Hinterkopfschuss bald mehr, bald weniger räumlich selbständig ausgeprägt, bald mehr, bald weniger amblyopisch. Die grosse Zahl dieser Fälle verdankt er dem Perimetrieren mit starken Reizobjekten.

Als weitere Beweise für die isolierte, aber den übrigen Fasern benachbarte Lage der „temporalen Halbmondfasern" im hinteren Teil der Sehstrahlung verweisen wir ferner auf die Fälle „Neurologie des Auges Bd. VII pag. 71—73 und pag. 87—88.

Über die Grösse der homonymen Gesichtsfelddefekte bei Schussverletzungen des Hinterkopfs.

§ 63. Auffallend ist die grosse Zahl einfacher kompleter und absoluter homonymer Hemianopsien von dauerndem Bestande bei Schussverletzungen des Hinterkopfs. So finden wir unter den Tangentialschüssen 12, bei den Schrägschüssen 5 und bei der Gruppe der geraden und schrägen Längsschüsse 13 Fälle angeführt. Diese Tatsache erklärt sich unschwer aus der folgenden Angabe Capelles[1]), wenn er schreibt: „Die starke Sprengwirkung moderner Schusswaffen greift als Seitendruck weit über die direkte Geschossbahn hinaus. Am Hirn erzeugt das Projektil, selbst im tangentialen Auftreffen noch, neben dem zermalmten und fast stets mit Keimen imprägnierten Splitterwerk, eine zweite, räumlich oft grössere Zone, die weit in die Tiefe der Hirnsubstanz, ja in die benachbarte Hemisphäre auslaufen kann, und die durch rein molekular fortgeleitete Sprengwirkung, indirekt, und, was wichtig ist, aseptisch zustande kommt. Ihr Gebiet ist auf dem Querschnitt eines frisch verletzten Organs ziemlich deutlich gegen die durch das Geschoss aufgepflügte und strukturlose Zone des direkten Verletzungsbezirks abgesetzt, zeigt aber in Gestalt grösserer zusammenfliessender Gewebsblutungen oder in Form von kleinen punkt- und strichförmig bleibenden Hämorrhagien schon makroskopisch die schwertraumatische Schädigung ihrer Zellgeflechte (vgl. auch Blumenthal, Deutsche Zeitschr. f. Chirurgie 137, 1917)."

Als nächste und fast durchgängig vorhandene Folge des Schusses ist die unmittelbar nach der Verwundung aufgetretene doppelseitige Erblindung, die nach Wiederkehr des Bewusstseins selbst noch viele Wochen anhalten kann, wie z. B. in einem Falle Uhthoffs und in unserem Falle Holz. Nach längerer oder kürzerer Zeit kehrt dann oft ziemlich rasch das Sehvermögen wieder, um dauernd die hemianopischen Defektformen zu hinterlassen. Denn nach Münch (133) beginnen die Hämatome im Gehirn in der Umgegend des Schusskanals sich nach 3—4 Tagen zurückzubilden, wie aus dem Schwinden der Lähmungen geschlossen werden kann. Aus dem seelischen Zustande, den Kopfschmerzen etc., könne man ferner schliessen, dass die stärkste Arbeit in der Resorption bis zum 12. oder 13. Tage geleistet sei. Schneidet nun die Schusslinie innerhalb des Gehirns oder am Pole der gegenüberliegenden Hemisphäre, die durch den Sinus longitudinalis gelegte Sagittalebene, dann treten, bei den Durchschüssen wenigstens, wegen der starken Sprengwirkungen neben kompleter und absoluter

---

[1]) Münch. med. Wochenschr. 1917 pag. 260.

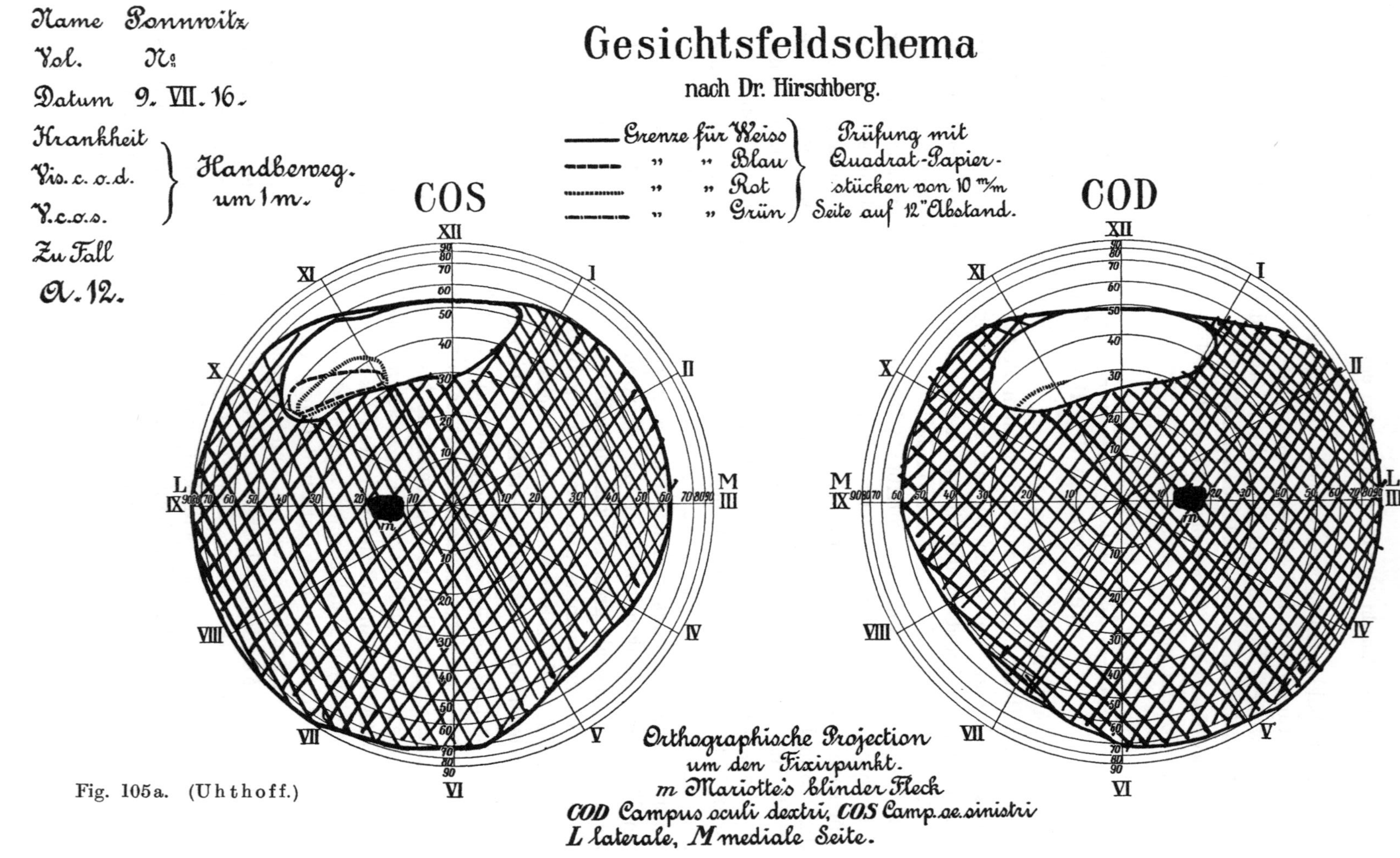

Fig. 105a. (Uhthoff.)

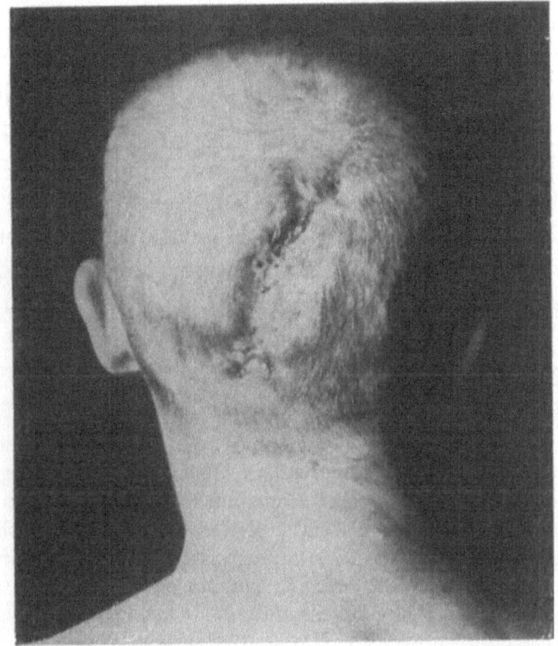

Fig. 105 b. (Uhthoff.)

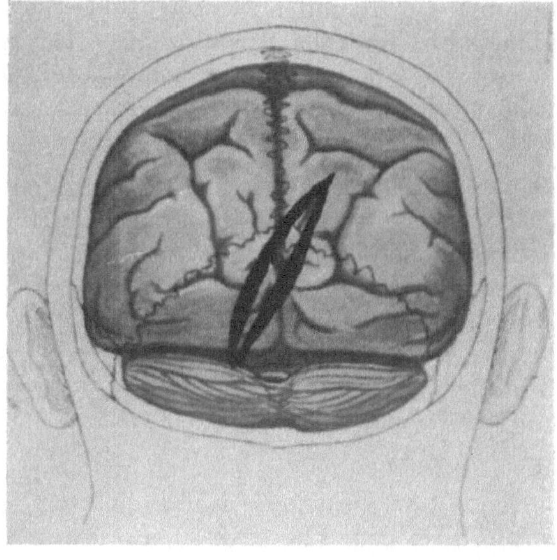

Fig. 105 c. (Uhthoff.)

Hemianopsie noch inkomplete homonyme Gesichtsfelddefekte auf den anderen Gesichtsfeldhälften auf. So zeigten komplete und absolute Hemianopsie auf den einen Gesichtsfeldhälften und centrales Skotom auf den anderen die Fälle Cantonnet pag. 67, Borchers pag. 82, Pincus XIII pag. 87, Inouye XIX pag. 86 Fig. 63. Im Falle Ritter Fig. 58 pag. 82 ist das kleine Skotom etwas unterhalb des makulären Gebietes jenseits der vertikalen Trennungslinie gelegen und im Falle Steenbock Fig. 37 bestand rechts nur obere Quadranthemianopsie bei einem doppelseitigen centralen homonym-hemianopischen Skotom.

Komplete und absolute homonyme Hemianopsie auf der einen und komplete oder nicht ganz komplete Quadranthemianopsie auf der anderen Seite zeigten die Fälle Uhthoff Fall XV und X pag. 68, Pincus Fall VI und X pag. 68, v. Szily XXXVI pag. 68 und Rothfuchs pag. 70 nach Tangentialschüssen, Inouye XII pag. 88, Uhthoff Fall VII pag. 87 nach Schrägschüssen. Franke pag. 67 nach Tangentialschuss.

Best (134), Fall IV. St., verwundet am 1. X. 15 am Hinterkopf, ziemlich in der Mitte. Tangentialschuss mit Knochendepression. Revision der Wunde am 2. X. 15. Entfernung des Knochenstückes. Erhebliche Sinusblutung. Untersuchung am 2. X. völlige Erblindung bei guter Pupillenreaktion. Am 8. X. Gesichtsfeld nach rechts oben wieder hergestellt. Das Gesichtsfeld schneidet nach unten mit der Horizontallinie ab. Am 14. X. einzelne Buchstaben richtig erkannt. 21. X. zunehmende Besserung des Sehens bei zunehmender Verschlechterung des Allgemeinbefindens. Stauungspapille. Exitus am 26. X. 15 infolge von Sepsis.

Sektionsbefund: Rechte obere und untere Calcarinawindung durch grossen Erweichungsherd völlig zerstört. Linke untere Calcarinalippe erhalten, obere zerstört. Ausserdem Thrombose des Sinus longitudinalis mit allen Seitenästen. Keine Meningitis. Tod an septischer Pneumonie.

Gesundet das alterierte Gehirngewebe rings um den Schusskanal nur relativ, dann wird um den absoluten Gesichtsfelddefekt eine Zone abgestumpfter Empfindung, wie im Falle Hegner, pag. 43, resp. wie im Falle v. Szily XXXVI pag. 68 mit linksseitiger kompleter und absoluter und rechtsseitiger Farbenhemianopsie in den homonymen unteren Quadranten bestehen bleiben.

Inwieweit bei diesen Fällen das Sehcentrum selbst oder in Verbindung mit seiner Hemisphärenleitung, oder die Leitung allein betroffen ist, lässt sich natürlich ohne Sektionsbefund nicht bestimmen. Diese Frage bleibt jedoch bezüglich der Organisation des Sehcentrums selbst irrelevant, weil unsere ganze klinische Erfahrung darauf schliessen lässt, dass die den einzelnen Gesichtsfeldbezirken entsprechende Gruppierung der Leitungsabschnitte zueinander eine fixierte ist und die gleiche bleiben muss, wie im kortikalen Sehcentrum selbst.

Die folgenden beiden Fälle zeigen lediglich periphere Gesichtsfeldreste von ungleicher Ausdehnung auf beiden Gesichtsfeldhälften, siehe Fall Axenfeld Fig. 106 und Uhthoff pag. 122, Fig. 105a.

Die Wunde verlief in diesem Falle etwas schräg von unten links nach oben rechts, hielt sich aber sonst in der Mittellinie. Grosser Knochendefekt.

Tangentialschuss am Hinterhauptsbein. Einschuss linke Hinterhauptsseite und Ausschuss 5 cm davon. Röntgenbild: Splitterfraktur des Os occipitale
und von dort ausgehend eine Fissur.

Der Schusskanal solcher ziemlich nahe beieinander gelegener Einschuss-
und Ausschussöffnungen kann jedoch bedeutende Störungen verursachen.
Münch[1]) berichtet über eine solche Lage des Schusskanals folgendes:
„Liegen Ein- und Ausschussöffnung nicht weit voneinander entfernt, so ist
die dazwischen liegende knöcherne Brücke möglichst zu entfernen. Bei der
Sektion eines derartigen Falles (mit Abscess) zeigten sich zwei kleine Knochensplitter unter die zwischen den beiden Schussöffnungen liegende Knochen-
brücke von der Einschussöffnung her vorgetrieben. Um diese Knochensplitter
hatte sich ein Abscess gebildet, der zu Meningitis führte.“

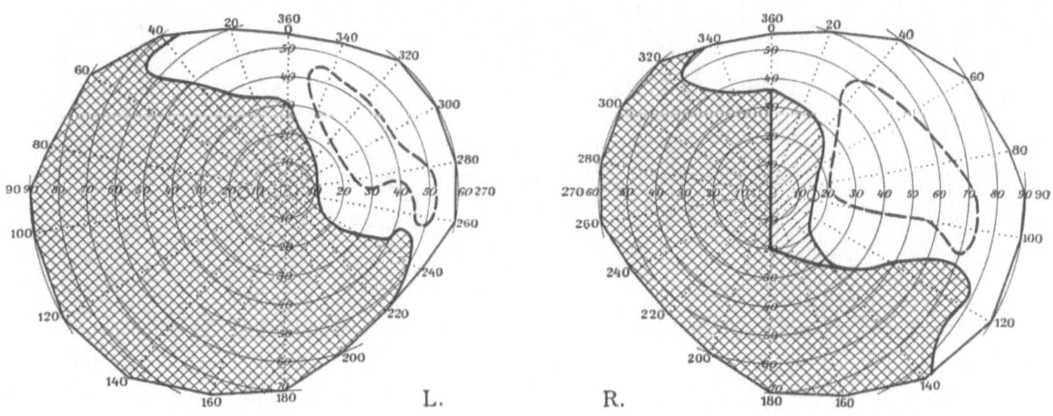

Fig. 106.
(Fall II Axenfeld. Krankengeschichte siehe pag. 65.)

Eine auffallende Erscheinung ist, dass bis jetzt noch in keinem Falle
von einer dauernden vollständigen Erblindung durch doppelseitige komplete
und absolute homonyme Hemianopsie nach Hinterhauptsschüssen berichtet
worden ist.

Zwar hat Allers einen Fall mit fast vollständiger Erblindung bei tangentialem Durchschuss durch beide Hinterhauptshälften mit weitgehender Splitterung des Schädeldaches beobachtet, bei dem jedoch noch Spuren von Lichtempfindung vorhanden waren und im Verlaufe die Lichtempfindung noch
etwas zugenommen haben sollte. Wahrscheinlich ist in der Regel
die Verletzung durch Zertrümmerung beider Hinterhauptslappen eine so bedeutende, dass derartige Patienten überhaupt
nicht am Leben bleiben können. Dies beweisen 1 Fall von Heilig
und 5 von Berger beobachtete Fälle von Rindenblindheit, die nicht lange
nach der Verletzung starben.

---

[1]) Münch. med. Wochenschr. 1916 pag. 1098.

§ 63a. Es erübrigt nun noch auf diejenigen Fälle einzugehen, bei welchen ein centraler makulärer Gesichtsfeldrest von dem ganzen Gesichtsfelde überhaupt noch übrig geblieben war, wie in den Fällen R. Franke, pag. 72, Wedemeyer pag. 78, Bielschowsky pag. 89, Wöhler, Fig. 107 und 108

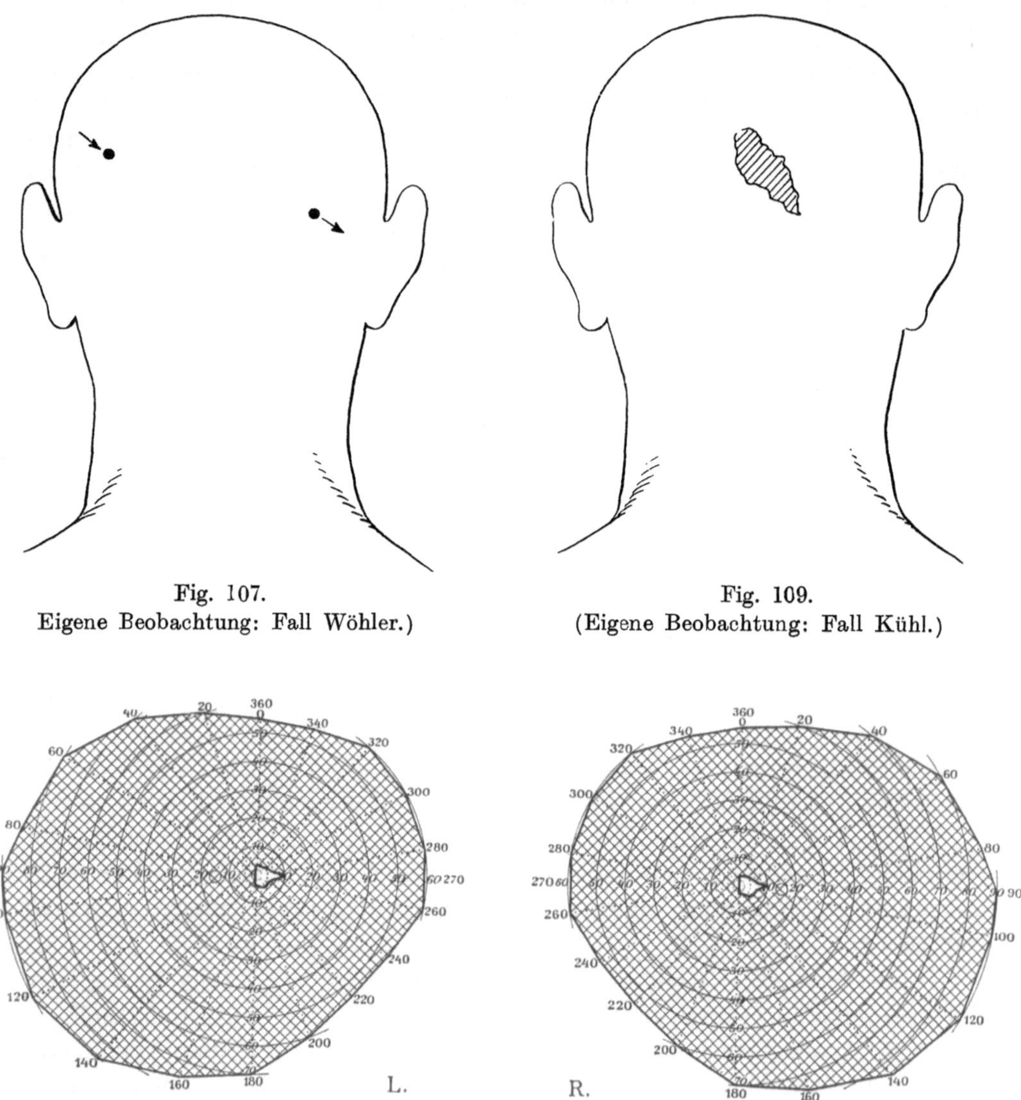

Fig. 107.
Eigene Beobachtung: Fall Wöhler.)

Fig. 109.
(Eigene Beobachtung: Fall Kühl.)

Fig. 108.
(Eigene Beobachtung: Fall Wöhler.   Krankengeschichte siehe pag. 87.)

Kühl, Fig. 109 und 110. In bezug auf die Schussrichtung sind solche Gesichtsfeldreste nicht zu erklären. Vermutlich war hier der Gesichtsfelddefekt gleich nach der Verwundung ein anderer, hat sich aber allmählich, wie wir dies im Falle Wed. pag. 78 sicher nachweisen konnten, durch eine traumatische Encephalitis in den Hinterhauptslappen zu dem restierenden makulären Rest entwickelt. So berichtet Capelle[1]) über Schussverletzungen aus dem Heimatlazarett Bonn: „Abgesehen von 2 Fällen, bei denen das klinische Bild encephalitischer Störungen ohne Abscessbildung spontan zurückging und mit Ausnahme von 4 begrenzten Spätabscessen und mehr oberflächlichen Bezirken der Hirnkonvexität, deren Eröffnung die Eiterung wenigstens während der Zeit unserer Beobachtung sistierte, verloren wir 18 Fälle von fortschreitender Encephalitis, die nach dem Autopsiebefunde 3mal ohne jede Abscedierung verliefen, 15mal mit Abscess verbunden waren." Vergleiche auch die Fälle N. O. pag. 10, J. B. pag. 16 und Gaffron pag. 15, Vossius und Brückner pag. 15 nach Schädelfraktur. Das gleiche gilt für die folgende Beobachtung von Best, bei welcher das Gesichtsfeld ur-

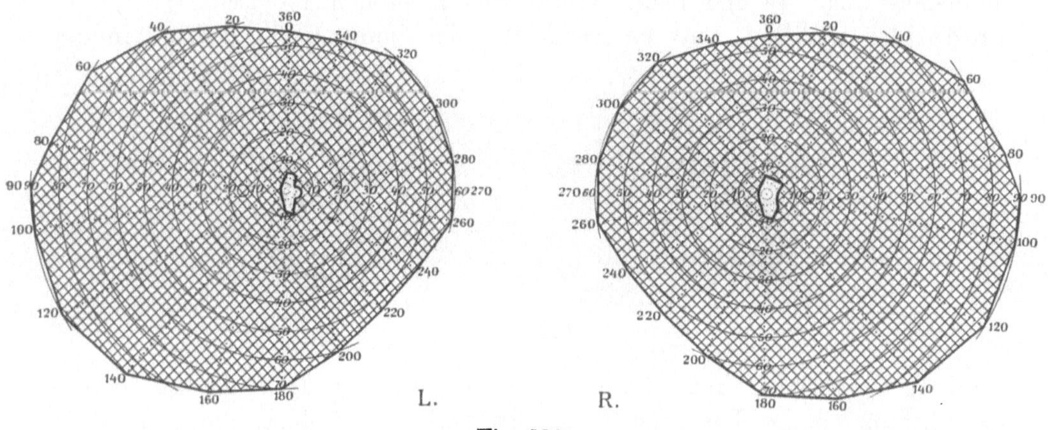

Fig. 110.

(Eigene Beobachtung: Fall Kühl. Krankengeschichte siehe pag. 92.)

sprünglich grösser, aber nachher durch einen Abscess auf einen makulären Rest zusammengeschrumpft war:

Best (134), Fall 23. O., doppelseitige, links ausgesprochenere Hemianopsie, hauptsächlich nach unten, mit erhaltener Macula. Aufnahme 10. VI. 15. Durchschuss durch beide Scheitelbeine, Einschuss links kleiner, als Ausschuss rechts. 11. VI. Augenhintergrund normal. Revision der Wunde, Entfernung von Knochensplittern. Leichte Nackensteifigkeit. 10 VII. Gesichtsfeld nach unten fast völlig fehlend, nach rechts oben kleiner Quadrant, links oben etwas grösserer Quadrant von 20° erhalten. Hirnabscess operiert. Ophth. Befund normal. Gesichtsfeld am 3. X. bis auf einen kleinen längsovalen makulären Rest, dessen unterer Pol im Fixierpunkt liegt, zusammengeschrumpft. Das ganze untere Gesichtsfeld fehlt und von der oberen Hälfte alles bis auf diesen makulären Rest.

Ferner geht aus der Zusammenstellung solcher Fälle Bd. VII pag. 132 der Neurologie des Auges hervor, dass dieselben gerade nach Encephalomalacien häufig aufzutreten pflegen.

---

[1]) Münch. med. Wochenschr. 1917 pag. 260.

Die Frage nun, warum gerade im makulären Gebiete derartige Gesichtsfeldreste relativ häufig gefunden werden, gibt, abgesehen von dem Umstande, dass periphere Gesichtsfeldreste darum seltener erscheinen, weil zu wenig nach ihnen gesucht wird, zu folgenden Erwägungen Veranlassung. Da die einzelnen in Fig. 74a und 74b bezeichneten Bezirke C und O und U und VU und VO im kortikalen Sehcentrum so verteilt sind, dass das makuläre Areal dem Hinterhauptspole zunächst gelegen ist, so muss auch der zu diesem Areale gehende Faserstrang C der Sehstrahlungen, Fig. 112, am weitesten nach aussen entfernt von der medianen Okzipitallappenfläche verlaufen, während die Faserzüge für den peripheren Halbmond VUVO in die Rinde des Sehcentrums zuerst einstrahlen. Dringt nun der Zerfall der Gehirnsubstanz im Hinterhauptslappen von der vorderen Partie seiner Medianfläche in die Tiefe, bei Freibleiben des Gebietes C resp. C + A am Hinterhauptspole (Fig. 74a und 74b), dann schreitet der hemianopische Gesichtsfelddefekt zunächst von der Peripherie der homonymen Hälften in der

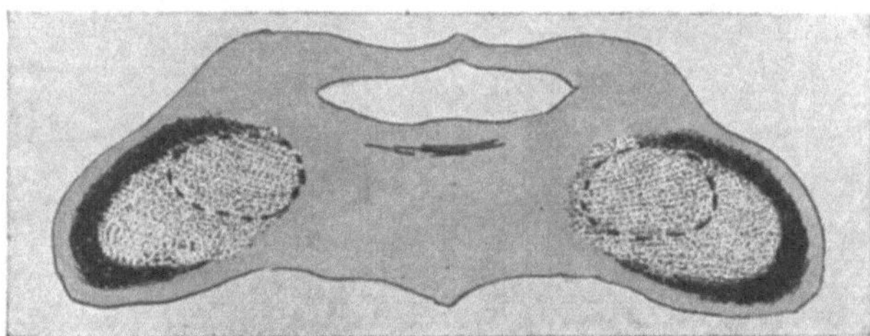

Fig. 111.

Richtung auf den Fixierpunkt fort. Begrenzt sich nun dieser Zerfall der Gehirnsubstanz an der Faserung C für das makuläre Gebiet, dann bleibt je nachdem ein grösserer oder kleinerer makulärer Gesichtsfeldrest bestehen und dies um so eher, als wir zur Annahme berechtigt sind, dass die Faserung für die Macula relativ am umfangreichsten ist und noch umfangreicher sein muss, wenn, wie so häufig, eine makuläre Aussparung vorhanden ist. Vergl. den später mit Sektion mitgeteilten Fall von Redlich pag. 170.

In Fig. 111 hatten wir nun die Lage jener oben erwähnten einzelnen Bezirke der optischen Faserung zufolge mikroskopischer Untersuchungen (vgl. Neurologie des Auges Bd. VI, pag. 14) so dargestellt, dass im Tractus opticus der periphere Halbmond nach aussen gelegen ist und sichelförmig das Gebiet der im binokularen Gesichtsfelde sich deckenden Gesichtsfeldpartien umschliesst, und dass an dieses Feld sich nach innen anschliessend das Fasergebiet für das papillomakuläre Bündel sich befinde. Da jedoch das makuläre kortikale Gebiet am weitesten nach dem Hinterhauptspole hin gelegen ist, und von da ab nach vorne hin sich die anderen kortikalen Bezirke anschliessen, so dass das kortikale Gebiet für den peripheren Halbmond am weitesten nach vorne hin gelegen ist, so muss im Corpus geniculatum eine Drehung der entsprechenden Faserlagen von innen nach aussen erfolgen, damit das papillomakuläre Bündel in den Sehstrahlungen am meisten nach aussen zu liegen komme.

Die Bedeutung kleinster Gesichtsfelddefekte für die Organisation des Sehcentrums.

§ 63.   Von grösster Bedeutung und hohem wissenschaftlichen Interesse sind die minimalen makulären Gesichtsfeldreste mit normaler Sehschärfe und normaler Farbenempfindung von dauerndem Bestande, wie in den Fällen Wed. pag. 78, Kühl pag. 92, Wöh. pag. 87, Franke pag. 73, Bielschowsky pag. 89, Miert. pag. 77 nach Schussverletzungen und unsere Fälle Sievers pag. 16 Fig. 6, N. O. pag. 10 Fig. 2 und J. B. pag. 15 Fig. 4, Gaffron pag. 15 nach Schädelfrakturen.   Sie zeigen unwiderleglich

1. dass kleinste Seheinheiten des kortikalen Sehcentrums durch ein isoliertes Leitungssystem mit korrespondierenden Seheinheiten der peripheren

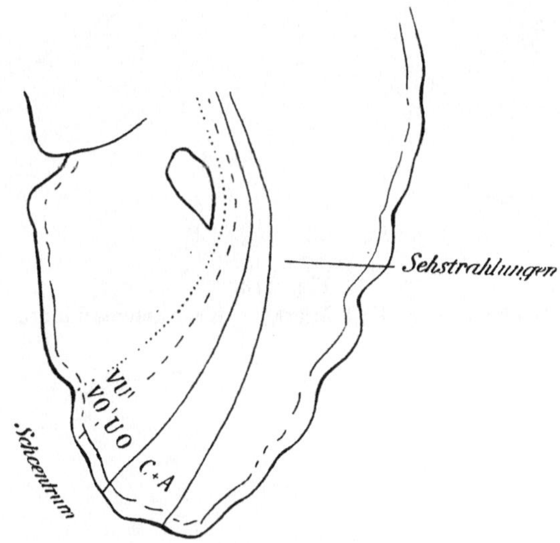

Fig. 112.

Horizontalschnitt durch den rechten Hinterhauptslappen.

Verlauf der einzelnen Fasergruppen in den Sehstrahlungen vergleiche dazu Fig. 74 b.

Gruppe   CA: Faserleitung für das makuläre Gebiet.
„   UO: „   „   „ Gebiet der sich deckenden Gesichtsfeldhälften.
„   VUVO: „   „   „ den temporalen Halbmond.

Retina in fixierter anatomischer und physiologischer Beziehung stehen und bei Untergang aller übrigen Seheinheiten unbehindert ihrer Funktion obliegen können;

2. dass bei solchen kleinsten makulären hemianopischen Gesichtsfeldresten ihrer Form nach eine hochgradige Kongruenz besteht, was eben für die Lehre von der Organisation des Sehcentrums hinsichtlich der mosaikartigen Anlage der einzelnen kortikalen Seheinheiten und ihrer Verbindung mit den ihnen entsprechenden retinalen von grösster Bedeutung ist.

3. Geht aus solchen minimalen und dauernd bestehen bleibenden homonym-hemianopischen Gesichtsfeldresten hervor, dass die Gefässversorgung in

dem Gebiete der Sehcentren resp. in dem subkortikalen Gebiete so angeordnet sein muss, dass kleinste Seheinheiten in ihrem Ernährungszustande bei Untergang aller übrigen Seheinheiten dauernd erhalten und dadurch absolut funktionstüchtig bleiben können.

Die Kongruenz solch kleiner Gesichtsfeldreste, ebenso wie die Kongruenz analoger kleiner Gesichtsfelddefekte bei homonymer Hemianopsie erklärt sich

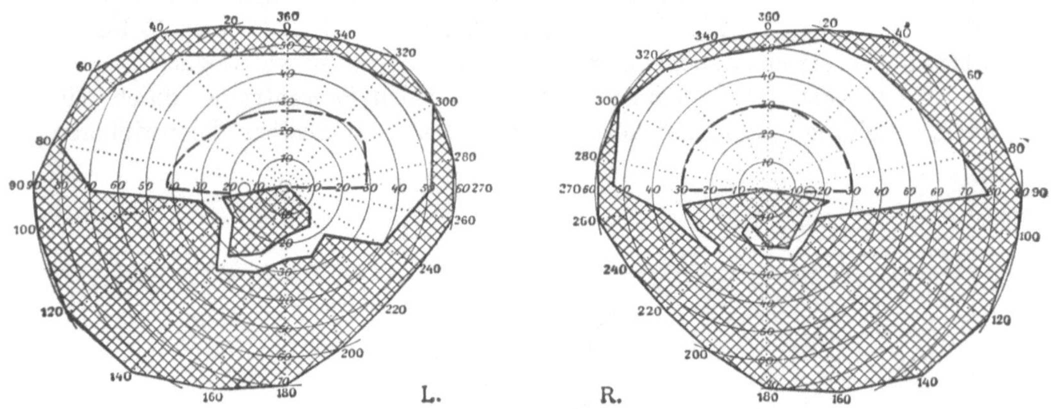

Fig. 113.
(Eigene Beobachtung: Fall Miert.)   Krankengeschichte pag. 48.

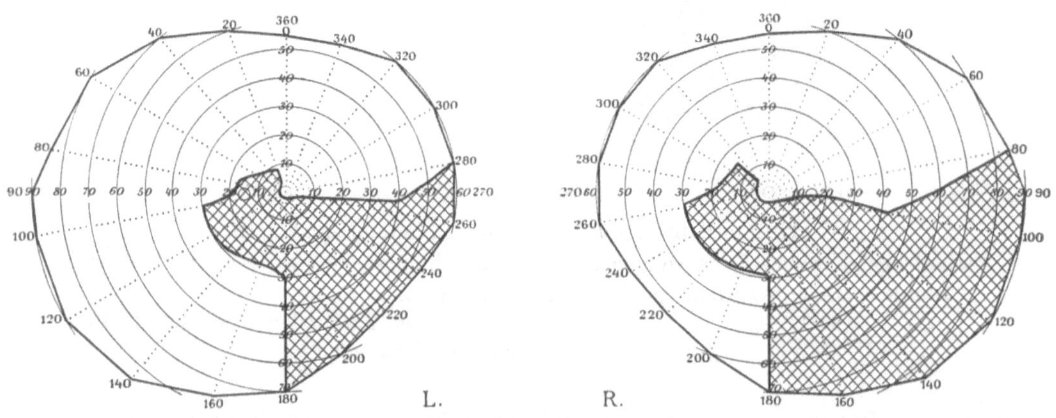

Fig. 114.
(Eigene Beobachtung: Fall Siev.)   Krankengeschichte pag. 10.

folgendermassen. Innerhalb des Gebietes der sich deckenden Gesichtsfeldhälften (siehe Fig. 74a und 74b die Bezirke O und U) muss nämlich jede auf den homonymen Netzhauthälften an korrespondierenden Stellen gelegene retinale Seheinheit durch je eine ungekreuzte und je eine im Chiasma sich kreuzende Faser sich so in dem Tractus opticus aneinander legen und in der gleichen Lage in das zugehörige kortikale Sehcentrum so einstrahlen, dass beide dort als kortikale Seheinheit gleichfalls nebeneinander liegen und vereint ein sogenanntes „Faszikelfeld" bilden. Wird ein solches einzelnes Faszikelfeld zerstört, dann fällt die Empfindung der zugehörigen retinalen Seheinheiten in den betreffenden homonymen Netzhauthälften aus, und wir erhalten demgemäss an korrespondierenden Stellen gelegene kongruente Skotome in den kontralateralen homonymen Gesichtsfeldhälften. Je mehr solcher Faszikelfelder resp. ihrer zugehörigen Leitung zerstört werden, um so grösser werden die Skotome. Innerhalb dieser Skotome können dann auch grössere oder kleinere Inseln erhalten gebliebener Gesichtsfeldreste bestehen bleiben.

Die Eigentümlichkeiten der Defektformen nach Schussverletzungen und ihr Unterschied von den Defektformen nach Apoplexie, Embolie und Encephalomalacie.

§ 64. Die Defektformen bei den Schussverletzungen zeigen, wie wir nachher sehen werden, manche Eigentümlichkeiten im Vergleiche zu den nach Erweichungen und Blutungen vorkommenden inkompleten Hemianopsien. Während die dauernden inkompleten hemianopischen Gesichtsfelddefekte bei den letztgenannten ätiologischen Momenten lediglich abhängig sind von den Ernährungsverhältnissen erkrankter Gefässbezirke resp. von der Erkrankung grösserer oder kleinerer zuführender Arterien mit ihren Endverzweigungen, ist bei den Schussverletzungen die ihre eigenen Wege gehende Gewalt allein massgebend. Daneben muss man noch, wie Axenfeld (93) hervorhebt, an die Möglichkeit mehrfacher Einwirkungen bei manchen Schädelverletzten denken[1]) und darf insbesondere die Verbindung von Kontusionen mit direkter Verletzung

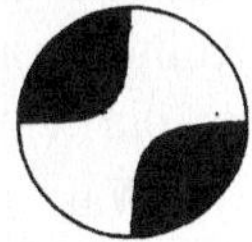
Fig. 115.
Fall
Groenouw.

nicht vergessen. So können auch Frakturen der Schädelbasis daneben vorkommen mit Zerreissung resp. Einreissung der Sehnerven im Canalis opticus, worauf vielleicht der folgende Fall, wegen der Amblyopie des einen Auges und der atrophischen Verfärbung der Papille, allerdings bei einem Sturz auf den Nacken, hinweist.

Adamandiadis (120) bringt einen Fall von rechtsseitiger homonymer Hemianopsie nach einem Fall auf den Nacken, verbunden mit einer leichten Alexie. Die Hemianopsie war keine typische, es fehlte die scharfe Trennunglinie zwischen sehender und nicht sehender Gesichtsfeldhälfte; ausserdem war das Sehvermögen des linken Auges herabgesetzt, und dessen Sehnerv erschien in der temporalen Hälfte atrophisch.

Dahin gehören auch wohl die folgenden Beobachtungen von Pagenstecher (121). Zwei Kranke erregten besonderes Interesse, da die Sehschärfe beider Augen verschieden stark gelitten hatte, ohne dass ein anderer Grund als die Verletzung des Hinterhauptslappens zur Erklärung herangezogen werden konnte.

Fall 1. Ersatzreservist S. Quer über den Hinterkopf verlaufend eine Narbe von 7,5 cm oberhalb der Protuberantia occipitalis. Genau der Mittellinie entsprechend ist die Narbe

---

[1]) Beim Getroffenen: Sturz auf den Schädel, traumatische Encephalitis etc.

eingezogen. Es läßt sich hier bequem eine Fingerkuppe hineinlegen. Nach der rechten Seite ging von dieser Einziehungsnarbe eine Hautnarbe etwa 1,5 cm weit, nach der linken Seite etwa 4 cm weit. Die Augen waren äusserlich ganz normal. Ophthalm. beiderseits leichte Neuritis, später: Befund normal. Rechts 5 = Finger in $^3/_4$ m, L. S = $^6/_{24}$. Gesichtsfeld rechts nicht aufzunehmen. Es werden nur Bewegungen von 10 qcm erkannt.

Während anfangs die Sehschärfe beider Augen dieselbe und die Gesichtsfelder fast genau gleich waren, trat nach Zurückgehen der Neuritis eine Verschlechterung des Visus, namentlich rechts auf, wobei der Gesichtsfeldrest einen deutlich hemianopischen Charakter annahm. Eine nicht central bedingte Sehstörung war bei dem negativen ophth. Befunde und der ganz gut erhaltenen Pupillenreaktion ausgeschlossen.

Fall 2. Ersatzreservist L. Granatsplitterverletzung. An der linken Seite des Hinterhauptbeines eine nur schlecht vernarbte Kopfstreifschussnarbe. R. S = Amaurose, L. S = $^6/_{36}$ mühsam. Linkes Gesichtsfeld stark eingeengt, die ganze nasale Hälfte fehlt. An der Mittellinie verläuft die Grenze scharf von oben nach unten; temporal geht die Einschränkung bis 30°. Der Augenhintergrund normal.

Trotzdem bei diesem Falle eine Gesichtsfeldaufnahme in der ersten Zeit nach der Schussverletzung nicht vorgenommen worden war, lag doch die Wahrscheinlichkeit nahe, dass eine rechtsseitige Hemianopsie von vornherein bestand. Während das Sehvermögen sich links besserte, trat rechts vollkommene Amaurose ein, bei normalem Augenspiegelbefund und normaler Pupillenreaktion. Eine Simulation war ausgeschlossen. Vielleicht lag auch hier ein Parallelverlauf mit hysterischer Erblindung vor.

Was nun weiter den Unterschied hemianopischer Defektformen nach Schussverletzungen von solchen anbelangt, welche nach Gehirnapoplexien, Embolien und Encephalomalacien auftreten, so wird er hauptsächlich durch den Umstand bestimmt, dass hier grössere oder kleinere Bezirke des Sehcentrums resp. seiner Leitung durch die Verödung grösserer oder kleinerer Gefässbezirke in ihrer Funktion gehemmt oder ausgeschaltet werden, während dort, wie erwähnt, die Gewalt ihren eigenen Weg geht. Demgemäss kann bei Gefässveränderungen jeder Bezirk in beliebigem Umfange für sich erkranken, und es können auch mehrere kleine getrennt voneinander liegende Herde, sowohl auf der gleichen Hemisphäre, wie auf beiden getrennt voneinander liegende Defekte liefern an Stellen im Gesichtsfelde, wo und wie es gerade durch die Lokalisation des pathologischen Prozesses bedingt wird.

Ganz anders verhält es sich dagegen bei den Schussverletzungen. Die anatomische Läsion folgt hier der Richtung der Gewalt, und das Gebiet der absoluten Gewebszertrümmerung bildet entweder bei vielen Tangentialschüssen die Rinne des Schusskanals, oder bei Durchschüssen den Tunnel desselben, beide umgeben von einer Zone relativ affizierten Gehirngewebes. Gradlinig ist die Richtung der Läsion, wenigstens bei kleinkalibrigen Gewehrschüssen, sofern nicht durch abgesprengte Knochensplitter und Infektion Unregelmässigkeiten in der Richtung der Läsion bedingt werden. Hier muss daher bei doppelseitiger inkompleter Hemianopsie die Lage des Defektes der linken homonymen Hälften im Sinne eines gradlinigen

Schusskanals aus der Lage des Gesichtsfelddefektes auf der rechten homonymen Hälfte und vice vera sich erklären lassen. Das kortikale Sehcentrum liegt nun auf der Medianfläche des gewissermassen eine dreiseitige Pyramide (mediane, untere und lateral-dorsale Fläche) bildenden Hinterhauptslappens Die meisten Schussverletzungen treffen aber auf die laterale dorsale Seite dieser Pyramide, und da jeder so gelegene Einschuss die Rinde des Hinterhauptslappens durchdringen muss, so werden bei Tangentialen- und Durchschüssen die der Rinde benachbarten Teile der Gehirnsubstanz zumeist betroffen Da nun der Grenzsaum des kortikalen Sehareals (die Begrenzungslinie TCT Fig. 74 b) nach oben, nach dem Pole und nach der Unterfläche des Hinterhauptslappens der Rinde desselben am benachbartesten liegt und dieser Grenzsaum als die Projektion der vertikalen Trennungslinie der Gesichtsfeldhälften aufgefasst werden muss, so werden auch Schussverletzungen des Hinterhauptslappens von seiner lateralen Seite, dem Pole und der Unterfläche her stets mit ihren Gesichtsfelddefekten die vertikale Trennungslinie der Gesichtsfeldhälften berühren und bei doppelseitigen inkompleten Hemianopsien daher Defekte hervorbringen, welche stets von der vertikalen Trennungslinie durchschnitten werden. Einer solchen zwangsweisen Lage der Gesichtsfelddefekte sind diejenigen nach Encephalomalacien, nach Embolie oder Apoplexie nicht unterworfen. So ist also ein Hauptunterscheidungsmerkmal der homonymen Hemianopsie nach Schussverletzung im Gegensatz zu der durch nicht traumatische Gefässerkrankungen entstandenen die Tatsache, dass bei jedem einzelnen Schusskanale, der eine doppelseitige inkomplete Hemianopsie hervorgerufen hat, auch der durch denselben gesetzte Gesichtsfelddefekt stets die vertikale Trennungslinie an irgend welcher Stelle überschreitet, um kontinuierlich mit dem Defekte der anderen homonymen Gesichtsfeldhälften sich zu vereinigen.

Mit anderen Worten ausgedrückt heisst das, dass bei doppelseitiger homonymer Hemianopsie nach Schussverletzungen durchgängig die Defekte auf den rechten und linken homonymen Gesichtsfeldhälften stets an irgend welcher Stelle der vertikalen Trennungslinie zusammenstossen. Die einzige Ausnahme von dieser Regel machen Schusskanäle, welche lediglich das Gebiet für den peripheren Halbmond treffen.

So grenzte bei 92 Fällen einfacher homonymer Hemianopsie nur in dem Falle Ba. pag. 40 und in dem Falle I von Fleischer pag. 114 der Defekt nicht an die vertikale Trennungslinie, sondern er befiel im letzteren Falle den peripheren Halbmond, in dem ersteren Falle die Partie desselben im oberen Quadranten und ging von da auch etwas in das Gebiet der sich deckenden Gesichtsfeldhälften hinein.

Ferner könnte ein schräger Querschuss zufälligerweise einmal so verlaufen, dass er etwa rechts hinten das rechte Sehcentrum vernichtete und auf der anderen Hemisphäre das Sehcentrum so streifte, dass gerade noch Teile des peripheren Halbmondes zerstört würden. Jedoch ist ein solcher Fall bis jetzt noch nicht beobachtet worden.

Ausgeschlossen bleibt dabei natürlich nicht die rein theoretische Erwägung, dass bei einem und demselben Individuum durch Schüsse, welche das Hinterhaupt je zu beiden Seiten der durch den Sinus longitudinalis gelegten Sagittalebene getroffen haben, auch inkomplete Defekte auf beiden homonymen Gesichtsfeldhälften hervorgebracht werden könnten, die je im Abstande von der vertikalen Trennungslinie getrennt für sich verlaufen würden, wie etwa in der folgenden Abbildung Fig. 115 eines Falles von Groenouw (143) nach Encephalomalacie. Eine derartige Beobachtung nach Schussverletzung liegt jedoch bis jetzt nicht vor, und würde ein solcher Mensch wegen der Schwere der Verwundung auch nicht lange am Leben bleiben. Vielleicht könnten aber kleine Sprengkörper durch Zufall einmal einen dahingehenden Gesichtsfelddefekt bewirken. Man muss hier immer in Betracht ziehen, dass gegenüber der Häufigkeit der durch den einheitlichen Schusskanal bewirkten doppelseitigen Hemianopsie das Entstehen einer solchen nach Apoplexie, Embolie oder Encephalomalacie sehr viel seltener vorkommt. Denn hier tritt gewöhnlich zuerst einfache homonyme Hemianopsie auf und dann erst wird nach Monaten oder Jahren durch einen frischen Herd in der anderen Hemisphäre die doppelseitige Hemianopsie hervorgerufen. Aus diesen Gründen können bei Encephalomalacien, Embolien und Apoplexien alle nur denkbaren Defektformen von doppelseitiger inkompleter resp. einseitiger kompleter und andersseitiger inkompleter homonymer Hemianopsie hervortreten, was eben hinsichtlich der Schussverletzungen wegen der gradlinigen Schussrichtung bei der geschilderten Organisation des Sehcentrums vorerwähnten Beschränkungen unterworfen ist.

Ferner ist hervorzuheben, dass fast durchgängig bei den Schussverletzungen anfänglich doppelseitige Erblindung bestanden hatte neben Bewusstlosigkeit, eine Erscheinung, die zwar auch bei den nicht traumatischen Hemianopsien beobachtet wird, aber hier bei weitem nicht so verbreitet ist, wie bei den Schussverletzungen. Dabei ist sehr auffällig, dass eine doppelseitige bleibende Erblindung nach Schussverletzungen durch die beiden Hinterhauptslappen bis jetzt nicht beobachtet worden ist, während doch eine grosse Anzahl solcher Fälle bei Gehirnerweichungen und Gehirnblutungen konstatiert werden konnten (vergleiche Neurologie des Auges Bd. VII pag. 94). Wenn auch unser Fall Wed. pag. 78, mit einem erhaltenen makulären Gesichtsfelde von 1—2⁰ der binokularen Amaurose sehr nahe kommt, so war doch in diesem Falle gleich nach einer Stunde das Gesichtsfeld sehr viel ausgedehnter, und ist erst nachher, durch bereits pag. 126 erörterte Umstände, der weitere Zerfall des Sehvermögens vor sich gegangen. Vergleiche auch den Fall Allers pag. 34 und Franke pag. 73 und § 89.

Eine einfache und doppelseitige Quadranthemianopsie nach oben ist, wie pag. 104 angeführt, nach Schussverletzungen sehr selten, was nach Gefässerkrankungen im Hinterhauptslappen nicht der Fall ist, vgl. Neurologie des Auges, Bd. VII, pag. 57—74.

Hemianopsia inferior, also doppelseitige Quadranthemianopsie nach unten, ist bis jetzt nach Erweichungen und Thrombosen noch niemals beobachtet worden, während sie bei Schussverletzungen sehr häufig ist.

Ferner sind doppelseitige hemianopische centrale Skotome resp. doppelseitige, bis in den Fixierpunkt reichende Defekte, wie in den Fällen von Axenfeld siehe Fig. 116, Ste. siehe Fig. 117 eigene Beobachtung,

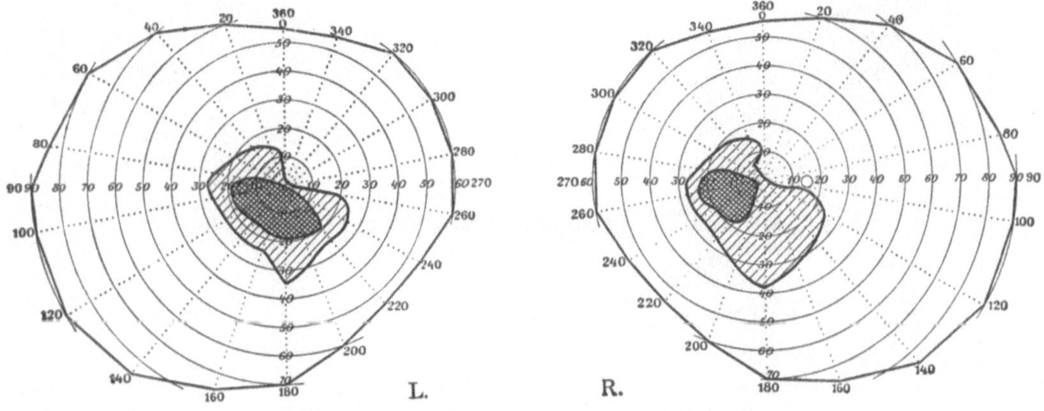

Fig. 116.
(Eigene Beobachtung: Fall IV Axenfeld.)

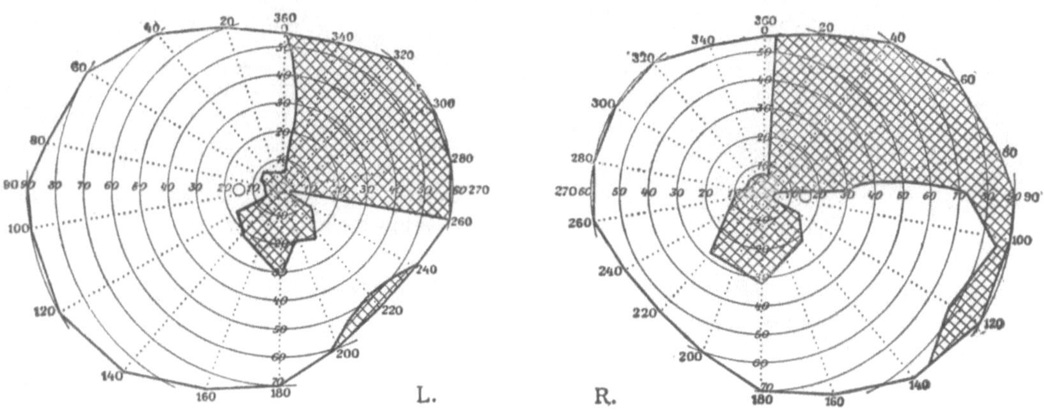

Fig. 117.
(Eigene Beobachtung: Fall Ste.)

Inouye siehe Fig. 118, Inouye siehe Fig. 119, Miert. siehe Fig. 120 eigene Beobachtung, Abelsdorff pag. 69, bis jetzt nur bei Schussverletzungen beobachtet worden.

Aus allen diesen Erwägungen geht hervor, dass bei Schussverletzungen ähnliche Gesichtsfelddefekte, wie Figg. 121 und 115, nur ausnahmsweise möglich sind.

§ 64a. Der Versuch, kraniometrisch die verletzten Okzipitalteile zu bestimmen, um so das Material für topographisch lokalisatorische Winke auszu-

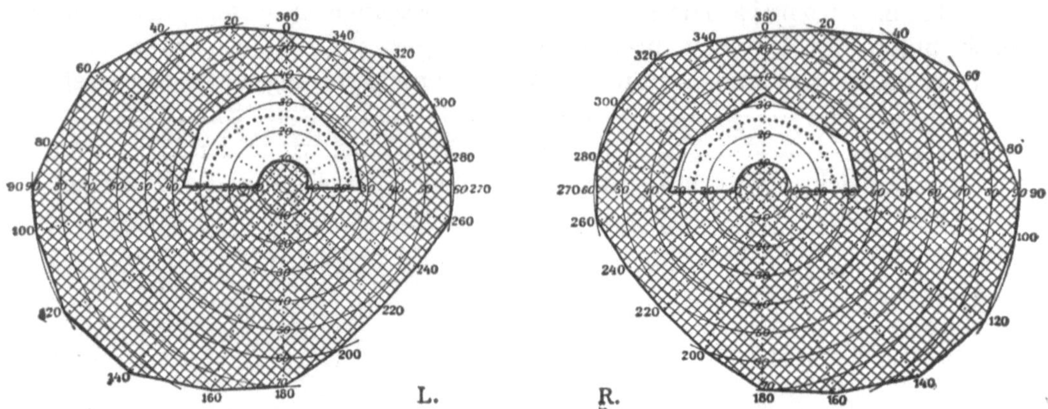

Fig. 118. (Fall VII Inouye). Krankengeschichte pag. 77.

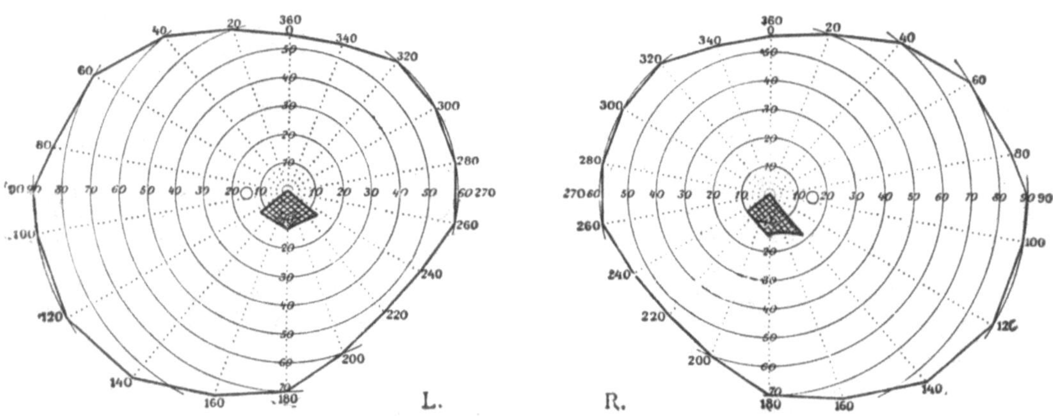

Fig. 119. (Fall 18 Inouye.). Krankengeschichte pag. 83.

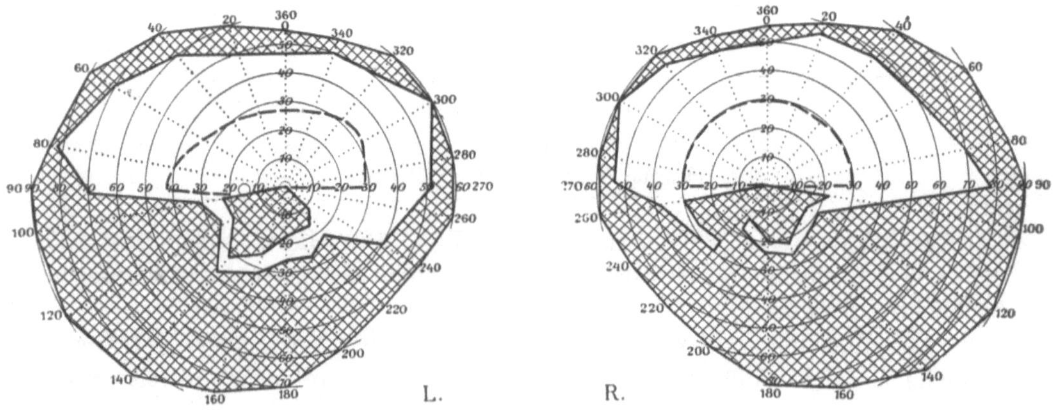

Fig. 120.
(Eigene Beobachtung: Fall Miert.). Krankengeschichte pag. 77.

nützen, wie es Inouye getan, wurde wegen der allzu schwankenden Grundlage von allen anderen Autoren, sowie auch von uns abgelehnt.

Der Verlauf der Sehstörungen bei Schusswunden des Schädels.

§ 65. Der Verlauf der Sehstörungen bei Schussverletzungen des Schädels ist in erster Linie natürlich abhängig von der Schwere der Verletzung des Gehirngewebes selbst und der eventuell erfolgten Infektion. Am günstigsten erweisen sich die Fälle, bei denen die Dura intakt geblieben war, da dieselbe das Gehirn vor tieferen Infektionen behütet. Wegen der traurigen Erfahrungen an infektiösen Spätfolgen im Heimatshospital empfiehlt Capelle (132) dringend die sofortige operative Wundrevision, d. h. Diszission der Weichteilwunde, Hebung und Ausräumung der sie einschliessenden zermalmten Hirnmasse mit Auffrischung und Glättung der Weichteilwundränder. Dieselbe soll früh innerhalb der ersten 24 Stunden nach der Verletzung ausgeführt werden, weil

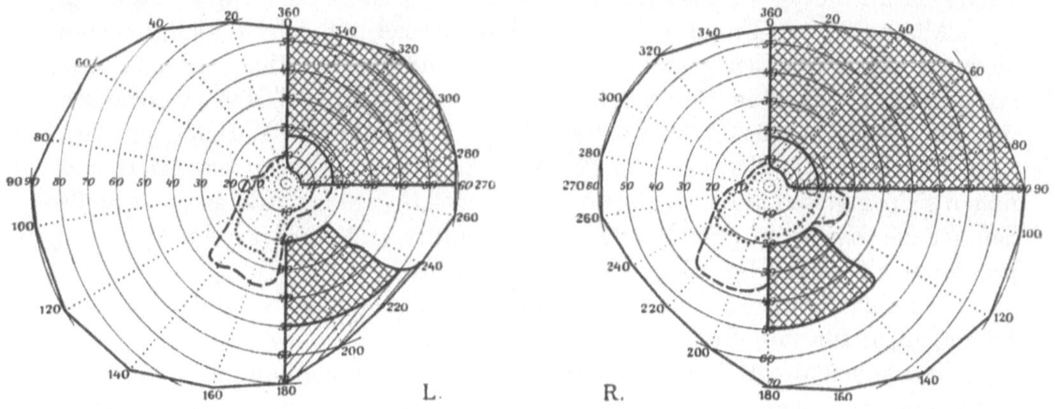

Fig. 121. (Fall Lenz.)

dadurch die Spätfolgen der Infektion am besten vermieden werden könnten. Denn die an die eigentliche Geschosszone in weiter Ausdehnung angrenzende Hirnumgebung stelle einer von jener aus andringenden Bakterieninvasion keine geschlossene Zellenkontinuität mit der vollen Abgrenzungskraft gesunden Gewebes entgegen, sondern sie besitze im Gegenteil in ihren eigenen traumatischen Nekrosen vorgeformte Bahnen, die wie geschaffen seien zur Einnistung und Weiterleitung einer in die Tiefe strebenden Infektion.

Zuckerkandl (122) erwähnt bezüglich der Schusskanäle folgendes:

„Die modernen Schusswaffen setzen kaum je glatte Kanäle, sondern die Explosivwirkung, die jedem Geschoss eigen ist, führt zu ausgedehnten Zertrümmerungen, zur Bildung von Höhlen, die, mit Gewebsbrei erfüllt, in ihren Wandungen eingesprengt Knochenfragmente und Tuchfetzen aufweisen. Die Explosivwirkung ist so gross, dass die Knochentrümmer von ihrem Standort vertragen, selbst als Überträger der Gewalt wirken, so dass im Einschuss die schwersten Zerstörungen gesetzt werden.

Diese Art der Schusswirkung hat zu der Annahme geführt, dass solch schwere Gewebsläsionen durch speziell für Explosivwirkung berechnete Projektile erzeugt würden; in dem Masse, als dies angenommen wurde, ist es sicher nicht der Fall; man könne an der Hand von Präparaten einwandfrei feststellen, dass das gewöhnliche, nicht deformierte Mantelgeschoss, dessen Kern nicht zutage trat, die schwersten explosiven Wirkungen im getroffenen Gewebe hervorzubringen vermöge."

Die Tatsache, dass mit dem Projektil Keime in die Schusswunden eingeführt werden, ist heute wohl allgemein anerkannt. Alex. Fränkel hat seinerzeit experimentell als erster die mitgerissenen Monturfetzen als die Träger der Infektion feststellen können. In jüngster Zeit haben zwei französische Autoren bei Untersuchungen ganz frischer Wunden in der Front gefunden, dass von der neunten Stunde nach der Verletzung Mikroben in den Wunden vorhanden sind, die, zuerst spärlich in der unmittelbaren Nachbarschaft der Kleiderfasern nachweisbar, von da aus in die Umgebung ausstrahlen.

Alle Arten von Projektilen reissen Wollpartikel mit sich, in viel grösseren Mengen, als gewöhnlich geglaubt wird, man findet namentlich Granatstücke im Gewebe oft dicht in Monturfetzen gehüllt, und auch bei Mantelgeschossen sind die mitgerissenen Teile oft beträchtlich. Bei explosiver Wirkung sind mit dem Blei des Projektils auch die Wollteile in kleine Fragmente zerfasert und finden sich zerstreut in der Wunde eingesprengt. So werden bald an einer Stelle der Wunde Keime in grösserer Menge eingeführt, während sie ein andermal primär in alle Teile der Wunde versprengt werden.

Die eingeführten Keime finden in den Schusswunden besonders günstige Bedingungen für ihre Entwicklung.

Wir haben also Keime bei schwersten Gewebsläsionen, und es kann daher nicht wundernehmen, wenn die Schusswunden auch bei aseptischer Versorgung eitrig erkranken.

Hervorgehoben zu werden verdient, dass die Intensität und Extensität der Funktionsstörung bei den kleinkalibrigen Geschossen ganz ausserordentlich häufig in einem auffallenden Missverhältnisse zu den noch nachweisbaren Spuren der Aussenverletzung stand.

Der Fall LVI von Allers (l. c.) zeigt, dass schwere Hirnveränderungen vorliegen können, ohne dass der Knochen zersplittert war.

Bezüglich der penetrierenden Schusswunden stimmen alle Autoren überein, dass die Einschussöffnung an der Aussenseite klein, an der Innenseite der Schädelwand strahlenförmig sei. Umgekehrt verhält sich der Schädelausschuss, am stärksten splittere die Tabula interna."

Genet (96) beschreibt einen Fall von Hemianopsie nach Schussfraktur des Schädels mit dem Sektionsbefunde einer grossen subduralen Blutung. Der Kranke war zwar trepaniert, aber die Dura mater nicht inzidiert worden.

Wie viele Patienten bei Schüssen durch den Hinterkopf im Kriege zugrunde gehen, lässt sich natürlicherweise nicht feststellen. Meist tritt nach erfolgter Verwundung eine Bewusstlosigkeit von verschiedener Dauer und nach Wiederkehr des Bewusstseins eine oft nur Stunden bis wenige Tage oder wochenlang (vgl. die Fälle Uhthoff pag. 39 und unser Fall Holz pag. 33) anhaltende Erblindung auf. Beides erklärt sich wohl aus der plötzlichen Druckzunahme im Schädelinneren durch die Anwesenheit der Kugel, durch Ödem und durch die in den Schusskanal nachstürzende Cerebrospinalflüssigkeit, sowie durch das in denselben sich ergiessende Blut. Auch treten in der Gehirnmasse der Umgebung des Schusskanals zahlreiche kapilläre Blutungen auf, durch welche der Druck auf die Rinde und die Leitung gleichfalls vermehrt wird. Ferner dürfte, wenn die Falx der Dura durchschossen ist, Blut nach beiden Seiten derselben austreten und damit den Druck auf beide kortikalen Sehcentren noch vermehren. Mit fortschreitender Resorption des Blutes kehrt dann das Sehvermögen wieder, und bei günstigem Verlauf begrenzen sich die durch den Schusskanal gesetzten Gesichtsfelddefekte mehr und mehr, um dann dauernd stabil zu bleiben. In analoger Weise, wie bei der doppelseitigen, verlaufen dann auch die Verhältnisse bei der einfachen homonymen Hemianopsie. So bestand in dem folgenden Falle anfänglich komplete Hemianopsie, die sich allmählich zu einer Quadranthemianopsie nach oben zurückbildete:

Henschen (145, Fall 8). Einem 14jährigen Knaben wurde eine Kugel durch den Hinterkopf geschossen. Beim Erwachen aus der Bewusstlosigkeit fand sich eine rechtsseitige homonyme Hemianopsie. Später wurde ein der Grösse und Form nach konstant gebliebenes homonymes gleichförmiges Skotom in den beiden dorsalen linksseitigen Quadranten festgestellt. Das Röntgenbild zeigte eine Zersplitterung der Kugel in drei Teile.

Best (134) führt an, dass bei homonymen Defekten, die bis an die vertikale Trennungslinie heranreichten, in den ersten Tagen auch jenseits derselben nichts gesehen worden sei.

Über den Verlauf der Sehstörung in den ersten Wochen nach der Verwundung geben uns die Beobachtungen Bests an der Front folgende schöne Beispiele:

Best (134, Fall VII). Verletzung durch Schrapnell am 1. XI. 15. Anfangs komplete homonyme rechtsseitige Hemianopsie, wobei aber auch jenseits der vertikalen Trennungslinie in einer an dieselbe sich anlehnenden Zone schlechter gesehen wurde. S = beiderseits $^6/_{15}$.

2. XI.: Revision der Wunde: Depressionsfraktur ohne Duraverletzung am Hinterkopf mehr nach links von der Mitte.

Am 5. XI. S = $^5/_5$.

Am 7. XI.: Die Hemianopsie bis auf ein paracentrales Skotom rechts unmittelbar neben dem Fixierpunkt zurückgegangen. Augenhintergrund dauernd normal.

24. XI. keine Gesichtsfeldbeschränkung, auch nicht für Farben.

Best (134, Fall 13). Verwundung am Hinterkopf am 15. V. 15. Tangentialschuss mit Knochendepression. Untersuchung am 24. V. linksseitige komplete und absolute homonyme Hemianopsie, nach rechts hin nur ein kleiner Teil der oberen Quadranten erhalten. Sehschärfe = Handbewegungen. Augenhintergrund normal.

31. V. jetzt auch nach links hin ein kleiner Teil der oberen Gesichtsfeldquadranten erhalten. S jetzt Fingerzahl in nächster Nähe richtig angegeben.

5. VI. Gesichtsfelder wegen Fehlens der Fixation nicht genau zu bestimmen. Es ist nur ein kleiner Rest der oberen Quadranten beiderseits erhalten mit Probeobjekt von 5 qcm auf 40 cm nach oben etwa 15°, seitlich beiderseits 10°, unten dicht am Fixierpunkt. Ophth. Befund dauernd normal. 6. VI. entlassen nach dem Heimatlazarett.

Best (134, Fall I). Verwundet am 25. IX. 15. Aufnahme am 26. IX. 15. Durchschuss durch den Hinterkopf. Querschuss in der Höhe etwa des oberen Ohrrandes. Doppelseitige Hemianopsie nach oben.

14. X. und 16. X. Vollständiges Fehlen der oberen Gesichtsfeldhälften.

Am 21. X. nach rechts oben Gesichtsfeld auf 20—30°, nach links oben auf 10—20° ausgedehnt.

Am 24. X. weitere Erholung in den oberen Gesichtsfeldhälften.

Am 4. XI. bei der Entlassung immer noch völliges Fehlen der Farben in den oberen Gesichtsfeldhälften.

Best (134, Fall II). Tangentialschuss am Hinterkopf mit Knochendepression, Durariss, verhältnismässig grosse Erweichungshöhle. Komplete Hemianopsie nach rechts. Alexie. Ophth. Befund normal. Später keine Alexie mehr. Die Grenzen nach rechts hin für Weiss bedeutend erweitert, jedoch farbenblind. $S = {}^5/_7$ rechts; ${}^5/_7$ links.

Best (134, Fall III). Verletzung am Hinterkopf nahe der Mitte; mit Knochendepression und Durariss. Homonyme rechtsseitige Hemianopsie bis zur Mittellinie. Alexie. R. $S = {}^6/_8$; links $= {}^6/_{10}$. Ophth. Befund normal. Nach 4 Wochen für Weiss normal. Für Farben eingeschränkt.

Best (134), Fall VI. Schussverletzung am 1. X. 15. Hat sofort nach links hin schlecht gesehen. Am Hinterkopf eine 8 cm lange Weichteilwunde, hauptsächlich rechts. 2. X. $S = {}^6/_5$. Ophth. Befund normal. Homonymes linksseitiges centrales Skotom. Sonst keine cerebralen Herderscheinungen. Nach einigen Tagen war das Skotom kleiner. Am 16. X. mit noch bestehendem Skotom entlassen.

Nach Allers (l. c.) zerspringt in der Regel die innere Knochenlamelle in viele kleine Splitter; fünfmal aber waren grosse, über kronenstückgrosse, plattenförmige Stücke ausgesprengt worden. Solche grossen Stücke, aber auch kleinere Splitter, vermögen, wenn sie unter den intakten Knochen oder gegeneinander verkeilt sind, die Dura abzudrängen. Man sieht dann bei der Operation, wie nach Entfernung der Splitter sich die Dura wieder an den Knochen anlegt. Zweifelsohne kann auf diese Weise ebenfalls ein nicht unbeträchtlicher Druck auf das Hirn ausgeübt werden.

So ergab einen sehr guten Operationserfolg der 20jährige Musketier A. L.; Gewehrschussverletzung 9. X. 14 am Hinterkopf links; das Röntgenbild zeigte, dass die rechte Hälfte der Hinterhauptsschuppe defekt und stark gesplittert war. Langsam zunehmend trat eine Verschlechterung des Sehens ein. Am 5. I. 15 stellte Lenz eine doppelseitige Hemianopsie fest. Nur im linken oberen Quadranten wurde ein central gelegener sehtüchtiger Bezirk gefunden; doch wurden auch hier Farben ungenau erkannt und die Sehschärfe war auf $^1/_{10}$ herabgesetzt. Sonstiger Nervenbefund normal.

14. I. 15 Operation durch Lexer, die im wesentlichen eine lokal druckentlastende war, doch wurde auch ein auf der intakten Dura sitzender Splitter entfernt. Es handelte sich also in erster Linie um eine Meningitis serosa circumscripta. Allmählich wurde das Gesichtsfeld frei. Am 1. III. 15 bestand bei voller Sehschärfe nur noch beiderseits ein kleines Skotom im rechten unteren Gesichtsfelde. Am 4. VI. 15 konnte er garnisonsdienstfähig entlassen werden.

Ventrikeleröffnungen verlaufen nach Schussverletzungen meist tödlich; jedoch berichtet F. Krause (136) über einen geheilten derartigen Fall:

25jähriger Leutnant B. Hinterhauptschuss. Linksseitige komplete und absolute homonyme Hemianopsie mit Aussparung der Macula. Ophth. Befund normal. Abscess mit Ventrikeleröffnung. Einschuss 4 cm hinter dem oberen Ohrmuschelrande. Ausschuss 4 Finger breit über der Protuberanz. Heilung.

Wegen der Schwere der Erscheinungen und der deletären Folgen, die sich an einen zu frühen Transport der Verwundeten knüpfen, bleiben die meisten Schädelschüsse zur Beobachtung in den Feldlazaretten dicht hinter der Front.

Nach Loewenstein und Rychlik (123) kommt unmittelbar nach der Verwundung nur die Beseitigung der direkten Verletzungsfolgen in Betracht: die Impression und die sekundäre Eiterung innerhalb der vorliegenden verletzten Schädel- resp. Gehirnpartie. Der Abtransport nach der Heimat bei den leichteren Fällen setzt einen fieberfreien Zustand ohne Bewusstseinsstörung voraus, bei dem der Defekt sich durch gesunde Granulationen ausfüllt, nachdem dieser Zustand durch mindestens 20 Tage unverändert angedauert hatte. Auch bei den leichtesten Streif- und Prellschüssen empfiehlt es sich doch alsbald den Knochen freizulegen, weil trotz der Geringfügigkeit der äusseren Verletzung Fissuren und abgesprengte Knochenstücke vorhanden sein können, die selbst bei der Röntgenuntersuchung zuweilen nicht gefunden werden.

Das Verhalten des Augenspiegelbefundes bei Kopfschüssen.

§ 66. Bezüglich des Augenspiegelbefundes müssen die frischen Fälle anders beurteilt werden, als die nach Wochen oder Monaten in die Kriegslazarette der Heimat zurückbeförderten und dort der weiteren Pflege anvertrauten Verwundeten.

Sehr häufig gibt nach Loewenstein und Rychlik der Zustand der operierten Schädelverletzten kaum zu Befürchtungen Anlass. Nur eine leichte abendliche Temperatursteigerung ist eine Andeutung dafür, dass doch der Heilungsverlauf kein ungestörter ist. Die Untersuchung mit dem Augenspiegel zeigt uns dann, dass recht häufig bereits hochgradige Sehnervenveränderungen vorliegen. Letztere sind ein sicherer Anhaltspunkt für das Vorhandensein tiefer sitzender Veränderungen im Gehirne. Die Beteiligung der Sehnerven an dem Gehirnprozesse, welcher dem Trauma folgt, drückt sich als Entzündung im weiteren Sinne aus. Die geringsten Grade sind charakterisiert durch weite, prall gefüllte und dunkel erscheinende Venen des Sehnervenkopfes. Bei höheren Graden erscheint sein Gewebe trübrot und undurchsichtig; seine Grenzen gegen den anschliessenden Fundus verwischen sich. Eine leichte Schwellung wird durch sorgfältige Untersuchung auf Niveaudifferenzen an der Papillargrenze entdeckt. Eine wirkliche Stauungspapille mit pilzförmigem Überragen des Papillengewebes von mindestens 4 Dioptrien über das Niveau des Augenhintergrundes fanden beide Autoren unter 57 Fällen 4mal. Entzündliche Erscheinungen am Sehnervenkopf erhoben dieselben in diesen 57 Fällen 32mal. Nach Lister sollen in 50 % der Schädelschüsse Neuritis optici und in $^2/_3$ der Fälle leichte Schwellungen und Verschleierungen der Papille konstatiert worden sein. Jessop (124) fand in 72 % einschlägiger Fälle Papillenveränderungen.

Frische Schädelschüsse zeigen demnach einen sehr hohen Prozentsatz von Veränderungen am Sehnervenkopfe. Zade (125) hat unter 16 Fällen

6mal doppelseitige Stauungspapille festgestelt. Es handelte sich vorwiegend um Fälle, bei denen nicht innerhalb der ersten 36 Stunden nach der Verletzung operiert worden war. Gilbert (127) fand unter 43 Schädelschüssen 7 Stauungspapillen.

Die Stauungspapille ist nach Best (134) eine sehr häufige Folge der Hirnverletzungen. Bei leichteren seltener, steigt ihre Frequenz bei ernsten Schussverletzungen, deren Schwere nach der vorhandenen oder nicht vorhandenen Duraverletzung beurteilt werde, auf 50%.

Nach Loewenstein und Rychlik (123) trat dabei zutage, dass die schweren Ausfallserscheinungen von 23 Schädelverletzten mit entzündeten Sehnerven ausser einem Falle bis zur Heilung resp. bis zum Tode bestehen blieben, während die Lähmungen in 5 von 6 Fällen mit normalem Sehnerven verschwanden. Aus diesen Tatsachen gehe hervor, dass Veränderungen am Sehnervenkopfe ein Signum mali ominis darstellten.

v. Szily (94) fasst seine Erfahrungen dahin zusammen, dass man jedenfalls die Neuritis optici bei Schädelverwundungen als ein ernstes Symptom auffassen müsse, welches den Augenarzt durchaus dazu berechtige, dem Chirurgen eine radikale Revision der Wunde anzuraten, wobei natürlich im speziellen Falle die Entscheidung darüber, was zu geschehen habe, dem letzteren zustehe. Die ophthalmoskopische Untersuchung all dieser Verwundeten sei unbedingt angezeigt, und zwar möglichst bald, auch ohne dass seitens der Augen von den Kranken geklagt werde.

In der 40. Versammlung der ophth. Gesellschaft zu Heidelberg 1916 (siehe Bericht über dieselbe. Wiesbaden, J. F. Bergmann) sind v. Hippel und Best in dankenswerter Weise für eine bis dahin nur allzusehr vernachlässigte scharfe Trennung der Bezeichnung „Stauungspapille", die ja ein reines Stauungsödem darstellt von der „Neuritis optici resp. Papillitis" als einer wirklichen Entzündungserscheinung eingetreten. Allerdings ist ja in den Frühstadien der Kopfschüsse bezüglich des Augenspiegelbefundes eine scharfe Trennung dieser Bezeichnungen meist ganz unmöglich. Das Symptom der Stauungspapille, sowie das der Papillitis, ist eben nur in Verbindung mit dem gesamten übrigen Befunde bei länger dauernder Beobachtung der einzelnen Fälle genauer auseinanderzuhalten.

„Als erste wichtige Tatsache, sagt von Hippel, darf wohl festgehalten werden, dass von den an der Front und in der Nähe derselben tätigen Kollegen Schwellungen des Sehnervenkopfes in ganz enormer Häufigkeit bei Schädelschüssen beobachtet sind, während dies in weit kleinerem Masse in den Heimatlazaretten der Fall war. Daraus folgt, dass jene Schwellungen in vielen Fällen spontan, vor allen Dingen aber nach der jetzt wohl allgemein üblichen gründlichen chirurgischen Versorgung dieser Schädelwunden oft in kurzer Zeit zurückgehen. Dieses Verhalten, das mit dem bei druckentlastenden Operationen der Friedenszeit übereinstimmt, in Verbindung mit der Tatsache, dass jene Papillenschwellungen in allerkürzester Zeit entstehen können, lässt mich annehmen, dass es sich bei den ganz frischen Fällen meistens

um echte Stauungspapille handelt, auch wenn die Schwellung
keine höheren Grade erreicht.

Ein Teil der Autoren, die die Fälle beobachtet haben, spricht auch einfach von Stauungspapille, während von anderen der Ausdruck Papillitis ge-
wählt wird, wieder andere von Neuritis sprechen. Ich halte die Beobachtungen
in der Hauptsache für gleichwertig und glaube, dass in den meisten Fällen
Stauungspapille vorliegt, zumal da auch mehrfach hervorgehoben wird, dass
die Gegend der Verletzung für die Häufigkeit der Papillenschwellung belanglos
ist. Um Stauungspapille kann es sich aber nur handeln, wenn genügende
Berechtigung für die Annahme vorliegt, dass in solchen Fällen oft eine
wesentliche Steigerung des Hirndruckes besteht."

Die Aufzeichnungen von Best (l. c.) erstrecken sich auf 328 Kopfschüsse.
Unter diesen fand sich 57 mal Stauungspapille über 2 D, 75 mal unter 2 D,
196 mal keine Sehnervenveränderung. „Im Prozentsatz berechnet ist also
die Häufigkeit der Stauungspapille bei Hirnschüssen auf $40^0/_0$ zu schätzen.
Wenn ich mein Material, sagt Best, in zwei Hälften teile, die eine aus dem
Anfang des Krieges bis zum 1. VIII 1915, die andere von da ab, so hat in der
zweiten Hälfte des Krieges ein merklicher Abfall stattgefunden, von $45^0/_0$
auf $25^0/_0$. Rechne ich nur die Fälle mit Duraverletzung, so lauten die Zahlen
für die erste Kriegszeit $55^0/_0$, für den Rest $30^0/_0$. Die Ursache für die Besserung
liegt in der besseren und frühzeitigeren chirurgischen Versorgung."

In der Zusammenstellung der Fälle Uthoffs aus dem Heimats-
lazarette war der opth. Befund durchweg normal (11 mal), 2 mal bestand
leichte Neuritis optici. Bei dem einen dieser Kranken kam es zu Gehirnabscess und Tod an Meningitis, bei dem zweiten wurden Knochensplitter
operativ entfernt und waren Krampfanfälle vorhanden.

Bei den von uns zusammengestellten 145 Fällen von Kopfschüssen aus
den Heimatslazaretten mit homonymer Hemianopsie wurden bei 101 Fällen
Angaben über den Augenspiegelbefund gemacht; von diesen zeigten 83 einen
normalen Augenspiegelbefund und 19 Fälle Stauungspapille resp. Neuritis.

Von Payr (146) ist darauf hingewiesen worden, dass bei Prellschüssen
mit erheblichen Blutergüssen epiduraler, subduraler oder intrazerebraler Lokalisation, bei deutlich vorhandenen Allgemeinerscheinungen des Hirndruckes die
Stauungspapille erst ziemlich spät zu beobachten sei. Nur in einigen Fällen
war dieselbe schon nach 24 Stunden vorhanden.

Sehr häufig wird durch die Operation die Stauungspapille beseitigt, wie
z. B. in der folgenden Beobachtung von

Best (134, Fall IX), D., Verwundung am 17. V. 15. Granatsplitter-Steckschuss.
Einschuss rechts am Hinterkopf. Sitz des Granatsplitters im rechten Temporallappen.
Stauungspapille. 31. V. Entfernung des Granatsplitters durch Trepanation. 1. VIII. Augenhintergrund normal. Komplete und absolute linksseitige homonyme Hemianopsie mit Aussparung der Macula. $S = {}^6/_6$. Keine anderen Herderscheinungen. Am 23. IX. 15 entlassen. Am 29. III. 16 Tod im Heimatlazarett.

Gilbert (127) stellt sich, wie Adam und Birch-Hirschfeld auf den
Standpunkt, dass Stauungspapille allein nicht den Anlass zur Trepanation

bei Schädelschüssen geben dürfe. Dagegen wünscht er den operativen Eingriff bei den Fällen, die das Bild der **Neuritis optici** aufweisen.

Als Folge der Schussverletzung kann sich auch eine **Meningitis serosa** entwickeln. Derartige Liquorstörungen, die sowohl in übermässiger Absonderung, als in Zurückhaltung desselben bestehen, bewirken ebenfalls Stauungspapille, die sich dann aber mit dem allmählichen Ausgleich der Störung wieder spontan zurückbilden kann.

Nach **Loewenstein** und **Rychlik** (123) lag bei Fällen mit Veränderung der Papillen und Eröffnung des Duralsackes fast durchweg eine **Infektion** vor mit Entzündung durch toxische Produkte.

Schliesslich wäre noch hervorzuheben, dass die Stauungspapille auch bei **Scheidenhämatom**, namentlich nach Schädelfrakturen, beobachtet wird (vgl. Band IV d. Neurol. d. Auges pag. 626, § 122).

Jedenfalls ist aber die Stauungspapille als ein ernstes Symptom zu betrachten.

Bezüglich der älteren, seit längerer Zeit in Heilung begriffenen Fälle in den heimischen Kriegslazaretten ist folgendes zu beachten.

Es hat sich herausgestellt, dass selbst bei scheinbar leichten Verletzungen nach langer Zeit und scheinbar völliger Heilung Abscesse, Meningitiden, Epilepsie und andere Krankheitszustände auftreten können, die man nicht erwartete. Das Wiederauftreten resp. Erscheinen von Stauungspapille und Neuritis optici ist dann stets als ein bedenkliches Zeichen aufzufassen, das, ebenso wie das Auftreten anderer zerebraler Erscheinungen, unter allen Umständen eine Revision der Wunde verlangt.

So berichtet F. **Krause** (136) über folgenden Fall, bei welchem am 32. Tage nach der Verwundung erst die Symptome eines Gehirnabscesses hervortraten:

25jähriger Offizier. Granatsplitterverletzung am linken Hinterhaupt. In den ersten zehn Tagen nahm der Kranke in den rechten homonymen Gesichtsfeldhälften eine Art Schleier wahr, der späterhin verschwand. Der Augenspiegelbefund war normal. Patient fühlte sich vollkommen wohl, so dass er zum Transport in die Heimat bestimmt wurde. Da traten am 32. Krankheitstage Temperatursteigerung und Kopfschmerzen mit Brechneigung auf. Der Augenspiegelbefund zeigte beiderseits Schwellung der Papille. Gehirnabscess. 14 Tage nach der Operation zeigte der Augenspiegelbefund noch eine verwaschene Papille. Erst eine Woche vor der Entlassung wurde derselbe normal. Die rechtsseitige homonyme Hemianopsie hatte sich insofern gebessert, als das stehende Gesichtsfeld etwa 30 Winkelgrade am oberen Quadranten in das hemianopische hineinreichte. 5 Monate nach der Operation wurde der Kranke garnisondienstfähig und tat sehr bald im stellvertretenden Generalkommando vollständig Dienst. Die rechtsseitige Hemianopsie störte ihn nach brieflicher Mitteilung schon damals nur wenig, späterhin überhaupt nicht mehr.

Spätabscesse traten ferner auf in den Fällen v. Szily Fall 33 pag. 33, Uhthoff Fall XII pag. 53, Rothfuchs pag. 70, Franke Fall B pag. 73 und Uhthoff Fall XIV pag. 76.

Krause betont die Notwendigkeit, bei allen Schädelverletzungen einfache und übersichtliche Wundverhältnisse zu schaffen, die Kranken fortgesetzt zu überwachen und niemals einen primären Wundverschluss vorzunehmen. Jedenfalls dürfe man sagen, dass, je frühzeitiger die Wundrevision des Schädelschusses stattfinde, um so günstiger sich ihre Prognose gestalte.

Passow (128) ist durchaus für einen frühen operativen Eingriff. Bei Tangential- und Steckschüssen soll sofort operiert werden, auch dann, wenn keine Aussicht zu sein scheine, das Geschoss zu erreichen; oft genug komme es während der Operation oder später von selbst heraus, wenn der Knochen gehörig entfernt worden sei. Auch bei glatten Durchschüssen tritt er für einen frühen operativen Eingriff ein, weil auch hier fast immer die Tabula interna gesplittert wäre. Seien nach der Verletzung Hirnsymptome, wie Druckpuls, Erbrechen usw. vorhanden, oder klage der Verletzte über Kopfschmerzen, so halte er ein Abwarten erst recht nicht für angezeigt. In dieser Hinsicht erwähnt er folgendes lehrreiche Beispiel:

Pincus (144) beobachtete einen Fall von Steckschuss im linken Hinterhauptslappen mit optischer Aphasie und rechtsseitiger Hemianopsie, der nach gelungener Geschossentfernung günstig verlief.

Krankenträger E. Ende Oktober 1914 verwundet. Durch eine Granate, die in ein Gebäude einschlug, wurde ihm ein Stein gegen den Kopf geschleudert. Er war mehrere Stunden bewusstlos. Die Diagnose lautete auf oberflächliche Quetschwunden an Stirn und Hinterhauptslappen. Die Wunden heilten; nach anfänglicher Besserung des ganzen Zustandes bekam der Mann Beschwerden, wie Kopfschmerzen, Druckempfindlichkeit der Stirn und Schwindelgefühl.

Schon Mitte November wurde Hemianopsie festgestellt. Die Behandlung bestand im Auflegen von Eisblasen und Darreichung von Aspirin etc.

Als derselbe am 19. Januar 1915 Passow vorgeführt wurde, hatte er eine deutliche 3 cm breite, 5 cm lange Knochendelle am Hinterkopf, über die eine 5 cm lange Narbe verlief. Von nervösen Symptomen waren zu erwähnen: leichte Schwäche des rechten Fazialis und Hypoglossus, Steigerung der Patellarreflexe, leichter Spontannystagmus beim Blicken nach beiden Seiten; angedeuteter Romberg, ausgesprochene rechtsseitige Hemianopsie.

Er wurde am 22. I. 1915 operiert. Es fand sich ein fast 5 cm langes und 3 cm breites Knochenstück, das nach hinten, noch mit seiner Basis festsitzend, unter das Niveau der Schädeldecke eingedrückt war. Beim Herausheben zeigte sich, dass die Lamina interna noch in etwa 2 cm Ausdehnung abgesplittert war. Nach sorgfältiger Säuberung, teilweise Naht, da die Dura unverletzt war.

Die Heilung verlief glatt, sämtliche Beschwerden schwanden schnell, die Hemianopsie blieb.

In diesem Falle hätte eine Operation unmittelbar nach der Verwundung dem Manne das dreimonatliche Krankenlager erspart.

In einem 2. Falle von Pincus (144) war nach der Trepanation einer ausgedehnten Knochensplitterung ein grosser Hirnvorfall mit Fieber und sonstigen entzündlichen Erscheinungen entstanden, nach dessen Heilung auch die Neuritis schwand. Die beiden anderen Fälle betrafen Steckschüsse, einmal durch ein Gewehrgeschoss, nach dessen Entfernung die Neuritis allmählich heilte, während das andere Mal, bei einem Granatsplitter mit deutlichen Abscesssymptomen trotz der Operation der Exitus eintrat.

Bezüglich eines operativen Eingriffes bei den Fällen mit Drucksteigerung ist zu bedenken, dass derselbe durch subdurale Blutungen bedingt sein kann. War ein subdurales Hämatom vorhanden, so wird schon bald der Höhepunkt der Erscheinungen am Sehnervenkopfe überschritten sein.

Nach Münch (133) ergaben sich bei trepanierten Prellschüssen zweimal Komplikationen. In einem Falle war das trepanierte Knochenstück des Schädels entfernt worden. Die Dura war unverletzt und wurde daher nicht eröffnet. Nach anfänglichem Wohlbefinden traten am 4. Tage Reizerscheinungen auf, Bewusstlosigkeit, Zuckungen etc., die erst schwanden, nachdem die Dura eröffnet worden war und sich ca. 1 Esslöffel voll mit Blut durchsetzten, graurötlichen Hirnbreis entleert hatte.

Fehr (142) fand unter 150 Verwundeten mit perforierenden Schädelschüssen im Virchow-Krankenhause zu Berlin 46 Fälle, bei denen der Augenspiegelbefund positiv war, und zwar fand sich 20 mal eine ausgesprochene Stauungspapille und 26 mal eine mehr oder weniger starke sog. Neuritis optici (als gradueller Unterschied von Stauungspapille aufgefasst), das sind 30%. Diese Fälle waren allerdings nicht gleichartig, da die einen frisch, die anderen erst viele Monate nach der Verwundung gekommen waren. Von diesen 46 Fällen sind 11 an Gehirnabscess und eitriger Meningitis zugrunde gegangen, 28 konnten als geheilt aus dem Krankenhause entlassen werden, und zwar 11 als dienstfähig zur Sammelstelle und 17 als dienstuntauglich in die Heimat, 7 befanden sich noch im Krankenhause. Waren sichere oder verdächtige Symptome für Meningitis, Hirnabscess oder gesteigerten Hirndruck vorhanden, so war die Gegenwart von Papillenödem ausschlaggebend für die sofortige Vornahme der Operation. Für die Operation war auch bestimmend, wenn sich ein Papillenödem erst entwickelte oder fortschritt. Demgegenüber wurden längere Zeit Verwundete mit Papillenödem beobachtet, die sich ganz wohl fühlten und bei denen der Sehnerv wieder normal wurde. Hatte das einfache Papillenödem nicht immer unbedingt die Operation erfordert, so hat umgekehrt das Fehlen von Veränderungen am Sehnerven nie dazu verleitet, bei Vorhandensein verdächtiger anderer meningitischer Symptome von einem Eingriff abzusehen. Entscheidend für die Prognose und Indikationsstellung der Operation blieb bei aller Wertung des ophthalmoskopischen Befundes doch immer das Gesamtkrankheitsbild.

§ 67. Hemianopsie als Fernwirkung bei einem Querschuss durch das Gehirn zeigte sich im Falle XCIX von Allers (l. c.), die bei Besserung des Zustandes wieder verschwand.

Die konzentrische Einschränkung der erhalten gebliebenen Gesichtsfeldhälften.

§ 68. Bei vielen Fällen bestand als Ausdruck der allgemeinen Angegriffenheit des Gehirns eine mehr oder minder starke konzentrische Einschränkung der erhalten gebliebenen Gesichtsfeldhälften (bei Inouye (Fall 3) pag. 31, Nagel pag. 36, Jaenchen pag. 40, Nis. pag. 46, Gerh. pag. 47, Inouye (Fall 10) pag. 72, Szily (Fall 28a) pag. 33, sowie eine Minderleistung der höheren optischen Funktionen. Als Ausdruck der gesteigerten Reizbarkeit ist auch das auffällige Blendungsgefühl in unseren Fällen Wöh. pag. 87, Wed. pag. 78, Carstensen pag. 90 und G. H. pag. 33 anzuführen.

Die bei solchen Fällen nicht selten auftretenden „Ermüdungserscheinungen" können einer regelrechten perimetrischen Gesichtsfeldaufnahme die grössten Schwierigkeiten entgegensetzen und dieselbe zu einer Qual für den untersuchenden Arzt wie den Patienten machen. Zur Feststellung absoluter Gesichtsfelddefekte stellt man am zweckmässigsten alsdann den Patienten

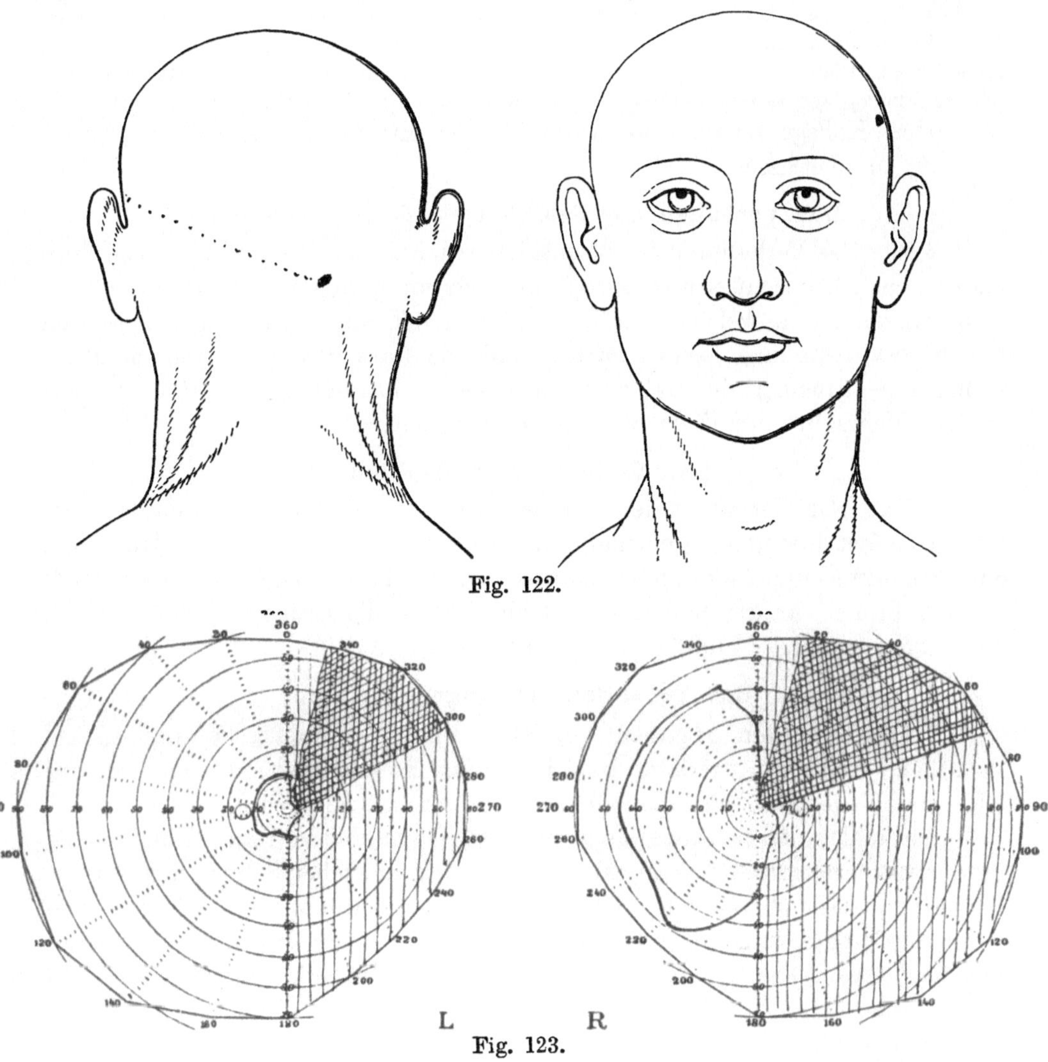

Fig. 122.

Fig. 123.

mit dem Rücken gegen das Fenster, stellt sich selbst zwei Meter entfernt vor ihn mit der Aufforderung eines unserer Augen stramm zu fixieren und beobachtet nun, wo ein bewegtes weisses Papier im Gesichtsfelde verschwindet. Auf solche Weise kann man sich sehr rasch im groben über die Lage und Grösse eines Defektes orientieren, ohne bei der Schnelligkeit der Untersuchung Ermüdungserscheinungen hervorzurufen. Ein derartiges Beispiel liefert der folgende Fall:

B. verwundet am 10. VIII. 16 durch Infanteriegeschoss, war drei Wochen bewusstlos. In der 4. Woche kam das Sehvermögen wieder, jedoch sah er schlecht und verschwommen.

Hemiparese rechts. Lag 10 Wochen zu Bett. Klagt jetzt noch über allzuschnelles Ermüden beim Gehen. Namentlich verschwindet ihm beim Lesen sehr rasch die Schrift. Augenspiegelbefund normal; Pupillen normal. Schussrichtung siehe Fig. 122, Gesichtsfeld siehe Fig. 123. Der doppeltschraffierte Sektor im oberen Quadranten zeigt den durch oben erwähnte Untersuchungsmethode festgestellten absoluten Gesichtsfelddefekt dar. In den einfach schraffierten rechten homonymen Gesichtsfeldhälften wird ein 5 mm grosses weisses Untersuchungsobjekt nicht gesehen, dagegen ein in 2 m Entfernung vor ihm bewegtes grosses Stück Papier. Die linken homonymen Gesichtsfeldhälften konzentrisch verengt und zwar stärker auf dem linken Auge. Dieses war von Haus aus stärker myopisch und konnte mit — 10,0 eine Sehschärfe von $^6/_{36}$ konstatiert werden. Rechts war mit — 0,5 die Sehschärfe normal.

Herr Kollege Draesecke war so freundlich, uns diesen Fall zur Untersuchung zu überlassen.

Das Verhalten der Sehschärfe bei Kopfschüssen.

§ 69. Das Verhalten der Sehschärfe bei den Fällen von homonymer Hemianopsie nach Kopfschüssen ist symptomatisch von geringer Bedeutung, da man nicht wissen kann, welchen Grad von Sehschärfe die betreffenden Patienten vor ihrer Verwundung gehabt hatten, und wie stark dieselbe durch die allgemeine Angegriffenheit des Gehirns funktionell beeinträchtigt ist. Bei der übergrossen Mehrzahl aller Fälle war sie übrigens normal.

Das Verhalten der Pupillen.

§ 70. Das Verhalten der Pupillen war bei den Fällen in den Heimatlazaretten fast durchgängig normal, mit Ausnahme weniger Fälle von Anisokorie ohne Sphinkter- und Akkommodationsparese. Nach der Angabe von Best (134) von der Front war die dem Gesichtsfelddefekte gleichseitige Pupille bei 16°/₀, die entgegengesetzte Pupille in 6°/₀ erweitert.

Das Verhalten der Augenmuskeln.

§ 71. Nach den Angaben von Best sind Augenmuskellähmungen gelegentliche und rein zufällige Begleiter einer homonymen Hemianopsie infolge der Lage des Schusses oder hinzugetretener Meningitis.

Sie fehlen fast durchgängig in den Heimatlazaretten. Eine leichte Parese der assoziierten Seitwärtsbewegung nach links bei Schuss in die linke Hinterhauptsgegend war von Uhthoff (138) beobachtet worden. Nystagmusartige Zuckungen in den Endstellungen werden von diesem Autor 4 mal angegeben. Auf dieses Symptom ist aber als einer Allgemeinerscheinung bei Erkrankungen des Nervensystems kein Gewicht zu legen.

Best (134) berichtet von der Front im Falle V über Parese sämtlicher Augenmuskeln infolge von Steckschuss der Basis. In 4,7°/₀ fand er Abduzensparese, in 2,30°/₀ Okulomotoriusparese. Nystagmus wurde in den ersten Tagen nach der Verletzung nicht ganz selten beobachtet, er geht aber bald wieder zurück. Schultz sah Nystagmus bei Stirnhirnschüssen.

§ 72. Photopsien waren im Falle Inouye (Fall 1) pag. 39 und (Fall 5) pag. 65, Szily (Fall 28a) pag. 33 und (Fall 36) pag. 68, Axenfeld (Fall 3) pag. 66, Hesse pag. 24 und in unserem Falle Carstensen pag. 90 vorhanden.

§ 73. Gesichtshalluzinationen: Uhthoff Fall V pag. 39, Fall VI pag. 33 und Mingazzini pag. 24.

Die Diagnose und Prognose der homonymen Hemianopsie nach Schussverletzungen.

§ 74. Bei gröberen Läsionen macht die Diagnose der einfachen homonymen Hemianopsie, sofern sie eine komplete und absolute ist, keine Schwierigkeiten; sie lässt sich schon leicht durch Bewegungen der Hand oder eines weissen Papiers bei festgehaltener Fixation feststellen. Steigernde Schwierigkeiten macht nur die inkomplete Hemianopsie mit der Kleinheit der Gesichtsfelddefekte. Diese Schwierigkeiten vermehren sich meist bei der doppelseitigen Hemianopsie, bezüglich deren jedoch die Örtlichkeit des Schusskanals schon den Hinweis auf die Verletzung beider Hinterhauptslappen gibt.

Da fast alle Patienten mit Hinterhauptsschüssen anfänglich blind sind, und diese Erblindung bis zu 4 Wochen andauern kann, ausserdem in den ersten Stadien nach der Verwundung das Gehirn im ganzen ausserordentlich angegriffen ist, sind perimetrische Untersuchungen zu dieser Zeit, meist auch wegen der äusseren Umstände, sehr schwierig. Daneben sind Gesichtsfeldbefunde im Frühstadium nur von relativer Beweiskraft, weil sich oft ein grosser Teil des Gesichtsfeldes wieder restituieren kann. Aus diesem Grunde sind für die Beantwortung anatomisch-physiologischer Fragen und für die endgültige Diagnosenstellung die älteren Fälle aus den Heimatlazaretten lediglich massgebend.

Da eine dauernde absolute Erblindung bis jetzt noch von keinem Beobachter gemeldet worden ist (offenbar weil die Zerstörung beider Hinterhauptslappen durch Kriegsverletzungen eine zu schwere Läsion verursacht, um den Patienten am Leben zu erhalten), so ist die Prognose für die Wiederkehr von Gesichtsfeldresten im allgemeinen eine gute zu nennen. Bezüglich der Sehschärfe und der unbehinderten Orientierung im Raume richtet sich die Prognose nach der centralen oder peripheren Lage und Ausdehnung der Gesichtsfelddefekte, sowie danach, ob dieselben auf einen absoluten Ausfall der Lichtempfindung, oder nur auf eine Hemiamblyopie zu beziehen sind. Die Frage, in welcher Weise dabei die einzelnen Gesichtsfelddefekte die Gebrauchsfähigkeit des Auges benachteiligen, werden wir in dem Abschnitte über die Dienstuntauglichkeit der betreffenden Patienten näher beleuchten. Zu beachten bleibt hinsichtlich der Prognose immer, dass auch in den Heimatlazaretten nach anfänglich guten Erfolgen doch durch Auftreten epileptischer Anfälle und Spätinfektion deletäre Zustände auftreten können, bezüglich deren wir, was die chirurgische Seite anbelangt, auf die Erfahrungen Münchs (133) hier besonders hinweisen möchten. 50⁰/₀ der Kopfschüsse gelangen im Feldlazarette zum Exitus. Im allgemeinen ist aber eine Zunahme der Gesichtsfelddefekte in den Heimatlazaretten selten.

Röper (151) nahm in 167 Fällen von 452 Schädelschüssen eine organische Einwirkung auf das Grosshirn an.

Im ersten Kriegsjahre betrug die Mortalität 25%, im zweiten Kriegsjahre 12%. Spätabscesse traten durchschnittlich nach 5 Monaten auf. Epilepsie trat in 15 Fällen 3—19 Monate nach der Verletzung in die Erscheinung.

Nach Haenel (152) verliefen von 1142 Fällen von Kopfschuss, die in die Feldlazarette gelangten, etwa die Hälfte ohne Gehirnsymptome; in der anderen Hälfte handelte es sich um schwere Fälle. Von diesen starben 193 = 34,9% in den Feldlazaretten, davon 130 innerhalb der ersten zwei Tage.

Allgemeines.

§ 75. Im allgemeinen haben die bei den Schädelschüssen gemachten Erfahrungen unsere bisherigen Anschauungen über die Lokalisation der Grosshirnfunktionen und die Lage der einzelnen Centren bestätigt, in vielen wichtigen Punkten ist jedoch unser Wissen ausgebaut und mächtig bereichert worden.

Die Herdsymptome können je nach dem Wesen der Erkrankung in durchaus verschiedener Art und Weise auftreten.

Die Art zeigt sich im Ausfall der Funktion, oder als eine Reizung, die Weise gibt sich in dem zeitlichen Verlauf des Auftretens: entweder ganz langsam, oder rasch, oder wechselnd kund; ferner zeigt sich eine Zunahme an Intensität der Erscheinungen, oder eine Abnahme derselben.

Nach Wernicke (147) beruhen die Herdsymptome immer auf Störungen bestimmter Leitungsbahnen mit Einschluss der Ganglienstationen, die ihnen als Ausgangs- oder Endpunkt- oder zur Unterbrechung dienen. Die Störung der Leitung besteht entweder in Unterbrechung derselben, welche weitaus am wichtigsten ist, oder in verschiedenen Reizerscheinungen, die entweder allein, oder, was häufiger vorkommt, gleichzeitig mit einer Leitungsunterbrechung bestehen können. Die Unterbrechung der Leitung, genauer gefasst, die Aufhebung des Leitungsvermögens, nennen wir Lähmung im weitesten Sinne dieses Wortes; die Reizzustände äussern sich, gewöhnlich zusammen mit Lähmung, als Tremor, Konvulsionen, Kontrakturen, Zwangsbewegungen und Schmerzen.

Unter indirekten Herdsymptomen versteht Wernicke diejenigen Herdsymptome, welche nicht auf wirklicher Zerstörung, sondern auf vorübergehendem Funktionsausfall der Nervensubstanz beruhen.

Ein Herdsymptom ist um so verwertbarer, je geringer die begleitenden Allgemeinerscheinungen sind. Je stärker letztere sind, desto mehr Herdsymptome können indirekt verursacht sein.

In neuester Zeit wurde den vorübergehenden Funktionserscheinungen bei den Herdaffektionen eine ganz bedeutende Aufmerksamkeit durch v. Monakow (l. c.) geschenkt, was letzteren zur Aufstellung seiner sog. Diaschisislehre bewogen hatte. Die Diaschisis stellt nach diesem Forscher eine meist plötzlich eintretende, auf bestimmte weit verzweigte centrale Funktionskreise sich beziehende „Betriebseinstellung" dar, die ihren Ursprung aus der örtlichen Läsion nimmt, ihre Angriffspunkte aber nicht im ganzen Cortex, sondern nur an solchen Stellen hat, wo aus der Gegend der Läsionsstelle fliessende Fasern in primär nicht lädierte graue Substanz des ganzen Centralnervensystems auslaufen.

§ 76. Bei den Schädelschüssen ist das häufigste Herdsymptom die Verletzung der motorischen Zone (vordere Centralwindung und Lobulus paracentralis), wodurch Störungen der halbseitigen Willensbahn in Form einer Hemiplegie, Hemiparese oder Hemikontraktur auftreten. Je nach der Schussrichtung durch die motorische Bahn kann es auch zu Monoplegie kommen.

Die Lähmungen nach Kopfschüssen haben in der Regel im Anfang einen schlaffen, später einen spastischen Charakter, die Sehnenreflexe sind an der gelähmten Seite gesteigert, die Hautreflexe, speziell der Abdominalreflex, herabgesetzt. Meistens ist das Babinskische und Oppenheimsche Phänomen positiv.

In seltenen Fällen findet sich die Lähmung auf derselben Seite, wie die Schädelverletzung. Die Ursache liegt dann in der Regel in Veränderungen des Gehirns durch Contrecoup.

Bei Tangential- und oberflächlich sitzenden Steckschüssen kommt es nicht selten zu Jacksonscher Rindenepilepsie, bei der wir recht gute operative Erfolge durch die Trepanation und Einpflanzung eines Fettlappens verzeichnen können.

Die Schädigung des motorischen Sprachcentrums führt zur motorischen Aphasie. Die motorische Aphasieregion erstreckt sich nach den neuesten Forschungen weit hinaus über die Brocasche Stelle; es gehört zu derselben die vordere Partie der Insel, die Übergangswindung der 3. Frontalwindung in das Operculum der vorderen Centralwindung und das Operculum selbst.

Die sensorische Aphasie, die sich in aufgehobenem resp. schwer gestörtem Sprachverständnis, paraphasischem Spontansprechen, Paragraphie und Paralexie zeigt, ist in dem hinteren Drittel der 1. Temporalwindung, in den 3 Inselwindungen und der vorderen Partie des Gyrus supramarginalis lokalisiert.

Eine Unterabteilung der amnestischen Aphasie ist die optische Aphasie und die Alexie, welche letztere im Gyrus angularis lokalisiert ist.

Oft kann es bei den Schädelschüssen, so besonders bei oberflächlichen Streifschüssen zu ganz geringfügigen Symptomen kommen, die man erst aufsuchen muss. So kann man öfter Differenz von Reflexen bei genauer Untersuchung feststellen.

Bisher wurde noch wenig auf die einseitige Areflexie oder Hyporeflexie der Cornea bei Herdaffektionen in der kontralateralen Grosshirnsphäre geachtet.

Ferner kommt gar nicht selten eine Differenz der Abdominalreflexe vor, worauf besonders Allers (95) sein Augenmerk gerichtet hat. Er sieht in dem Fehlen oder der Herabsetzung des Abdominalreflexes die erste Andeutung hemiparetischer Erscheinungen. Dies finde man hauptsächlich bei Scheitelverletzungen, bei welchen ein mehr oder weniger direktes Betroffensein der motorischen Centren angenommen werden dürfe.

Schultz (153) beschrieb bei einseitiger Steckschussverletzung des Stirnhirns ein eigenartiges Syndrom, das sich im wesentlichen aus gleichseitiger Cornealanästhesie, Anämie, Zeigestörung, universeller Hyporeflexie und vasomotorischer Übererregbarkeit zusammensetzt.

Noethe (154) beobachtete bei Verletzung der 2. Stirnwindung Nystagmus.

Der leider so früh verstorbene Rothmann (155) machte darauf aufmerksam, dass die Störung des Greifversuchs ohne Schädigung des Lagegefühls und des stereognostischen Sinnes am gekreuzten Arm in Verbindung mit der Gleichgewichtsstörung des Körpers ein wichtiges Symptom für Verletzung der 2. Stirnwindung sei, vor allem in Kombination mit Agraphie und Störung des Rechenvermögens.

Vielfach wurden gerade bei den Stirnhirnverletzten besonders häufig psychische Veränderungen beobachtet, so stuporartige Zustände, ethische Defekte, Stumpfheit (Allers, Rosenfeld, Dzembowski) und dann ganz besonders oft eine eigenartige Depression, verbunden mit Hirnschwäche (Brodmann). Dies sahen wir in 2 Fällen von querem Durchschuss durch das Stirnhirn ohne sonstige Herdsymptome.

Berger (162) hob hervor, dass er etwas enttäuscht war, ausgesprochene Ausfallserscheinungen auf geistigem Gebiete in der überwiegenden Mehrzahl der frischen Stirnverletzungen, die zum Teil sehr gut einer Prüfung ihrer intellektuellen Fähigkeiten zugänglich waren, zu vermissen. Wiederholt hätten ihm auch chirurgische Kollegen ihr Erstaunen darüber ausgedrückt, dass der Mensch so ausgedehnte Teile des Stirnhirns, ohne wesentliche Ausfallserscheinungen darzubieten, verlieren könne. Jedoch habe er auch eine beschränkte Anzahl von frischen Stirnhirnverletzten gesehen, die hochgradige Apathie, schwere Störungen der Merkfähigkeit, enorme Erregbarkeit des Gemüts, Schreianfälle, auffallende Witzelsucht dargeboten hatten.

Verletzungen im hinteren unteren Teil des linken Stirnlappens führten regelmässig zu einer motorischen Aphasie, manchmal verbunden mit Agraphie und Alexie.

Schultz (153) machte darauf aufmerksam, da sich unter dem „Kopfschmerz" nach Vorderschädelverletzung sehr häufig eine echte traumatische Neuralgie des Quintus versteckt, welche die Kranken sehr erheblich beeinträchtigt.

Störungen der Sensibilität.

§ 77. Genaue Studien über die Sensibilitätsstörungen nach Gehirnschüssen, namentlich durch Förster, Redlich, Goldstein, Seiffer, Gerstmann, Rothmann u. a. haben eine Fülle neuer Tatsachen zutage gefördert.

So machte Förster (148) darauf aufmerksam, dass im Thalamus opticus und in der inneren Kapsel eine Gliederung nach Körperabschnitten und innerhalb dieser eine weitere Gliederung in doppelter Hinsicht bestehe. Eine teile die Extremität in axialer Richtung, die andere gliedweise ein. Die Anordnung in axialem Sinne erscheine oft in einem ähnlichen Typus, wie die segmentale Gliederung. Eine Anordnung nach Qualitäten trete nicht vollkommen hervor; nur für tiefe Sensibilität einerseits und oberflächliche andererseits sei sie vollkommen. Beim axialen Typus seien vorwiegend die ulnaren Hälften befallen, am Bein die Aussenseite des Fusses und Unterschenkels, beim circulären Typus vorwiegend Finger und Hand, oder die distalste Partie der Extremitäten.

Frei von sensibler Störung bleibe zumeist das Gebiet von Penis, Skrotum und Perineum, Umgebung des Anus einerseits; das Gesicht oder Gesicht und Hals andererseits.

Im Cortex cerebri bestehe eine tiefgreifende Gliederung nach Körperregionen, sowie nach longitudinalen Zonen. Die Aussparung vom Gesicht, Umgebung vom Penis, Skrotum und Anus hätten phylogenetische Bedeutung; ebenso das vorzugsweise Befallensein der ulnaren Teile der Hand und der Aussenseite des Fusses.

Goldstein (160) unterschied 3 Typen kortikaler Sensibilitätsstörungen:

1. Typus: Diffuses Betroffensein der ganzen Körperhälfte mit besonderer Beeinträchtigung der Extremitäten.

2. Typus: Ausschliessliches Befallensein der medialen oder lateralen Hälfte der Hand oder des Fusses bei eventuell mehr oder weniger vollständigem Freisein des übrigen Körpers.

3. Typus: Der segmentale Typus; und zwar seien an der oberen Körperhälfte C_8D_1, D_2D_3 ev. C_7 und D_4, an der unteren L_5S_3 ev. L_4 und S_2 mit Vorliebe befallen[1]).

Über diese segmentale Anordnung von kortikalen Sensibilitätsstörungen ist bis jetzt noch keine Einigung erzielt worden.

Wir haben am häufigsten bei Schädelschüssen mit Läsion der Scheitelbeingegend eine Astereognosis der kontralateralen Hand bei erhaltener Berührungs- und Schmerzempfindlichkeit beobachtet; in den Fällen, in welchen es zu einer Hemiplegie kam, fand sich nicht selten eine Hemianästhesie, die genau bis zur Medianlinie reichte. Wir verweisen auf die Arbeit Pfeifers (174).

Kleinhirnsymptome.

§ 78. Bei den Okzipitalschüssen müssen wegen der Nähe des Kleinhirns auch kurz die Symptome erwähnt werden, die bei Läsion des letzteren sei es direkt, sei es indirekt, auftreten.

Das wichtigste subjektive Symptom des Kleinhirns ist Schwindel, objektiv fällt am meisten

1. der taumelnde Gang (cerebellare Ataxie),
2. der Nystagmus,
3. die Adiadokokinesis (Unfähigkeit oder Verlangsamung antagonistische Bewegungen auszuführen),
4. der Baranysche Zeigeversuch (Vorbeizeigen),
5. die Störung in der Schätzung von Gewichten (Lothmar)

auf.

Es sei hinzugefügt, dass ein dem cerebellaren Gang ähnliche Bewegungsstörung auch bei Stirnschüssen vorkommen kann.

Der Wert des Baranyschen Zeigeversuchs ist noch nicht ganz unbestritten.

---

[1]) C = Cervicalsegment.
    D = Dorsalsegment.
    L = Lumbalsegment.
    S = Sacralsegment.

Spezielles.

Die Kombination einer Hemianopsia duplex mit einer Hemiplegie.

§ 79. Während in der Friedenspraxis die Kombination einer Hemiplegie mit einer Hemianopsie recht häufig vorkommt; namentlich wenn der krankhafte Prozess im hinteren Teil der inneren Kapsel belegen ist und eine Nachbarschaftswirkung auf den Anfangsteil der Sehstrahlung ausübt, oder wenn ein Prozess in den grossen Ganglien das Ganglion geniculat. laterale oder den Tractus opt. mitbeteiligt, sehen wir bei den Okzipitalschüssen diese Kombination seltener auftreten und zwar aus dem Grunde, weil es sich hier am häufigsten um doppelseitige Hemianopsien handelt. Uhthoff (138) betont sogar, dass die halbseitige Körperparese bei der doppelseitigen Hemianopsie so gut wie ganz fehle.

Bei Durchsicht der Literatur finden wir jedoch Fälle dieser Art, die mit Beteiligung einer Hemiplegie einhergingen.

So berichtet Inouye von einer penetrierenden Hinterhauptsverletzung (Fall 7), bei der eine doppelseitige Hemianopsie nach unten mit doppelseitigem centralen Skotom nachzuweisen war, wobei eine linksseitige Hemiparese eintrat mit Ausnahme des Gesichts. Patient war 1 Tag nach der Verletzung blind, und es entwickelte sich ein Meningismus.

Im Fall 12 von Inouye bestand ebenfalls eine doppelseitige Hemianopsie und eine Parese der rechten oberen Extremität.

Wir beobachteten einen 24 jährigen Soldaten (Wed., pag. 78), bei dem infolge eines Querschusses eine doppelseitige Hemianopsie mit Erhaltung eines minimalen Gesichtsfeldes eingetreten war, bei dem gleich nach der Verwundung sich eine Schwäche im rechten Arm gezeigt hatte.

Auch Uhthoff (138) beobachtete im Fall 15 pag. 68 Hemiplegie mit Jacksonscher Epilepsie und doppelseitiger Hemianopsie nach unten.

Kombinationen einer einfachen Hemianopsie mit motorischen Störungen auf der zum Herd contralateralen Seite (Hemiplegie, Monoplegie).

§ 80. Bei der homonymen einseitigen Hemianopsie ist eine Verknüpfung mit einer Hemiplegie öfter beobachtet worden.

Uhthoff beobachtete diese Kombination 4 mal bei seinen 13 Fällen; 2 mal bei Einschuss in die Parietalgegend.

In Fall 18 von Inouye handelte es sich auch um eine penetrierende Schussverletzung von der linken Scheitelbeingegend zum Hinterhaupt. Hier kam es zu einer homonymen Hemianopsie und Hemiparese.

Wir beobachteten (Fall N.) einen 27 jährigen Soldaten mit linksseitiger homonymer lateraler Hemianopsie. Der Einschuss befand sich an der rechten Schläfe, der Ausschuss ungefähr in der Medianlinie des Kopfes hinten ca. 7 cm von der Protuberantia occipitalis externa entfernt. Bei der letzten Untersuchung gab er an, in der ersten Zeit eine Schwäche in der linken Körperseite gehabt zu haben, die sich bald verlor. Die Hemianopsie blieb unverändert.

Uhthoff (138) beobachtete eine linksseitige komplete Hemianopsie mit Aussparung der Macula bei einem 39 jährigen Soldaten, der einen Gewehrschuss in den hinteren Teil der rechten Parietalgegend in der Richtung von vorne nach hinten erhalten hatte. Bei dem Patienten, der Sehschärfe 1 bei einer linksseitigen Neuritis opt. hatte, stellte sich unter heftigen Kopfschmerzen eine Parese des linken Armes und später auch des linken Beines mit Spasmen ein. Er hatte auch allerlei Halluzinationen. Später Hirnabscess und Meningitis. Operation: Exitus.

Ferner teilte Uhthoff (138) einen Fall von rechtsseitiger homonymer Hemianopsia inferior und vorübergehender rechtsseitiger Hemiplegie mit, bei dem der Einschuss in der linken Scheitelgegend nahe der Medianlinie und der Ausschuss am Hinterhaupt in der Medianlinie etwas über der Protuberantia occipitalis sich befand.

Sehr interessant ist Uhthoffs Fall (138) von linksseitiger homonymer Hemianopsie und rechtsseitiger Hemiparese leichter Art bei einer Gewehrschussverletzung am rechten Hinterhaupt. Kopfschmerz, zuerst bewusstlos, Gedächtnisschwäche. Wahrscheinlich war die linke Pyramidenbahn an einer Stelle verletzt worden.

v. Szily (94) beobachtete einen 25jährigen Soldaten, bei dem die Röntgenaufnahme ein Infanteriegeschoss erkennen liess, welches auf der linken Seite des Tentorium reizlos lag. Es bestand eine rechtsseitige obere Quadranthemianopsie; rechtsseitige Hemiparese, linksseitige Fazialis- und Okulomotoriuslähmung, linksseitige Opticusatrophie. Rechts bestand nach unten innen eine Ruptura chorioideae. Die Eintrittsstelle der Kugel lag wahrscheinlich im inneren linken Augenwinkel.

Durch die Geschossbahn wurde offenbar der linke Okulomotorius und linke Fazialis an der Basis, und intracerebral die linke Pyramide und linke Sehstrahlung verletzt.

In diesen 5 Fällen handelte es sich um leichte Formen der Halbseitenlähmung, wahrscheinlich um Fernwirkung auf die Pyramidenbahn, und zwar an einer Stelle, die entfernt von den sensiblen Bahnen sich befand.

Allers (95). Ein tangentialer Durchschuss über der rechten Hinterhauptsschuppe bewirkte eine linksseitige homonyme Hemianopsie. Nach der Trepanation blieb die Hemianopsie unverändert. Neu hinzu trat eine linksseitige Hemiparese und Fieber. Bei der Autopsie fand sich über der ganzen rechten Hirnhemisphäre eine frische Pachymeningitis haemorrhagica, die wohl die Ursache des Fiebers und der Hemiparese war. Die Zerstörung im Hinterhauptslappen war sehr umfänglich.

v. Hippel (139) konstatierte eine rechtsseitige homonyme Hemianopsie und rechtsseitige Parese des Arms und Mundfacialis bei einem Einschuss am linken Tuber parietale.

Keen und Thomson (101) beobachteten eine dauernde homonyme rechtsseitige Hemianopsie und eine vorübergehende rechtsseitige Lähmung bei einer Schussverletzung, des hinteren Teils des Schädels.

Inouye (91) sah bei einer penetrierenden Schussverletzung vom linken Scheitel zum Hinterhaupt eine rechtsseitige Hemiparese und ein doppelseitiges Skotom in den unteren Quadranten, bis zum Fixierpunkt reichend (Fig. 62).

Hemianopsie mit Hemiplegie und Hemianästhesie.

§ 81. In den Fällen, wo die innere Kapsel im hinteren Drittel des hinteren Schenkels verletzt worden ist, findet man die Hemianopsie mit Hemiplegie und Hemianästhesie verknüpft.

Einen solchen Fall von Hinterhauptsschuss hat v. Szily (l. c. pag. 93, Fall 31) beobachtet.

Es handelte sich um einen 31jährigen Soldaten, der durch Infanteriegeschoss am Hinterkopf verwundet worden war. Einschuss etwa 8 cm hinter dem oberen Rande des linken Ohres; Ausschuss hinter dem Wirbel der Kopfhaut. Rechts bestand eine Hemiparese mit gesteigerten Sehnenreflexen; Babinski +; rechts war die Sensibilität, sowohl was einfache Berührungen anlangt, wie auch die Stereognose gestört. Die Sprache war auffallend langsam.

Bei der Epikrise zu diesem Falle wurde hervorgehoben, dass bei Läsion der Gegend der Capsula int. mit hemiplegischem Symptom eine dauernde

Hemianopsie nur dann entstehen könne, wenn die vom hintersten Teile des Tractus, dem Corp. genic. ext. und der okzipitalen Sehstrahlung gebildete Sehbahn direkt mitbetroffen wird. In diesem Falle griff das sehende Gebiet auf dem rechten Auge in den rechtsseitigen oberen Quadranten über.

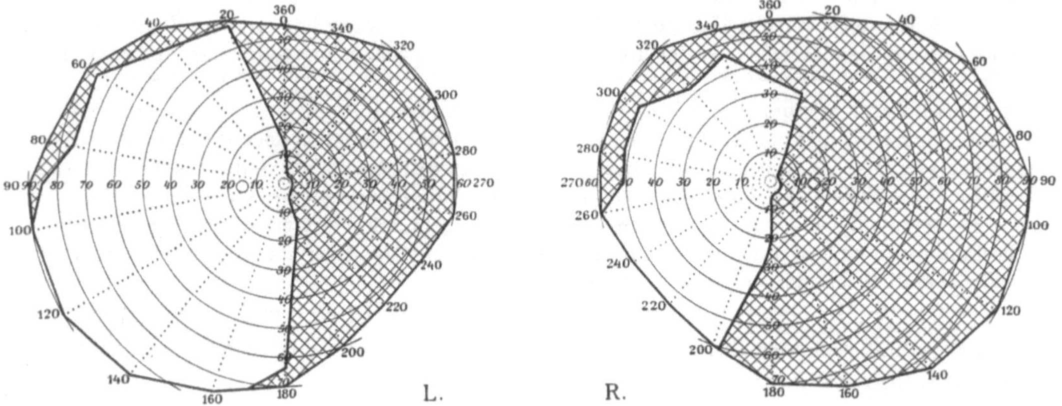

Fig. 124.

(Eigene Beobachtung: Soldat S.)

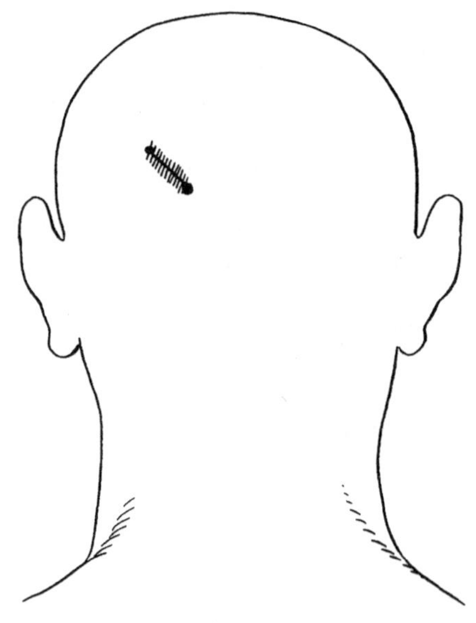

Fig. 125.

(Eigene Beobachtung: Soldat S.)

Uhthoff (26) sah bei einem Schrägschuss in der rechten Hinterhauptsgegend eine linksseitige Hemiparese mit leichter Herabsetzung der Sensibilität links und linksseitige homonyme Farbenhemianopsie.

Heilig (157) beobachtete einen 21 jährigen Soldaten mit Einschuss im hinteren Abschnitt des rechten Scheitelbeins; Ausschuss etwa in der Mitte der linken Hälfte der Lambdanaht. Rechtsseitige Hemianopsie. Facialis und Hypoglossusparese links. Astereognosis und Dyspraxie der linken Hand. Rechte Hand intakt.

Wir beobachteten einen Soldaten, der nach einem Schrapnellschuss über der linken Hinterhauptshälfte 2 Tage bewusstlos und 2 Tage blind war, eine Parese des rechten Armes bekam, der anfänglich schmerzhafte Kontraktur zeigte und dessen Sensibilität beträchtlich herabgesetzt war. Es bestand eine rechtsseitige homonyme Hemianopsie, siehe Fig. 124, 125.

Ferner konstatierten wir bei einem Soldaten einen Tangentialschuss horizontal am rechten Parietalbein, zwei Finger breit über dem Ohre bis in die Nähe des Hinterhauptsbeins. Derselbe hatte eine linksseitige inkomplete Hemianopsie, abgeschwächte Kraft in der linken Oberextremität, die der Sitz von subjektiven Sensibilitätsstörungen und von Zuckungen war. Beginnende Neuritis opt.

Hemianopsie mit motorischen Störungen in den contralateralen Extremitäten, kombiniert mit aphasischen Symptomen.

§ 82.   Einen einschlägigen Fall haben wir auf pag. 47 mitgeteilt.   Es handelte sich um eine Einschussöffnung am linken Scheitelbein und Ausschussöffnung links seitwärts von der Protuberantia occipitalis externa.   Die klinischen Symptome bestanden in einer motorischen Aphasie, rechtsseitiger Hemiplegie und rechtsseitiger kompleter und absoluter Hemianopsie.

Heilig (157) sah eine rechtsseitige homonyme Hemianopsie; Ataxie und Parese des rechten Beins, doppelseitige Stauungspapille, rechtsseitige Ptosis, doppelseitige Abducensparese, linksseitige Facialisparese und optische Paraphasie bei einer Weichteilknochenwunde des linken Scheitelbeins.

Mingazzini (38) berichtete von einer Schrotkornverletzung mit homonymer Quadranthemianopsie, anfänglicher Aphasie und vorübergehender Lähmung der rechten oberen Extremität.

Hemianopsie kombiniert mit halbseit. motorischen und sensiblen Störungen, kombiniert mit aphasischen Symptomen.

§ 83.   Axenfeld (93) sah bei einem 29jährigen Soldaten, bei dem Granatsplitter in die linke Kopfseite eingedrungen waren, ebenfalls eine rechtsseitige Hemiplegie inkl. Facialisparese rechts und Gefühlsstörungen auf der rechten Seite, sowie eine Paraphasie.

Rothmann (102) beobachtete bei einem Einschuss in die linke Stirnhälfte und Ausschuss im linken Hinterhauptsbein, eine Paralyse des rechten Arms, Parese des rechten Facialis und Hypoglossus, Ataxie des rechten Beins, rechtsseitige Hemianästhesie und mässige motorische Aphasie mit Paraphasie bei einer inkompleten homonymen rechtsseitigen Hemianopsie.

Heilig (157) beobachtete eine linksseitige Hemianopsie, Facialis, Extremitätenlähmung und linksseitige Trigeminusaffektion bei einem Durchschuss durch das rechte Scheitelbein.   Ferner noch einen Fall mit Hemiplegie und Astereognosis.

Hemianopsie mit Sensibilitäts- und aphasischer Störung.

§ 84.   Wir beobachteten eine komplete und absolute rechtsseitige Hemianopsie mit Anästhesie des rechten Arms und anfänglicher Paraphasie bei einem Soldaten, bei dem der Einschuss an der oberen Grenze von Stirn- und Scheitelbein links und der Ausschuss links hinten neben der Protuberanz lag.

Ferner sahen wir eine rechtsseitige homonyme Hemianopsie mit Astereognose der rechten Hand und einer leichten Sprachstörung in einem Falle, bei dem der Einschuss über der linken Centralwindung und der Ausschuss sich ungefähr in der Medianlinie des Kopfes befand.

Dimmer (61) berichtete von einem 29jährigen Patienten mit homonymer Quadranthemianopsie nach oben rechts mit Hemihyperästhesie rechts und Resten amnestischer Aphasie.   Einschuss ca. 2 cm vor dem oberen Ansatz der linken Ohrmuschel; Ausschuss etwas höher und etwa 4 cm hinter dem Ohransatz.

Hemianopsie, kombiniert lediglich mit aphasischen Symptomen.

§ 85.   Inouye (91) berichtete über einen Fall mit Sprachstörung bei einer penetrierenden Schussverletzung von der linken Schläfe bis zum linken Hinterhaupt, bei dem eine rechtsseitige komplete und absolute Hemianopsie mit Aussparung der Macula konstatiert worden war.

Die optische Aphasie ist eine Teilerscheinung der amnestischen Aphasie und wird in der Regel durch Herde bewirkt, die zwischen dem linken Okzipital- und Temporallappen gelegen sind.   Hierdurch werden die Bahnen vom Sehcentrum zum Klangbildcentrum unterbrochen oder beeinträchtigt.   Am häufigsten ist die optische Aphasie mit Alexie und Hemianopsie verbunden.

So konstatierte Pincus (144) bei einer Schussverletzung der linken Seite des Hinterkopfes eine optische Aphasie und Alexie. Da bei diesem Verletzten auch Nystagmus und Gleichgewichtsstörnng nachgewiesen wurde, so war wohl sicher das Kleinhirn mit-affiziert.

Einen zweiten Fall mit Alexie, optischer Aphasie und rechtsseitiger Hemianopsie sah derselbe Autor bei einer Schussverletzung dicht neben der Protuberantia occipitali externa.   Ferner sah er in einem Falle von Hemianopsia inferior einen gewissen Grad von Alexie und optischer Apraxie.

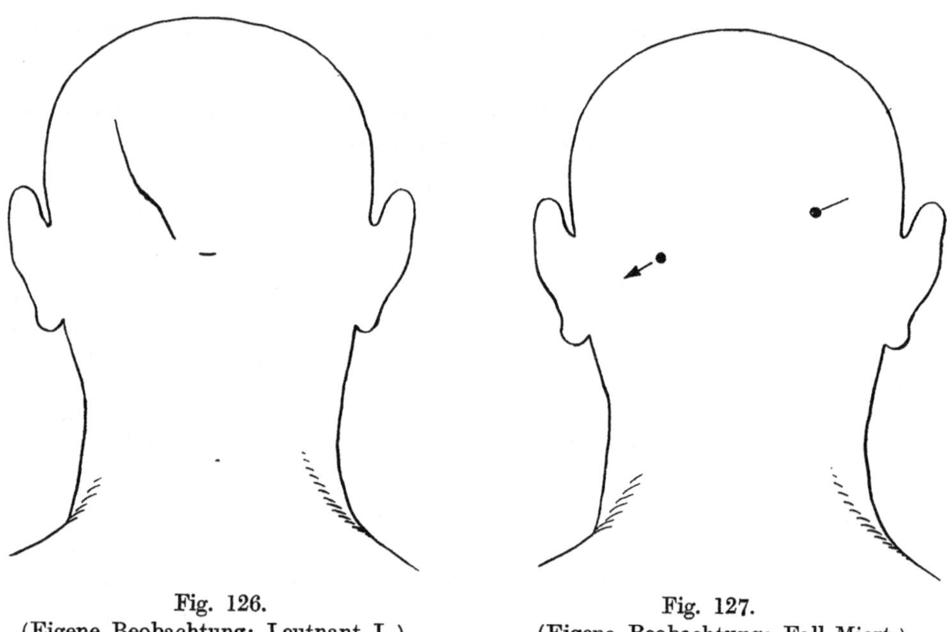

<table>
<tr><td>Fig. 126.
(Eigene Beobachtung: Leutnant L.)</td><td>Fig. 127.
(Eigene Beobachtung: Fall Miert.)</td></tr>
</table>

Heilig (157) beobachtete eine sensorische Aphasie von transkortikalem Charakter und rechtsseitige Hemianopsie bei einem Diametralschuss, einen Finger breit hinter der linken Ohrmuschel. Ausschuss dicht links neben der Protuberantia occipitalis externa.

Wir beobachteten (pag. 31) einen Leutnant mit Tangentialschuss über dem linken Hinterhauptsbein (Fig. 126), der einen Tag nach der Verletzung Sprachstörungen hatte, die nach 10 Tagen verschwanden. Etwas länger bestand die Alexie. Die rechtsseitige absolute komplete Hemianopsie blieb bestehen.

Hemianopsie mit Hörstörung.

§ 86. Wir beobachteten einen Soldaten M. (pag. 77), der einen Schuss am Hinterkopf erhalten hatte mit Hemianopsia inferior (Fig. 127 und 128) und linksseitiger Gehörstörung.

Ferner sahen wir eine doppelseitige Hemianopsie (Fig. 129) in einem Fall, mit querem Schussverlauf (Fig. 130) am Hinterkopf. Dieser Mann war links taub geworden.

Ausserdem fanden sich in der Kasuistik noch 2 Fälle von Querschuss mit einseitiger Hörstörung.

Hemianopsie mit Kleinhirnsymptomen.

§ 87.   Bei der Nähe des Kleinhirns am Okzipitallappen ist es nicht verwunderlich, dass die obengenannten Kleinhirnsymptome sich durchaus nicht selten neben den hemianopischen Defekten finden (vergl. § 78).

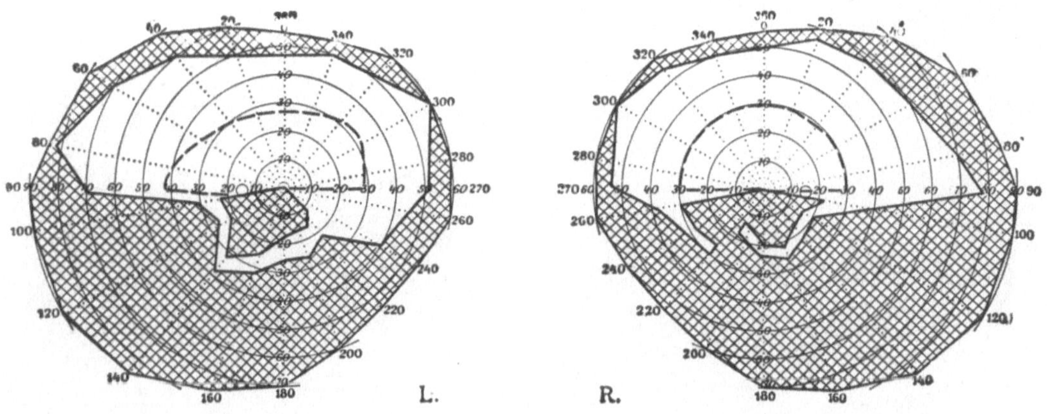

Fig. 128.
(Eigene Beobachtung: Fall Miert.)

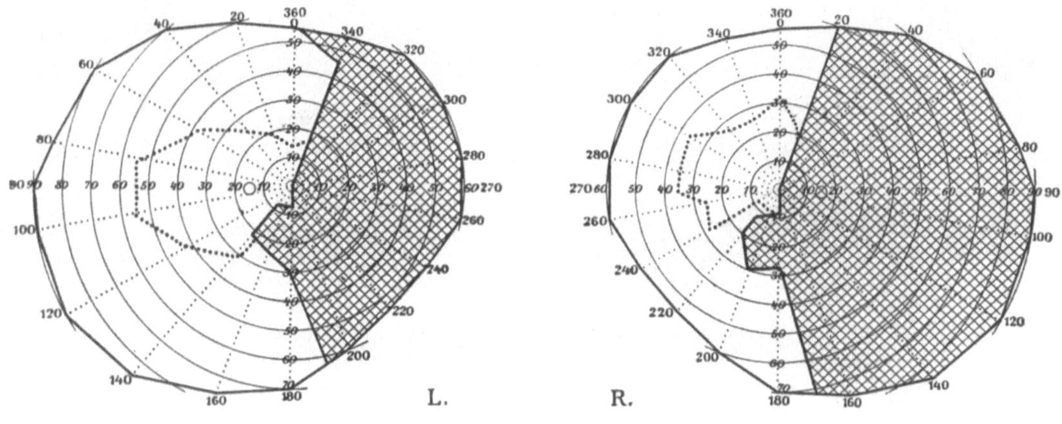

Fig. 129.
(Eigene Beobachtung: Fall Ri.)

Die Kleinhirnsymptome, die sich in Ataxie, Schwindel, Rombergschem Phänomen, Nystagmus etc. äussern, werden häufig übersehen. Dieselben sind namentlich hinsichtlich der Beurteilung der Dienstfähigkeit scharf ins Auge zu fassen.

So beobachtete Inouye (91, Fall 1) cerebellares Schwanken beim Gehen nach einem schrägen Querschuss durch das Hinterhaupt und eine linksseitige homonyme Hemianopsie mit Aussparung der Macula.

Uhthoff (138) sah ausgesprochenes Schwindelgefühl zweimal in seinen Fällen.

Auch wir beobachteten mehrfach Kleinhirnsymptome bei Okzipitalverletzungen, vor allem Schwindel. So im Fall W., der einen Schuss durch den Hinterkopf erhalten hatte

(Fig. 131). Neben einer Gesichtsfeldstörung (siehe Fig. 132) bestand anfangs cere-bellarer Schwindel und Alexie. Später klagte er noch über Kopfschmerz und Licht-blendung.

Einen ganz ausserordentlich interessanten einschlägigen Fall mit Sektions-befund beobachtete Allers, der unter 18 Fällen von Hinterhauptsverletzung 6 mit Cerebellarsymptomen gesehen hat.

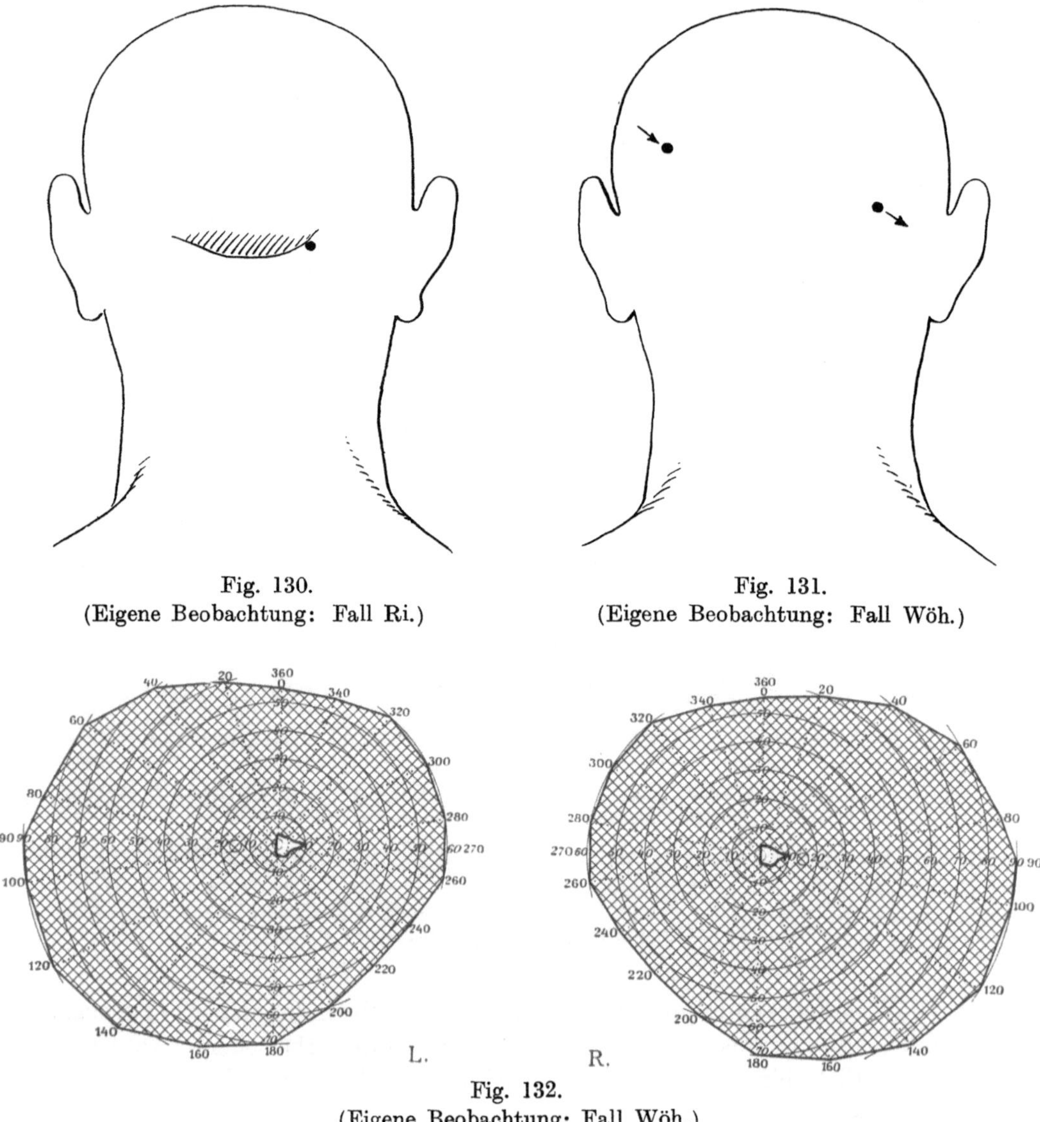

Fig. 130.
(Eigene Beobachtung: Fall Ri.)

Fig. 131.
(Eigene Beobachtung: Fall Wöh.)

Fig. 132.
(Eigene Beobachtung: Fall Wöh.)

Es handelte sich um einen 22jährigen Infanteristen mit „tangentialem Durchschuss" des rechten Hinterhaupts oberhalb der Ohrhöhe mit Knochendepression im Schussverlauf. Patient war schwer besinnlich; er hatte wahrscheinlich eine linksseitige homonyme Hemi-anopsie. Patellarreflex rechts stärker; Andeutung von Fussklonus rechts. Rohe Kraft des rechten Armes herabgesetzt. Temperatur 40. Operation. Das Kleinhirn quoll hervor, pulsierte, Abfluss von Liquor, der eiterhaltig war. Der Hirnprolaps vergrösserte sich. Sopor, Koma, Exitus.

Die Autopsie ergab eine komplete Erweichung der rechten Kleinhirnhemisphäre, in der sich eine taubeneigrosse Höhle befand. Im rechten Hinterhauptslappen eine oberflächliche Erweichung mit zahlreichen roten Punkten.

Während durch letzteren Befund die linksseitige homonyme Hemianopsie sich erklärte, muss man die motorische Schwäche der gleichseitigen Extremitäten auf die rechtsseitige Kleinhirnverletzung beziehen.

Im Fall Franke (pag. 44) muss man möglicherweise die motorische Störung der letzten 3 Finger der linken Hand auf die gleichseitige Verletzung der linken Kleinhirnhemisphäre beziehen. Die rechtsseitige komplete und absolute Hemianopsie war durch die Läsion des linken Hinterhauptslappens eindeutig geklärt.

Hemianopsie mit Okzipitalneuralgie.

§ 88. In jüngster Zeit hat Oehlecker (149) auf das Vorkommen von Okzipitalneuralgien als Spätfolgen von Schädelverletzungen hingewiesen.

In einem seiner Fälle handelte es sich um einen tangentialen Hinterhauptsschuss mit Splitterungen und Fissuren. Als Kleinhirnsymptome waren der Nystagmus und die Ataxie zu deuten. Eine Hemianopsie wurde nicht beobachtet.

Mit der Zeit stellte sich eine heftige linksseitige Okzipitalneuralgie ein, die durch Exstirpation des linken N. occip. major nebst Ganglion beseitigt wurde.

Uhthoff (pag. 79 Fall I) beobachtete einen 21 jährigen Soldaten mit Querschuss durch beide Hinterhauptslappen. Er war 4 Wochen blind. Anfangs bestanden auch visuell agnostische Störungen; dann Okzipitalneuralgie. Anfangs rechtsseitige komplete homonyme Hemianopsie.

Axenfeld (94) konstatierte bei einem 27 jährigen Soldaten, nach einer Granatsplitterverletzung am Hinterhaupt, ausser einem symmetrischen Skotom auf beiden Augen Sensibilitätsstörungen im Bereich des N. occipit.

Wir beobachteten bei einem Soldaten, ebenfalls mit einer Granatsplitterverletzung des Hinterhauptes, eine ausserordentlich qualvolle Okzipitalneuralgie links, die nach Exzision der Narbe verschwand.

Hemianopsie und völlige Blindheit.

§ 89. Schon im § 64 pag. 134 hatten wir als auffallend hervorgehoben, dass eine doppelseitige bleibende Erblindung nach Schussverletzung durch beide Hinterhauptslappen bis jetzt noch nicht beobachtet sei.

Nur Heilig (157) berichtet neuerdings über folgenden Fall von totaler cerebraler Erblindung.

S., 33 jährig. Beobacht. 7. 19. IX. 1914.

Zwei Weichteilknochenwunden, die eine, kleinere (Einschuß) etwa in der Mitte der linken Hälfte der Hinterhauptsschuppe, die andere, grössere (Ausschuss), dicht über und hinter der rechten Ohrmuschel. Aus beiden Wunden quillt etwas zertrümmerte Hirnmasse.

Sensorium ziemlich frei. Puls 60. Pupillenreaktion regelrecht.

8. IX. 1914. Pupillen rund, mittelweit. Keine Anisokorie. Lichtreflex kaum noch zu erhalten, höchst träge und unausgiebig. Konvergenzreaktion prompt. Puls 50, gespannt. Pat. liegt dauernd mit geschlossenen Augen da. Auf Fragen sinngemässe Antwort. Zeitlich indessen desorientiert; glaubt, es sei Juli. Rindenblindheit. Weiss nicht, dass er blind ist. Keinerlei Affekt in bezug auf die Verletzung. In den letzten Lebenstagen motorische Unruhe, Jaktation, Fieber. Tod an Meningitis.

Nach unserer Ansicht ist dieser Fall nicht absolut beweiskräftig, da in solchen Fällen nicht selten ein kleiner, wenn auch peripher gelegener Gesichtsfeldrest (vgl. Fall Uhthoff) späterhin (4 Wochen) aufgetreten war.

Ferner berichtete Berger (167) über 5 Fälle von vollständiger Erblindung nach frischen Verletzungen beider Okzipitallappen. In einem dieser Fälle ging die Blindheit im Laufe von Wochen auf eine Hemianopsie zurück, in den anderen Fällen handelte es sich zweimal um quere Durchschüsse beider Okzipitallappen und sonst um Steckschüsse, indem grosse Granatsplitter den einen Hinterhauptslappen durchschlagen hatten und im gegenüberliegenden festsassen. Bei allen diesen blieb die Blindheit unverändert bis zu dem innerhalb 2—3 Wochen an Meningitis erfolgenden Tode.

Mit Sicherheit stellte Berger fest, dass die Augenbewegungen bei allen diesen Fällen keine Störungen zeigten und die Pupillarreaktion auf Licht erhalten war.

Der Blendungsreflex am Auge war erloschen.

Bei der Sektion fanden sich ausgedehnte Zerstörungen in beiden Okzipitallappen, in welche die Calcarinarinden und deren Marklager miteinbezogen waren.

Da die eben angeführten Fälle alsbald letal endigten, so können sie nicht als Beweis für eine dauernde Erblindung durch Hinterhauptsschuss dienen; denn es ist sehr wohl möglich, dass in diesen, ebenso wie in solchen, wo die Blindheit noch länger bestanden hatte, ein Rest des Sehvermögens sich wieder eingestellt hätte, falls die Fälle zur Heilung gekommen wären.

Hemianopsie und Seelenblindheit.

§ 90. Die Seelenblindkeit kommt sowohl bei doppel- wie einseitigen Herden im Okzipitallappen und zwar teils ohne Hemianopsie, teils mit Hemianopsie vor. (Vgl. Neurol. d. Auges, Bd. VII, pag. 393.)

Die auffallendste Erscheinung ist nun, und darin stimmen wir mit v. Monakow überein, dass noch nicht ein einziger Fall bekannt geworden ist, in welchem eine rein traumatische Läsion des Okzipitallappens in einem sonst gesunden Gehirn zu einer dauernden Seelenblindheit geführt hatte[1].

In beträchtlicher Weise mehrten sich neuerdings die Beobachtungen von vorübergehenden visuell agnostischen Störungen bei Hinterhauptsschüssen.

Speziell hat Poppelreuter (159) das Verdienst, sich eingehender mit den psychischen Schädigungen bei Kopfschüssen hinsichtlich der optisch agnostischen Störungen befasst zu haben.

In seinem psychologischen Laboratorium untersuchte er die Patienten nicht nur in Rücksicht auf die rein optischen Sehfelddefekte, sondern auch auf die rein optischen Auffassungsvorgänge (Tiefenwahrnehmung, Farbenauffassung, Richtungslokalisation, Aufmerksamkeit, Formauffassung, Gestaltauffassung, Überschauen) und die sinnvollen optischen Erkennungs- und Denkvorgänge. Sehr eingehend behandelte er die optische

---

[1] In sämtlichen Feld- und Militärlazaretten, die der eine von uns (S.) an der Westfront besuchte, hat er weder einen Fall von dauernder Seelenblindheit, noch von totaler dauernder Erblindung gesehen. Auch keiner der in den Feld- und Kriegslazaretten tätigen Ärzte konnte einen einschlägigen Fall namhaft machen.

Apraxie und die Störungen des Lesens und Schreibens bei cerebral traumatisch Sehgestörten.

Er teilte seine Fälle in 11 Gruppen. In der Gruppe I beschrieb er 9 Fälle mit doppelseitigen Gesichtsfelddefekten und gehäuften agnostischen Störungen.

In der Gruppe II handelt es sich ebenfalls um 9 Fälle mit doppelseitigen Gesichtsfelddefekten mit wenigen und fehlenden agnostischen Störungen.

In der Gruppe III teilte er 5 Fälle von Okzipitalschüssen mit rechtsseitiger Hemianopsie und gehäuften agnostischen optischen Symptomen mit. In Gruppe IV waren letztere in 5 einschlägigen Fällen wenig ausgeprägt.

In Gruppe V handelte es sich um 2 Fälle von linksseitiger homonymer Hemianopsie mit deutlichen optischen agnostischen Symptomen, wie Farben- und Formenschwäche, Herabsetzung des optischen Vorstellungsvermögens, erschwertem Lesen.

4 Fälle von linksseitiger Hemianopsie mit geringen resp. fehlenden agnostischen Symptomen rechnet Poppelreuter zur Gruppe VI.

Als Gruppe VII wurden 6 Fälle mit ein- bzw. doppelseitiger Hemiachromatopsie mit wechselnden optischen agnostischen Störungen bezeichnet.

In Gruppe VIII wurden 6 Fälle ohne Gesichtsfelddefekt bzw. mit konzentrischer Einengung und agnostischen Störungen untergebracht.

Latente Sehstörungen wurden unter der Gruppe IX; Kombinationen okzipitaler organischer mit hysterischen Symptomen in Gruppe X und 3 Fälle von symptomlosen Okzipitalverletzungen in Gruppe XI mitgeteilt.

Eine grosse Zahl der mitgeteilten Fälle war in dem der Klinik angeschlossenen Fabrikbetrieb tätig. Es war geradezu erstaunlich, was einige trotz des Sehdefektes leisteten.

Zusammenfassend muss hervorgehoben werden, dass Poppelreuter keinen Fall von dauernder Seelenblindheit gesehen hat, der dem entspricht, was bisher in der Literatur als optische Agnosie beschrieben worden ist.

Best (134) hat unter 86 Hemianopsiefällen 5 mal schwere optische Agnosie mit doppelseitiger Hemianopsie gesehen. Er sagt (l. c., pag. 51): Geringe Grade von Seelenblindheit seien regelmässige Begleiter der Hemianopsie. Es habe sich gezeigt, dass trotz der unscharf umschriebenen und sehr vielgestaltigen Ausfallssymptome gewisse Komplexe sich aussonderten und vielleicht einmal lokalisieren liessen. Vor allem seien die räumlichen Störungen in der Lokalisation der Sehdinge von den amnestisch-agnostischen Störungen scharf abzugrenzen. Weiter sei es gut möglich, flüchtige Schädigungen der optischen Merkfähigkeit von der eigentlichen Seelenblindheit zu trennen.

Inouye konstatierte in einem Falle von Schussverletzung eine partielle Seelenblindheit. In Glynns Fall bestand vorübergehende Seelenblindheit.

Wir beobachteten 2 Fälle von Hinterhauptsschüssen mit visuell agnostischen Störungen. In dem einen Falle war daneben eine Hemianopsie, in dem anderen ein Gesichtsfeldausfall nicht zu konstatieren.

§ 91. Es würde den Rahmen der vorliegenden Arbeit überschreiten, wenn wir noch auf die Störungen der optischen Lokalisation, der Tiefenwahrnehmung, der Form- und Gestaltauffassung, des tachistoskopischen Bilderkennens, sowie des Lesens und Schreibens und der optischen Apraxie eingehen wollten. Wir verweisen auf die Arbeiten Poppelreuters (159), Bests (134), Fuchs und Poetzls (156), sowie Goldsteins und Gelbs (169).

§ 92. Eine sehr wichtige Rolle spielt die **Epilepsie** bei den Schädelschüssen.

Die epileptischen Anfälle treten sowohl in Form der allgemeinen, wie auch der Jacksonschen Epilepsie auf. Bei der ersteren sind die Anfälle nicht von denen der genuinen Epilepsie zu unterscheiden, bei der letzteren beschränken sich die Anfälle auf einen Teil des Körpers, indem die Zuckungen von einem Glied ausgehen und sich dann ausdehnen. Vgl. den Fall Ingwersen pag. 34.

Diese Anfälle können sehr frühzeitig auftreten, z. B. durch Reizung von abgesprengten Knochenstücken.

N. E., 21 Jahre, Ersatz-Reservist.

Am 8. VII. 1915 durch Minen verwundet. Mehrfache Verletzungen am Schädel, im Gesicht, an der rechten Hand und am rechten Bein. War 10 Tage bewusstlos. Wurde mehrfach operiert wegen frühzeitiger linksseitiger Krampfanfälle, die im November 1915 abnahmen. Jedoch traten sie in der Folgezeit noch öfter auf.

3. V. 1916 operiert. Exzision der alten Narbe. Freilegung des Knochens. 3-Markstückgrosser Defekt. Exzision der Dura über der rechten Centralwindung. Freie Fetttransplantation. Bildung eines Periostlappens mit Knochenlamellen.

26. VI. 1916 entlassen. Es sind keine Anfälle mehr aufgetreten.

Einen solchen Fall mit Hemianopsie beobachtete

Uthoff (138, pag. 263) bei einem 22jährigen Soldaten, der über der rechten Scheitelhöhe verwundet wurde. Es traten linksseitige Krämpfe auf mit retrograder Amnesie. Nach Entfernung einer Anzahl grosser und kleiner Splitter verloren sich die Krämpfe. Dann trat eine homonyme Quadranthemianopsie nach unten links auf, die sich zu einer fast vollständigen homonymen Hemianopsie entwickelte.

Ebenso können sehr frühzeitig epileptische Krämpfe infolge eines Abscesses oder infolge von Encephalitis in die Erscheinung treten.

Wir beobachteten folgende Fälle:

J. B., 23 Jahre alt, Ersatz-Reservist, wurde am 23. X. 1914 an der Aussenseite des rechten Ellenbogens und am Kopf durch ein Infanteriegeschoss verletzt.

Er kam am 29. XI. 1914 hier auf.

Vom Scheitel verlief eine 6 cm lange und $1^1/_2$ cm breite secernierende Wunde von rechts hinten über das Hinterhaupt. Die Röntgenaufnahme ergab Verletzung des Knochens hinter der Coronarnaht.

Bei der Nervenuntersuchung waren sämtliche Haut- und Sehnenreflexe vorhanden; Babinski und Oppenheimsches Phänomen nicht vorhanden. Es bestand eine linksseitige untere Quadranthemianopsie. Sehschärfe $^6/_6$ beiderseits. Augenhintergrund normal. Pupillen gleich weit, reagieren normal; Gehör, Geruch, Geschmack in Ordnung, ebenso die übrigen Hirnnerven. Sensibilität und Motilität intakt, nur der linke Händedruck etwas herabgesetzt.

23. VII. 1915. Allgemeinbefinden gut, nur ab und zu Kopfdruck, Flimmern vor den Augen.

15. VIII. Plötzlicher, kurzer Schwindelanfall.

10. IX. In letzter Zeit öfter Schwindel.

21. IX. Schlaflosigkeit und Kopfschmerz.

31. VII. Operation. Die Mitte der Narbe ist fest mit dem Gehirn verwachsen; wird excidiert. Die vorlagernden Partien nach Ablösung der Dura zurückgelagert. Fettlappen aus dem Oberschenkel darüber gepflanzt; Knochenplastik.

12. IX. Nach gutem Operationsverlauf Heilung der Wunde per primam. Kopfschmerz und Schwindel bedeutend gebessert.

15. IX. Plötzlicher epileptischer Anfall. Die Zuckungen sind auf die linke Seite beschränkt.

17. IX. Fieber bis 39°. An der Operationsstelle Hervorwölbung und Fluktuation.

18. IX. Eröffnung eines Hirnabscesses.

25. IX. 3 Tage nach der Operation Fieber; es entleert sich immer noch Eiter. Allgemeinbefinden gut.

21. X. 1915. Seit 1 Woche ausser Bett. Langsame Wundheilung. Die Krämpfe blieben weg. Die Quadranthemianopsie blieb bestehen.

R. M. Bei einem Tangentialschuss über dem rechten Okzipitallappen traten nach 4 Wochen hin und wieder Zuckungen in der linken Körperhälfte auf. Die vorhandene homonyme linksseitige Hemianopsie liess vermuten, dass die Anfälle durch indirekte Herderscheinungen bedingt waren. Das Fieber wies auf einen Abscess hin. Nach Entleerung desselben hörten die Anfälle auf. Später erlag der Patient einem zweiten Abscess.

Recht wichtig sind auch die psychischen Erscheinungen der traumatischen Epilepsie, die sich in Dämmerzuständen, plötzlicher Angst und Wutanfällen, sowie in periodischen schweren Verstimmungen kundgeben kann, und zwar nicht selten als Vorläufer des ersten epileptischen Anfalls.

Ebenso wie bei der genuinen, kommen bei der traumatischen Epilepsie kurze Bewusstseinsstörungen (petit mal, Absencen) vor, die natürlich für die Frage der Dienstfähigkeit von grosser Bedeutung sind.

Nach Hauptmann (168) tragen die psychischen Störungen der traumatischen Epilepsie mehr den Typus der posttraumatischen Demenz als bei der genuinen Epilepsie.

Viel wichtiger ist namentlich in Hinsicht auf die Frage der Dienstverwendbarkeit das Auftreten der Epilepsie nach Heilung auch vollständig keimfreier Wunden, manchmal erst nach 1—2 Jahren, und zwar sowohl in der allgemeinen, wie in der partiellen Form. Letztere ist meist bedingt durch Narbenbildung über der motorischen Region des Gehirns, also über der Centralwindung und deren Nachbarschaft. Es beginnen die Zuckungen je nach der Lage der Narbe im Fazialisgebiet, oder im Arme oder dem Beine der gegenüberliegenden Seite. Das Bewusstsein ist oft nicht erloschen. Manchmal tritt nach dem Anfall eine Lähmung der krampfenden Teile ein. Auch von anderen Gehirnstellen kann Jacksonsche Rindenepilepsie ausgelöst werden. Der Sanitätsbericht von 1870 berechnete bei ca. 9000 Kopfverletzungen 0,57°/₀ Epilepsie. Röper (151) stellte bei 452 Schädelschüssen in 16 Fällen, also in 3,5°/₀, Epilepsie fest.

Bei den Hinterhauptschüssen kommt, wenn auch selten, die Epilepsie vor. Uhthoff sah sie nur 3 mal. Sehr bemerkenswert ist der Fall von Löwenstein und Borchardt (173).

In bezug auf die nichttraumatische Epilepsie verweisen wir auf die Arbeiten Hauptmanns (168), Redlichs (171) und Sommers (172).

§ 93. Eine sehr wichtige Komplikation der Hirnschüsse ist der **Hirnabscess.**

Man unterscheidet zweckmässig den Früh- und den Spätabscess, welch letzterer sich erst lange nach Verheilung der Wunde entwickelt.

In der Regel zeigt sich der Frühabscess durch Hirndruckerscheinungen mit Temperaturabfall; dann treten Zeichen vom Meningismus, remittierendes Fieber und ev. epileptiforme Attacken auf.

1. F. A., 41 Jahre, Gefreiter.

19. XII. 1914 Schrapnellschuss am Hinterkopf. Kurzdauernde Bewusstlosigkeit. Dann allein zum Verbandplatz gegangen. Entfernung von Knochensplittern im Feldlazarett. Niemals Erbrechen oder Fieber.

Am 1. I. 1915 hier im Reservelazarett VIII.

Klagen über Kopfschmerz; Schwäche im linken Bein; Sensibilität in der linken Seite herabgesetzt.

Gesichtsfeldaufnahme wegen der heftigen Kopfschmerzen nicht möglich.

In der Mitte des Hinterhaupts 6 cm lange Wunde mit schmierigen Belägen.

9. I. Eröffnung der Wunde; es quoll dicker Eiter heraus.

Abends Exitus.

Autopsie: Einen taubeneigrossen Abscess an der Grenze zwischen Okzipital- und Scheitellappen.

2. F. K., 28 Jahre, Gefreiter.

4. VI. 1915 durch Infanteriegeschoss in die linke Hinterkopfseite Verletzung; das Geschoss wurde am 9. VI. in Russland entfernt.

Am 16. VII. 1915 Eröffnung eines Abscesses der linken Kleinhirnhälfte.

Am 28. VII. erfolgte plötzlich Exitus.

3. O. B., 21 Jahre, Kriegsfreiwilliger.

Am 26. IV. 1915 Schrapnellschuss am Hinterkopf. Bewusstlos.

Kam am 26. V. ins Reservelazarett VIII. Erbrechen, Kopfschmerz. Eröffnung eines walnussgrossen Abscesses im linken Hinterhauptslappen.

28. V. Exitus.

Die Sektion ergab eitrigen Gehalt in allen Ventrikeln.

Der Spätabscess macht sich in der Regel erst einige Monate und noch später, nach der Verletzung geltend, mit Temperaturanstieg, Meningismus, Jacksonschen Anfällen, Pulsbeschleunigung und Stauungspapille.

§ 94. Die **Meningitis** entsteht in der Regel durch einen Abscess mit Durchbruch in den Ventrikel.

Allgemein ist es aufgefallen, wie oft die echt meningitischen Symptome (wie Nackenstarre, das Kernigsche Symptom, die basalen Hirnnervenstörungen, die Benommenheit, die Hauthyperästhesie) wenig ausgeprägt sind, ja sogar fehlen können.

Nach Allers ist die häufigste Störung bei der Meningitis das nächtliche Delirium.

Die Lumbalpunktion ergibt meistens, jedoch nicht immer, ein positives Resultat, indem der Liquor trübe, eitrig und bakterienhaltig ist.

In einigen Fällen beobachteten wir nach Schädelschüssen eine Meningitis serosa ebenso wie Payr (165), Bittorf (166) und Roemheld (167).

Payr teilt die traumatisch entstandene Meningitis serosa ein:
1. in die Meningitis serosa traumatica aseptica;
    a) nach Schädeltraumen mit Commotio cerebri. Der Liquor zeigt erhöhten Druck; ist klar,
    b) nach schweren Schädeltraumen. Der Liquor zeigt Beimengung von Blut und Hirnteilchen,
    c) halb- oder doppelseitiger ausgedehnter Meningealhydrops;
2. Meningitis serosa concomitans bei infizierten Schädelschüssen:
    a) bei infizierter Knochenwunde,
    b) bei circumskripter eiteriger Konvexitätsmeningitis mit klarem Liquor,
    c) bei Rindenabscessen,
    d) bei gutartigem Hirnprolaps,
    e) bei septischer Encephalitis,
    f) bei infiziertem Durch- und Steckschuss.

Allers machte darauf aufmerksam, dass auch bei einer unverletzten Dura eine Leptomeningitis sich entwickeln könne.

1. H. L., 19 Jahre, Grenadier.

Am 28. VIII. 1916 Geschossverletzung in der rechten Scheitelbeingegend. Linksseitige Hemiparese.

Am 4. XI. Temperatur bis 39,4, am 5. XI. 36,6, am 6. XI. wieder Temperaturanstieg bis 38,4. Nackensteifigkeit, grosse Unruhe, Bewusstlosigkeit. Exitus.

Die Sektion ergab eine eitrige Meningitis, ausgehend von der Wunde und den infizierten erweichten Gehirnmassen.

2. E. K., 22 Jahre, Musketier.

Kam bewusstlos auf. Über der rechten Seite der Stirn grosse Wunde mit frischen Granulationen. Fieber; Leib etwas eingezogen, allgemeine Hyperästhesie. Lumbaldruck 240. Liquor trübe, sehr zellreich.

Die Sektion ergab eine eitrige Meningitis, die von einem Stirnhirnabscess ausging.

Schultze (169) berichtete über einen Fall von Meningitis serosa circumscripta traumatica nach geringfügiger Verletzung der Konvexität des Schädels durch ein von fernher kommendes Infanteriegeschoss. Nach 12 Tagen Schüttelfrost, beträchtliche Temperatursteigerung, Erbrechen; Kopfschmerz und Benommenheit. Parästhesien im rechten Bein und Druckpuls. Bei der Trepanation des Schädels an der verletzten Stelle zeigte die Pia ein seröses, schwach rosa gefärbtes Exsudat, das sulzig verdickt war und nur langsam sich auf mehrfache Skarifikationen entleerte. Der Erfolg der Operation war ein guter.

§ 95. Nicht selten entwickelt sich nach einer Schädelverletzung ein **Hirnprolaps.** Letzterer kann infolge einer traumatischen Encephalitis unter hohem, septischem Fieber zerfallen. Andererseits werden auch gutartige Prolapse beobachtet, die lebhafte Pulsation zeigen, nie besonders gross werden und sich spontan zurückbilden.

H. K.

Am linken Scheitelbein 7 cm langer und 4 cm breiter Knochendefekt. Das Gehirn quoll in Faustgrösse vor. Dura völlig nekrotisch. Pat. ist ganz benommen.

Fieber bis 40,8. Erbrechen.

Die Autopsie ergab einen mächtigen Zertrümmerungsherd des linken Scheitellappens; Encephalitis des Prolapses; von da ausgehende eitrige Meningitis.

§ 96. Bei der Beurteilung der Folgen der Kopfschüsse werden oft die umschriebenen Störungen (Herdsymptom) auf Kosten der **psychischen Allgemeinstörungen** zu sehr in den Vordergrund gestellt, so dass nicht selten aus dem Rückgang der Herdsymptome auf vollkommene Dienstfähigkeit geschlossen wird, während dieselben noch sehr durch das Vorhandensein von psychischen Allgemeinstörungen in Frage gestellt ist.

Nach Goldstein (160) bestehen die psychischen Allgemeinstörungen in abnormer Ermüdbarkeit, Erregbarkeit und Reizbarkeit, sowie oft in einer wesentlichen Veränderung der ganzen Persönlichkeit (Poppelreuter), Störung des Gedächtnisses, im besonderen der Merkfähigkeit, der Auffassung, der Aufmerksamkeit, der Begriffs- und Urteilsbildung, des Interesses und der allgemeinen geistigen Regsamkeit.

Allers (95) rechnet die eben genannten Symptome zu der sog. Kommotionspsychose, wie sie neuerdings von Schröder (161) geschildert worden ist, bei der die Merkfähigkeitsstörung, Erinnerungsdefekte und Konfabulationen im Vordergrund stehen. Allers hat in seinem relativ grossen Material nur 1 mal eine Kommotionspsychose schwererer Art gesehen, die aber infolge eines gleichzeitig bestehenden Hirnabscesses einer anderen Deutung zugänglich ist. Bei den leichteren Formen handelte es sich vielfach um rasch abklingende Erscheinungen.

Allers sieht sich zu dem Schluss gedrängt, dass wie die schweren, so auch die abortiven Fälle von Kommotionspsychose bei den Schädelschüssen sehr selten sein müssen.

Dagegen hat er über eine eigenartige Apathie, Interesselosigkeit und Auffassungserschwerung bei den Schwerhirnverletzten öfter berichtet, worauf auch chon Exner aufmerksam gemacht hat.

Sinnestäuschungen und Wahnideen hat er niemals auftreten sehen, während Uhthoff unter 29 Fällen von Hinterhauptsschüssen 3 Fälle mit Gesichtshalluzinationen schrecklichen Inhalts beobachtet hat. Durchwegs waren die Schussverletzten orientiert.

Dem sog. apathischen Symptomenkomplex legt Allers eine besondere Bedeutung beim Schädelschuss bei und bringt ihn mit uns heute noch unbekannten Besonderheiten der intrakraniellen Verhältnisse nach Schädelschuss in Zusammenhang. Roeper (151) machte auf eine traumatisch-psychopathische Konstitution aufmerksam.

Schröder (161) hebt hervor, dass nach geringfügigen Kopfverletzungen es nur zu ganz leichten Störungen kommen könne: Der Kranke verliere nur kurze Zeit das Bewusstsein, er sinke vielleicht einen Moment zusammen, erhebe sich aber rasch wieder, er fühle sich eingenommen, wüst im Kopf, habe wohl auch das Gefühl einer gewissen Erschwerung des Gedankenablaufes und der Verarbeitung der Sinneseindrücke, jedoch benehme er sich geordnet, treffe Anweisungen, gebe Aufträge etc. Die allgemeinen Kopfbeschwerden schwinden nach 1—2 Tagen, nachträglich aber zeige sich ein vollkommener, bald nur einige Minuten, bald mehrere Stunden umfassender Erinnerungsausfall für die Verletzung selbst, für die daran sich schliessenden Vorgänge und ausserdem meist auch noch für eine kurze Spanne Zeit vor der Verletzung; andere Male fehle eine solche retrograde Amnesie, oder sie sei wenigstens nicht nachweisbar.

Die Prognose dieser leichten Fälle ist günstig, sie klingen nach Schröder meist ab, ohne dauernde Störungen zu hinterlassen, doch können auch bei ihnen allgemein-nervöse Symptome wie Kopfschmerzen, Schwindel usw. für lange Zeit zurückbleiben.

Schultz (153) hat bei allen Kopfverletzten von 18—35 Jahren genau nach Veränderungen des Sexuallebens geforscht. 10% der Patienten gaben eine erhebliche Abnahme der Sexualtätigkeit an; bei 7% war dieselbe Teilsymptom der depressiven Hemmung; bei den restierenden 3% war keinerlei andere Ursache als die Kopfverletzung nachweisbar.

Endlich machte neuerdings Goldstein (164) auf Störungen der Vasomotilität, des Pulses, des Blutbildes, des Blutdruckes und der Temperatur bei Hirnverletzten aufmerksam. Blutandrang zum Kopfe, Schwindel, Herzklopfen, Schwitzen, leichtes Erröten, Zittern seien die hauptsächlichsten Erscheinungen.

Bei Okzipitalverletzungen werde öfters Pulsverlangsamung beobachtet (Vagusreizung).

Die Veränderung des Blutbildes bestände in hohen Lymphocytenzahlen und in niedrigen Eosinophilenwerten.

Der Blutdruck bei Hirnverletzten sei häufig erniedrigt; ebenso auch die Temperatur.

Besonders machte Goldstein auf halbseitiges Schwitzen, wahrscheinlich als Folge einer Läsion der Centralwindungen, halbseitige Blutdruckerhöhung, einseitige Temperaturerhöhnng und umschriebene Cyanose und Schwellungen nach Hirnverletzungen aufmerksam.

Die Lumbalpunktion bei Kopfschüssen ist oft sehr wichtig, weil man aus dem negativen Befund das Fehlen von entzündlichen Erscheinungen feststellen kann.

Bei der Untersuchung der infektiösen Meningitiden zeigt schon die makroskopische Besichtigung des Liquors die charakteristischen Veränderungen (Trühung, eiterige Beschaffcnheit).

Aus der mikroskopischen und bakteriologischen Untersuchung kann die Art der Meningitis festgestellt werden.

Vermehrung und Druckerhöhung des Liquors ohne Eiweiss und Zellvermehrung spricht für Meningitis serosa traumatica.

Schultz warnt vor einer kritiklosen Anwendung der Lumbalpunktion.

Schliesslich sei noch auf die bemerkenswerten Untersuchungen A. Jacobs (170) über Commotio cerebri hingewiesen, aus welchen er folgerte, dass es sich bei denselben um eine traumatisch ausgelöste, ihrer Natur nach vorübergehende organische Schädigung vornehmlich der Nervenfasern der Grosshirnrinde handele.

Sektionsbefunde.

§ 97. Leider ist die Zahl der klinisch eingehend untersuchten Fälle mit genauem Sektionsbefund noch eine sehr geringe. Ihr Wert wird zudem meist durch den Umstand beeinträchtigt, dass von denselben keine genauen perimetrischen Gesichtsfeldaufnahmen vorliegen. Andernteils waren die betreffenden Patienten zu früh gestorben, als dass die Verletzungen der Sehbahn resp. des Sehcentrums sich streng auf einen Herd mit Ausschluss jeglicher Nachbarschaftswirkung hätten beziehen lassen können.

Aus diesem Grunde halten wir Fall 1 und 2 von Best (134) nicht für verwertbar, wohl aber Fall 3 und Fall 4.

Im Falle 3 Verwundung am 24. III. 1916 durch Revolverschuss. Längsschrägschuss auf der rechten Schädelhälfte. Der Schusskanal ging durch das Siebbein, nach Zertrümmerung der Olfactorii durch das rechte Stirnhirn bis zur rechten hinteren Centralwindung; hier Hämatom und Duraverletzung. Knochen dagegen intakt. Kugel hier abgeprallt und in ihrer Richtung nach hinten abgelenkt. Von der hinteren Centralwindung ging der Schusskanal weiter dicht unter der Rinde bis zur Gegend des rechten Cuneus, woselbst die Revolverkugel sass, etwa fingerbreit von der Medianebene entfernt. Calcarina selbst intakt. Schusskanal nicht infiziert.

Die Untersuchung ergab eine komplete, homonyme linksseitige Hemianopsie. Gesichtsfelder wegen des Zustandes des Pat. nicht aufzunehmen. Parese des linken Armes, weniger des linken Beines. Ophthalmoskopisch leichte Trübung des Opticus. Pupillen gleich, mit guter Reaktion, keine Augenmuskellähmung.

Aus diesem Befund ist zu entnehmen, dass der Längsschrägschuss die Sehbahn der rechten Hemisphäre zerstört hatte, ohne Verletzung des Sehcentrums und ohne die durch den Sinus longitudinalis gelegte Medianebene im Hinterhauptslappen berührt zu haben.

Fall 4 von Best. Am 10. Februar Granatsplitterverletzungen am linken Arm, mehrere Wunden am Hinterkopf und Scheitel links. Tod am 31. März.

Von cerebralen Symptomen nur leichter peripherer hemianopischer Defekt, nach rechts unten Einschränkung auf etwa 50°.

Keine Aphasie, keine Agraphie; keine optische Zählstörung. Beiderseits S = 1, keine Alexie. Beginnende Stauungspapille.

Später zunehmende Lähmung der rechten Extremitäten; fast völlige Aphasie, konnte aber bis in die letzten Tage noch gut sehen.

Die Sektion ergab Narbe in der Dura und Rinde nach hinten vom Gyrus angularis, der intakt war, an der Konvexität, etwa dem hinteren Ende der 2. Okzipitalwindung entsprechend. Unter ihr ein kleines frisches Hämatom, das tief ins Mark sich erstreckte. Auf Frontalschnitten Calcarina selbst intakt. Ventrikel und dessen nächste Umgebung eitrig infiltriert; zwischen Ventrikel und oberer Calcarinawindung wenig, zwischen Rinde der Konvexität und Ventrikel sehr zahlreiche stecknadelknopfgrosse Blutungen, grösstenteils frisch und jünger, als die Narbe in der Rinde des Gyrus occip. II.

In diesem Falle war offenbar die Sehstrahlung, die zu UV in Fig. 74a Seite 97 gehört, durch die mitgeteilten Veränderungen alteriert, so dass in der unteren Hälfte des temporalen Halbmondes Fig. 73 pag. 97 p h t der vorerwähnte Defekt entstehen musste.

Folgenden Fall verdanken wir der Güte des Herrn Prof. Redlich in Wien.

39jähriger Jäger K. S. Verwundet Dezember 1915 durch Granatsplitter in der Gegend des rechten Tuber parietale. Tod durch Lungentuberkulose 12. V. 1917.

Nach der Verwundung linksseitige Hemiplegie inklusive Facialis. Seit Juli anfallsweise Schwindel, Kopfschmerz und Krämpfe.

Anfangs hochgradige Amblyopie beiderseits. Pupillenreaktion normal. Augenbewegungen frei.

17. XI. Pat. kann keine Farben unterscheiden.

Am 25. XI. 1915 zeigte die Gesichtsfeldaufnahme einen rings um die Macula erhaltenen centralen Gesichtsfeldrest von ungefähr 8⁰ Breite und 5⁰ Höhe auf beiden Augen.

Häufig Krämpfe mit Bewusstseinsverlust und andauernd Fieber.

Lungentuberkulose und Caries der Rippen.

Der Röntgenbefund ergab am Scheitelbein einen mandelgrossen Defekt, zu einem grossen Teil war jedoch anscheinend die Lamina vitrea erhalten. Zahlreiche, kleine, anscheinend oberflächliche Metallsplitter.

Die Sektion ergab:

Am Gehirn beiderseits in der Gegend der Fissura calcarina und Gyr. lingualis eine gelbliche Verfärbung mit Erweichung, links in die Tiefe der Calcarina reichend, rechts oberflächlich sitzend, und bis nahe an den Hinterhauptpol reichend. Links ist der Hinterhauptspol makroskopisch frei.

Wiewohl die mikroskopische Bearbeitung dieses hochinteressanten Falles noch aussteht, ist es klar, dass die Lage des Schusses im Parietalbein die doppelseitige Läsion in der Fissura calcarina nicht erklären kann, und dass somit diese doppelseitige Hemianopsie als direkte Folge eines Schusskanals nicht gedeutet werden darf. Jedoch muss die Sehstörung in Abhängigkeit von dem erlittenen Trauma gebracht werden, weil dieselbe als unmittelbare und dauernde Folge der Verletzung sich eingestellt hatte. Schon früher hatten wir darauf hingewiesen, dass derartige centrale Gesichtsfeldreste nur durch eine Encephalitis, resp. Blutung, Erweichung, ev. Hirnschwellung in beiden Hinterhauptslappen zustande kommen könnten.

Hinsichtlich der Lokalisation in bezug auf unser Schema Fig. 73 dürfen wir annehmen,

1. dass bei dem Freibleiben beider Hinterhauptspole das kortikale makuläre Areal intakt geblieben war, und

2. dass der zu demselben gehörige Teil der Sehstrahlung (s. Fig. 112 pag. 129) bei ihrem lateral gelegenen Verlaufe zur Fissura calcarina durch den Herd nicht berührt worden ist.

Fuchs und Pötzl (156) berichteten über folgenden Fall:

H. P. wurde 1914 von einer Schrapnellkugel getroffen. Einschuss links am Hinterhaupt nahe der Medianlinie. Steckschuss. 5 Tage bewusstlos. Nach dem Schuss soll er mehrere Male sich um seine Achse gedreht haben.

Bei der Aufnahme in Wien 7. XI. 1914 Keratitis neuroparalytica links.

Spontaner grobzuckender Nystagmus nach links.

Die Kornealreflexe fehlen. Periphere Lähmung des Trigeminus, Abducens und Facialis links.

Die rechtsseitigen Sehnenreflexe gesteigert, rechts Babinski; rechter Abdominalreflex fehlte.

Rechter Fundus oculi normal.

Ataxie und Intentionstremor.

Die Facialislähmung bildete sich zurück.

Die Keratitis neuroparalytica heilte mit Hinterlassung einer ziemlich dichten centralen Hornhauttrübung.

Aus der Schädelwunde wurde ein Projektil entfernt.

Die ataktische Gangstörung wurde besser.

Mai 1915. Geringe Unsicherheit im Gehen und Stehen.

Augenmuskellähmungen bestehen nicht mehr.

Bei Seitwärtsblicken beiderseits horizontaler Nystagmus.

Beim Blick nach oben vertikaler Nystagmus.

Nur noch geringe Ataxie der linken Hand und Spur von Intentionszittern.

Rechter Abdominalreflex fehlt, der rechte Patellarreflex lebhafter als der linke.

Gang noch etwas unsicher. Romberg leichten Grades.

Am 16. X. Entfernung von Knochen- und Geschosssplittern aus dem linken Hinterhauptslappen.

Daraufhin besserte sich die konzentrische Einschränkung des Gesichtsfeldes. Es
fand sich ein paracentrales Skotom vom Fixierpunkt bis 20^0 nach aussen reichend.
SR. $-2{,}5^6/_6$, SL. $^6/_{10}$.

Die äusseren Gesichtsfelddgrenzen waren normal.

Später traten delirante Zustände, Fieber bis $39{,}1^0$, Schwindel, Schmerzen im Nacken
und im Rücken auf. Die Lumbalpunktion zeigte leicht getrübten Liquor. Schliesslich
Coma und Exitus am 17. I. 1917.

Die Sektion ergab im linken Hinterhauptslappen einen bis an das Hinterhorn reichenden
und mit diesem kommunizierenden Abscess von Kleinhühnereigrösse. Im rechten Hinterhorn und in den Unterhörnern befand sich Eiter.

Die inneren Häute an der Basis im Bereiche der Cisterne und insbesondere im Klein-
hirnbereich mit dünnem, gelbem Eiter infiltriert.

In der linken Ponshälfte im Bereich der Trigeminuswurzel lag hinter der Felsenbein-
spitze ein Stück einer Schrapnellkugel. Der Geschossweg durchsetzte die beiden Lippen
der Calcarina. Die Ausdehnung der Abscesshöhle beschränkte sich streng auf den Cuneus
und verschonte einen grossen Teil der ventralwärts ziehenden später in die beiden Strata
sagittalia der Ventrikelgegend übergehenden Fasermassen.

„So erkläre die grobe Konfiguration des Herdes im allgemeinen die geringe Ausdehnung der klinisch nachweisbaren segmentalen Sehstörung be-
friedigend, aber nur dann, wenn man auf dem Standpunkt der strengeren
Projektionslehre steht. Die letztere behauptet, dass der polwärts gelegene Teil
der Calcarinagegend mit dem centralen Sehen korrespondiere, und dass der
mehr gegen die Fissura parieto-occipitalis hin orientierte Anteil der beiden
Calcarinalippen zu den mehr peripheren Segmenten des Gesichtsfeldes Beziehungen habe. Der Befund des hier beschriebenen Falles sei geeignet,
diese Behauptungen zu beweisen, allerdings nur für den besonderen Fall, dass
man Rinde und korrespondierende Markfaserung als Einheit betrachtet.“

Die Verfasser bemerken zum Schluss, dass der Vergleich zwischen dem
klinischen und dem grob morphologischen Befunde des Falles gezeigt habe,
dass sich eine sehr gute Übereinstimmung mit den Anschauungen der strengen
Projektionslehre von Wilbrand und Henschen ergebe; dass durch ihn vor
allem die projektiven Beziehungen zwischen der Netzhautperipherie und der
frontaler gelegenen Hälfte der Regio calcarina im groben klargestellt würden.
Doch sei die Übereinstimmung nur eine annähernde; viele subtile, aber wichtige
Punkte im Befunde des Falles müssten bis zur mikroskopischen Untersuchung
noch offen bleiben.

Erwägungen zur Frage nach der Diensttauglichkeit und Herabsetzung der Erwerbsfähigkeit zufolge von homonymer Hemianopsie.

§ 98. Patienten mit homonymer Hemianopsie können überhaupt erst dann bezüglich ihrer Diensttauglichkeit beurteilt werden, wenn nach Ablauf einer längeren Beobachtungszeit die hemianopischen Gesichtsfelddefekte stationär geworden sind und damit jede Fernwirkung von einem benachbarten Herde auf die Sehbahnen ausgeschlossen erscheint.

Bei der Frage nach der Diensttauglichkeit bezüglich der homonymen Hemianopsie handelt es sich im grossen und ganzen

A. um den Zustand des Sehvermögens im speziellen,

B. um die Begleiterscheinungen anderer cerebraler Herderscheinungen,

C. um den Allgemeinzustand des Nervensystems.

Der Zustand des Sehvermögens im speziellen.

§ 99. Als Unterfragen kommen hier in Betracht:

    a) Die Form der Gesichtsfelddefekte:

        α) bei einfacher kompleter und absoluter Hemianopsie,

        β) bei einfacher inkompleter Hemianopsie,

        γ) bei doppelseitiger homonymer Hemianopsie,

    b) das Verhalten der centralen Sehschärfe,

    c) das Ergebnis des Augenspiegelbefundes.

α) Bei der einfachen kompleten und absoluten homonymen Hemianopsie (komplet, weil die ganzen homonymen Gesichtsfeldhälften in Wegfall gekommen sind, absolut, weil jegliche Empfindung in den defekten Gesichtsfeldhälften in Wegfall gekommen ist), tritt die Frage in den Vordergrund, ob die Trennungslinie der Gesichtsfeldhälften durch den Fixierpunkt gehe, oder ob eine makuläre Aussparung vorhanden sei.

Im ersteren Falle ist der Patient als dauernd dienstuntauglich zu entlassen. Denn selbst bei normaler Sehschärfe, normalem Augenspiegelbefunde und dem normalen Zustande der erhalten gebliebenen homonymen Gesichtsfeldhälften besitzt der Patient im binokularen Sehen doch nur ein halbes Auge. Derselbe ist dadurch in jeder Hinsicht bezüglich seines Sehens ausserordentlich behindert, und wenn er auch in seiner Orientierung nach der Seite der erhalten gebliebenen Gesichtsfeldhälften völlig frei ist, so muss er doch auf Schritt und Tritt nach der Seite des Defektes hin sein Gesichtsfeld verschieben, um durch sein indirektes Sehen von den erhalten gebliebenen Gesichtsfeldhälften aus das Vorterrain abzusuchen, was seine freie Vorwärtsbewegung sehr verlangsamt. Auch das Lesen und Schreiben wird ihm dadurch aufs äusserste erschwert, und dies um so mehr, wenn eine rechtsseitige komplete und absolute Hemianopsie besteht.

Patienten mit einer makulären Aussparung, siehe Fig. 133, sind schon günstiger gestellt, und dies um so mehr, einen je grösseren Umfang die Aussparung im horizontalen Meridian einnimmt. Denn hier ist das gesamte makuläre Gebiet auch nach der Richtung des Gesichtfelddefektes hin erhalten geblieben, und ist der Patient beim Lesen und Schreiben, sowie bei jeder feineren Beschäftigung hinsichtlich des Sehens in viel geringerem Masse be-

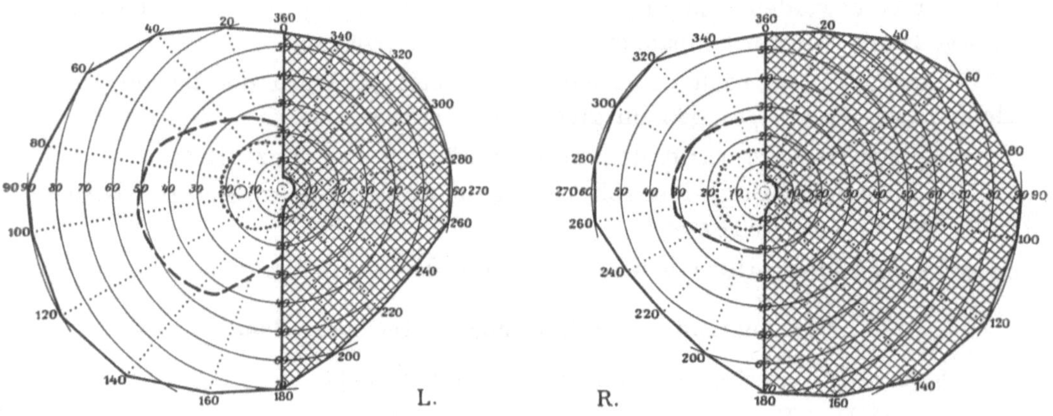

Fig. 133.

Makuläre Aussparung der Trennungslinie der Gesichtsfeldhälften.

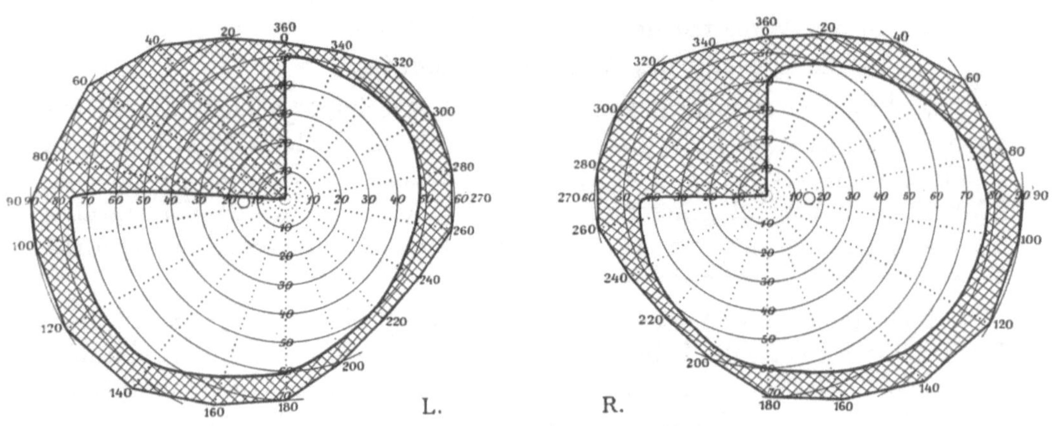

Fig. 134.

(Eigene Beobachtung: Fall Peterich.)

hindert, als bei denjenigen Fällen, bei welchen die Trennungslinie den Fixierpunkt durchschneidet.

β) Die einfache inkomplete homonyme Hemianopsie macht schon geringere Beschwerden hinsichtlich der Orientierung im Raume.

Bei den Quadranthemianopsien sind diejenigen Patienten stärker benachteiligt, bei denen, wie in Fig. 134 der Scheitelpunkt des Defektes bis in den

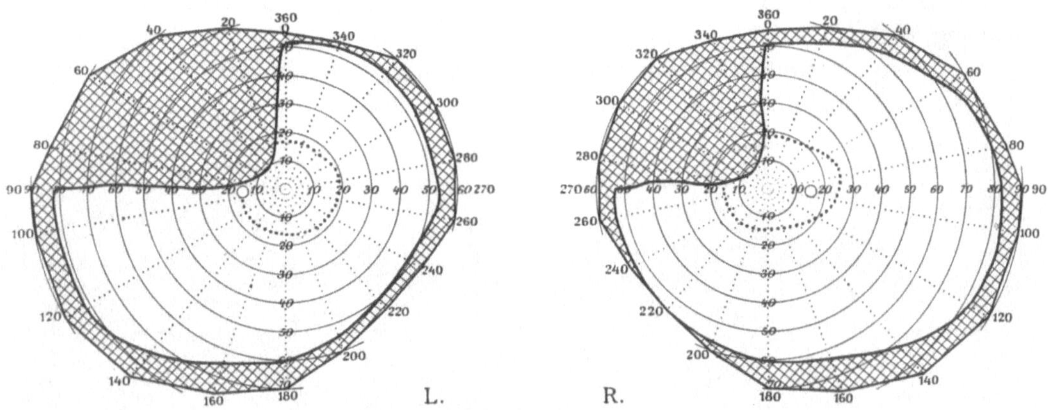

Fig. 135.

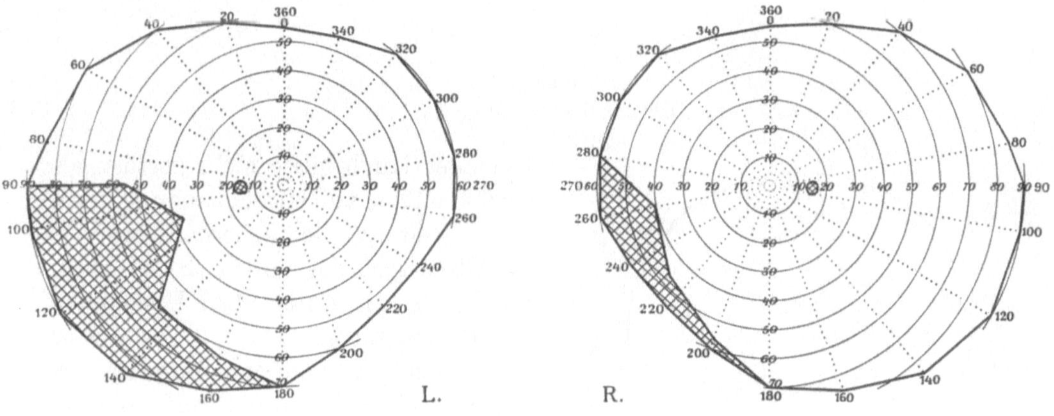

Fig. 136.

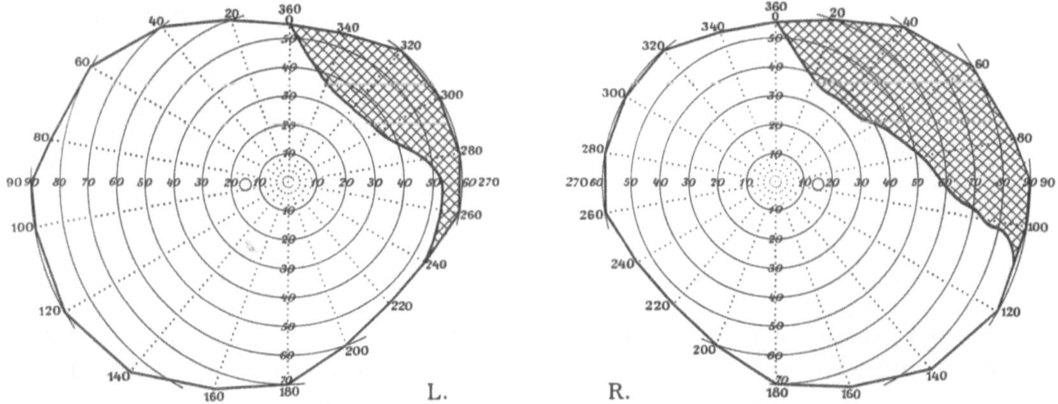

Fig. 137.

Fixierpunkt reicht, als solche, wie in Fig. 135, bei denen eine makuläre Aussparung vorhanden ist.

Ausserdem sind Patienten mit Ausfall des unteren Quadranten in ihrer Orientierung im Raume namentlich wegen des Vermeidens vor oder neben ihnen

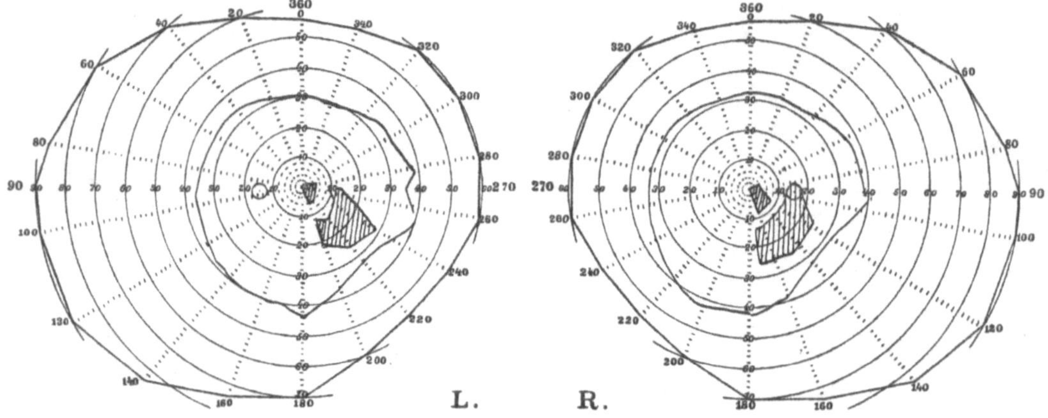

Fig. 138.
(Eigene Beobachtung: C. F.)

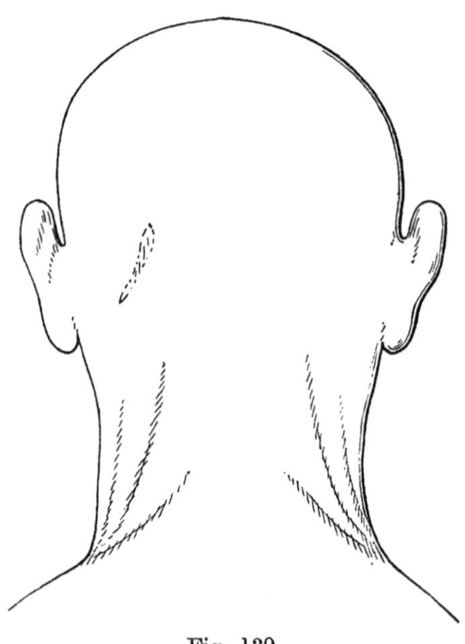

Fig. 139.
(Eigene Beobachtung: C. F.)

liegender Hindernisse mehr gestört, als solche mit Quadranthemianopsie nach oben, weil für die Sicherheit im Vorwärtsbewegen das indirekte Sehen nach unten unter allen Umständen intakt sein muss.

Noch geringere Beschwerden verursacht eine Farbenhemianopsie im oberen oder unteren Quadranten, weil hier die Orientierung im Raume nur unwesentlich gestört ist.

Eigene Beobachtung: C. F.: Etwas schräg verlaufende Längsnarbe zwischen dem linken Ohre und der Protuberantia occipitalis externa nach Granatsplitterverletzung. Operiert im Feldlazarett. Anfänglich rechtsseitige homonyme Hemianopsie. Verwundet am 6. 8. 1916. Gesichtsfeldaufnahme am 27. 3. 18. Keine Klagen über Sehstörungen. Sbds $= {}^6/_6$. Ophth. Befund und Pupillen normal. Siehe Figg. 138 und 139.

Als diensttauglich, wenigstens in bezug auf den Gesichtsfelddefekt als solchen, dürften die Fälle angesehen werden, bei denen nur eine periphere Zone im oberen oder im unteren Quadranten in Wegfall gekommen ist, wie in Fig. 136 und 137.

Bei den kleinen centralen homonym-hemianopischen Skotomen, wie in Fig. 145, ist der Patient in seiner Orientierung im Raume durchaus unbehindert, dagegen tritt hier das Phänomen „der makulär-hemianopischen Lesestörung" in die Erscheinung.

Die kleinen centralen homonym-hemianopischen Skotome, und noch weniger die peripheren, geben sich nicht ohne weiteres kund, wie dies bei der kompleten und absoluten homonymen Hemianopsie der Fall ist. Es muss nach

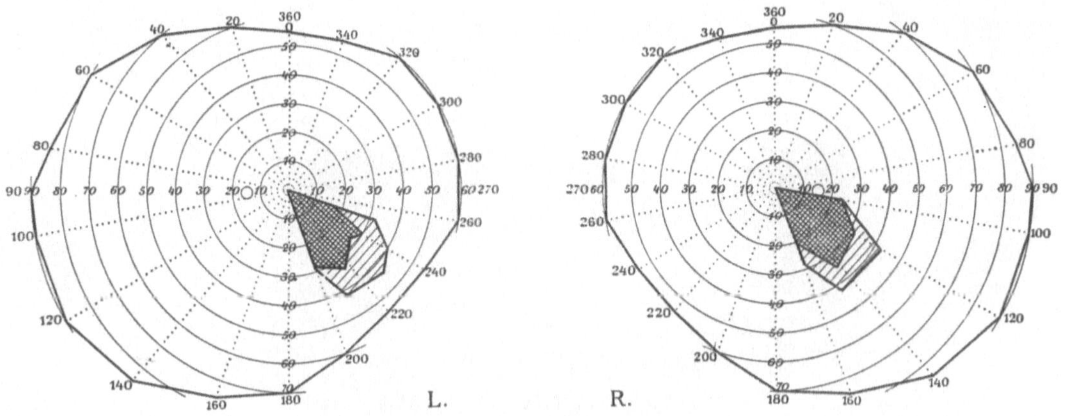

Fig. 140.

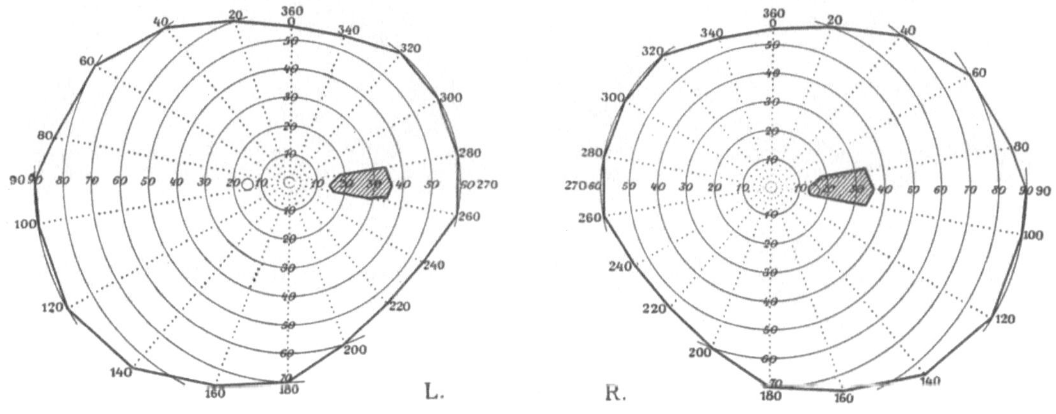

Fig. 141.

ihnen gesucht werden. Die Patienten klagen dabei meist über eine unbestimmte Störung beim Lesen, eine Form der Lesestörung, auf welche Wilbrand (131) besonders hingewiesen und dieselbe als makulär-hemianopische Lesestörung bezeichnet hat. Bei diesen kleinen centralen Defekten kommt den Patienten, sofern sie sich im Freien bewegen, gar keine Orientierungsstörung zum Bewusstsein, weil der Defekt zu klein ist, grössere Netzhautbilder aber nicht ganz im Defekte verschwinden und deshalb psychisch ergänzt werden, analog dem Ausfall des „Mariotteschen Flecks". Beim Lesen

gewöhnlicher Druckschrift aber treten die Beschwerden sofort hervor, und dies
um so mehr, wenn das kleine central-hemianopische Skotom, wie so häufig,
bis nahe an den Fixierpunkt heranrückt. Wenn also bei Patienten für gewöhnlich das Sehen kaum behindert erscheint, beim Lesen dagegen, und zwar, je
kleiner der Druck, in um so grösserem Maaße und in einer vorher nicht gekannten
Weise, das Erkennen erschwert wird, darf man, zumal wenn die Beschwerden

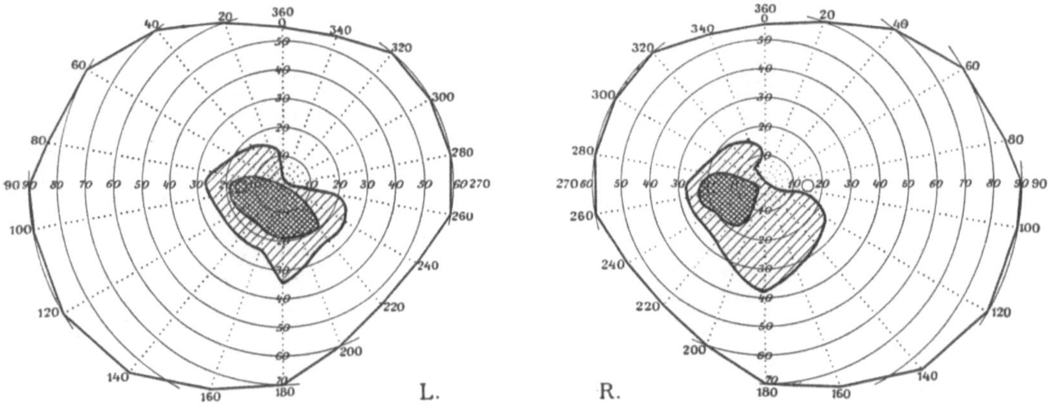

L.   R.

Fig. 142. (Fall IV Axenfeld.)

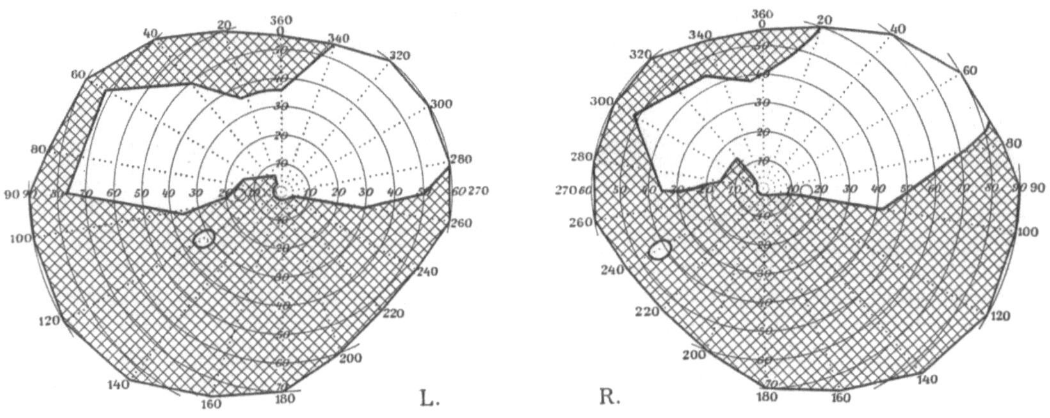

L.   R.

Fig. 143.
(Eigene Beobachtung: Fall Sievers.)

plötzlich aufgetreten sind, auf das Vorhandensein kleinster centraler homonym-
hemianopischer Skotome schliessen.

Auch beim Zielen muss ein derartiger Zustand dem Patienten ausserordentlich hinderlich sein, wenn, wie in Fig. 140, das Skotom im unteren Quadranten
liegt, aber bis in den Fixierpunkt reicht.

Daher würden solche Patienten ceteris paribus nur für den Garnisondienst
verwendbar sein. Periphere kleine hemianopische Skotome, wie in dem Falle
Fig. 141 verursachen dem Patienten kaum Beschwerden.

γ) Bei der doppelseitigen homonymen Hemianopsie sind Patienten mit doppelseitigem homonymem centralem Skotom, wie in Fig. 144, wegen Verlust des centralen Sehens dauernd dienstuntauglich.

Nächst diesen sind die Fälle mit Hemianopsia inferior, wie z. B. Fig. 143 sehr übel daran. Wie schon oben erwähnt, ist für die unbehinderte Vorwärtsbewegung eines Individuums das indirekte Sehen nach unten hin von der grössten Bedeutung. Denn bei vollständigem Fehlen der unteren Gesichtsfeldhälfte auf beiden Augen läuft der Patient Gefahr, über jedes kleine Hindernis auf seinem Wege zu fallen, was er selbst durch die tiefste Neigung des Kopfes nach unten (Verschiebung des Gesichtsfeldes nach unten) nur äusserst mangelhaft beheben kann.

Bei Skotomen in der unteren Gesichtsfeldhälfte, vergleiche Fig. 144, tritt diese Behinderung der Orientierung um so mehr zurück, je kleiner dieselben

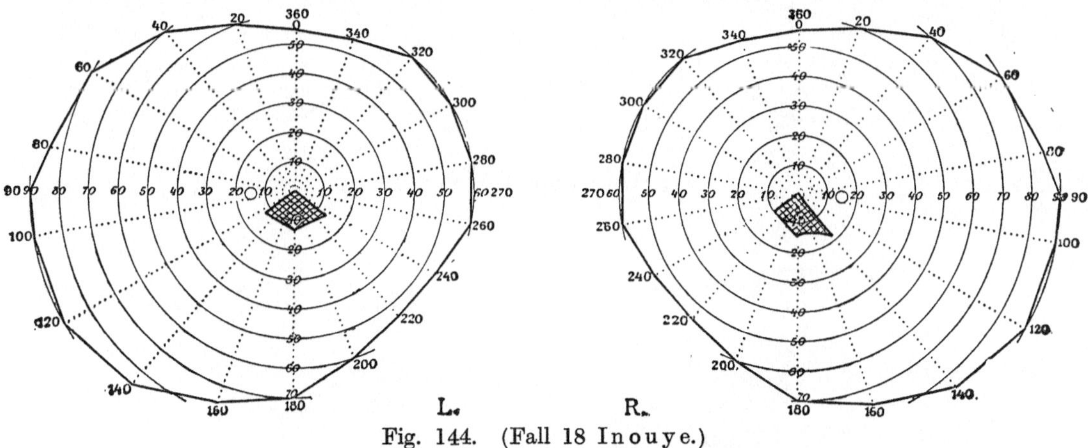

Fig. 144. (Fall 18 Inouye.)

und je näher sie dem Fixierpunkt gelegen sind. Hier macht sich dann aber wieder, wie auch z. B. in Fig. 146, die Beeinträchtigung des centralen Sehens beim Lesen und Zielen mehr geltend.

Fälle mit inselförmig erhaltenen makulären Gesichtsfeldresten, wie in Fig. 146, sind selbst wenn die centrale Sehschärfe dabei noch normal sein sollte, wegen Behinderung der Orientierung im Raume als dauernd dienstuntauglich zu bezeichnen. Denn hier sieht der Patient, wie durch eine enge Röhre, und ist genötigt bei jedem Schritt und Tritt erst den ganzen Raum mit seinem kleinen Gesichtsfelde absuchen zu müssen, um sich nur einigermassen orientieren zu können. Indem er so aus dem Mosaik kleiner aneinander gereihter Gesichtsfeldbezirke sein Gesamtgesichtsfeld sich im Gedächtnisse ergänzt, muss er auch durch eine solche Detailarbeit gewaltig gegenüber einem gesunden Menschen, der mit einem Blick den vor ihm liegenden Raum erfasst, ermüdet werden.

b) Eine neben dem Gesichtsfelddefekte vorhandene und nicht korrigierbare Herabsetzung der centralen Sehschärfe beeinträchtigt

12*

natürlich noch mehr die Dienstbrauchbarkeit eines Patienten. Sehr häufig begegnen wir hier einer Herabsetzung der centralen Sehschärfe als Ausdruck einer allgemein funktionell nervösen Störung, wie sie als Begleiterscheinung von Läsionen des Gehirns nicht selten gefunden wird.

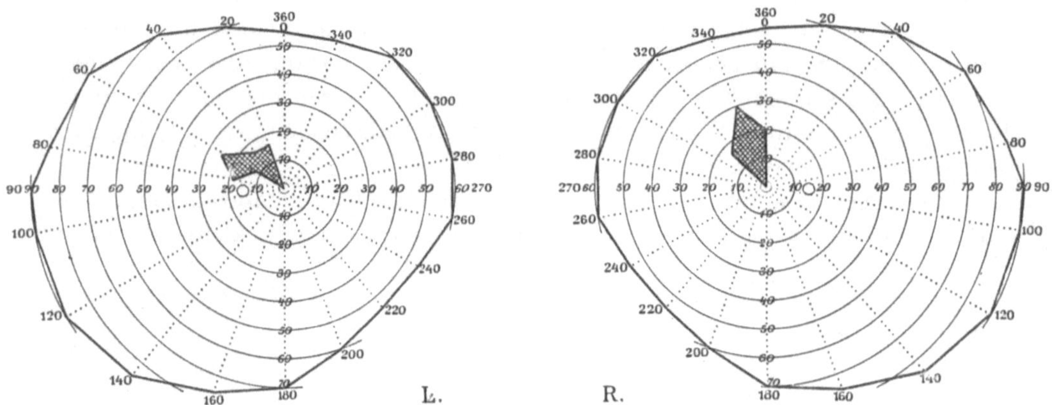

Fig. 145. (Fall Förster.)

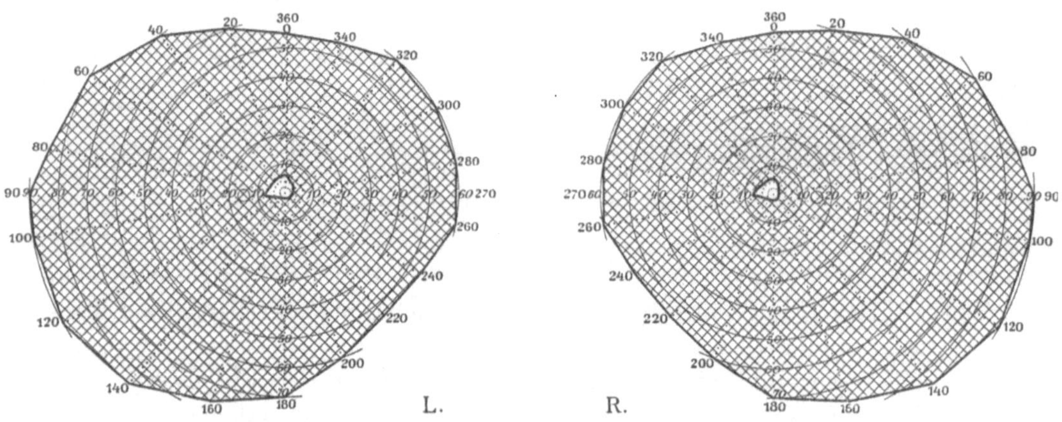

Fig. 146.
(Eigene Beobachtung: Fall J. B.)

    c) Bei neuritischen Erscheinungen an der Papille nach Kopfschüssen darf ein Patient überhaupt nicht aus der Behandlung entlassen werden, wegen drohender Gefahr der Entwicklung eines Gehirnabscesses oder einer Meningitis.

    Patienten, bei welchen neben einer bestehenden Hemianopsie die Gesichtsfelder auf einem oder beiden Augen durch retinale oder Sehnervenerkrankungen noch ausserdem beschränkt werden, wie in den folgenden Abbildungen Fig. 147, 148 und 149, sind absolut untauglich.

Eigene Beobachtung: C. P., Arbeiter mit Arteriosklerose. Gesichtsfeld siehe Fig. 147. Beiderseits S = $^6/_{12}$. Arterien und Venen der Netzhaut stark geschlängelt. Längs der Gefässe weissliche Plaques, hier und da kleine Blutungen. Rechts auf der Papille ein

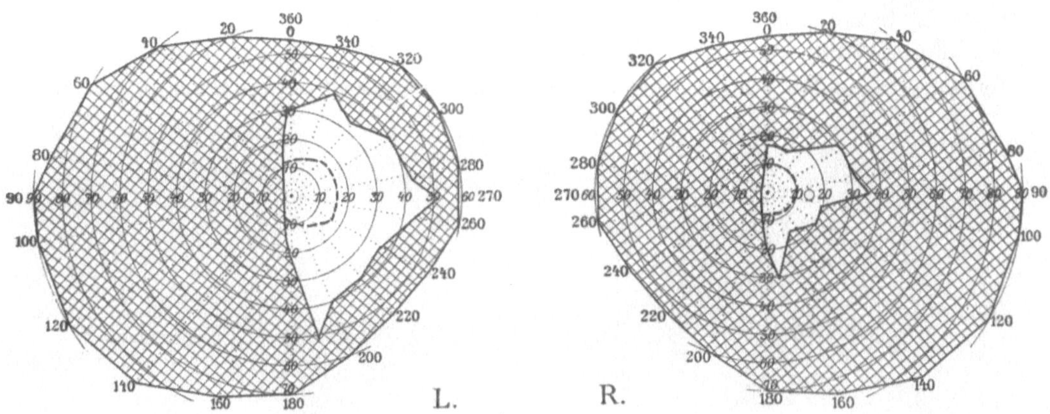

Fig. 147.
(Eigene Beobachtung: C. P.)

Homonyme linksseitige Hemianopsie kompliziert mit Gesichtsfeldeinschränkung infolge von Retinitis apoplectica.

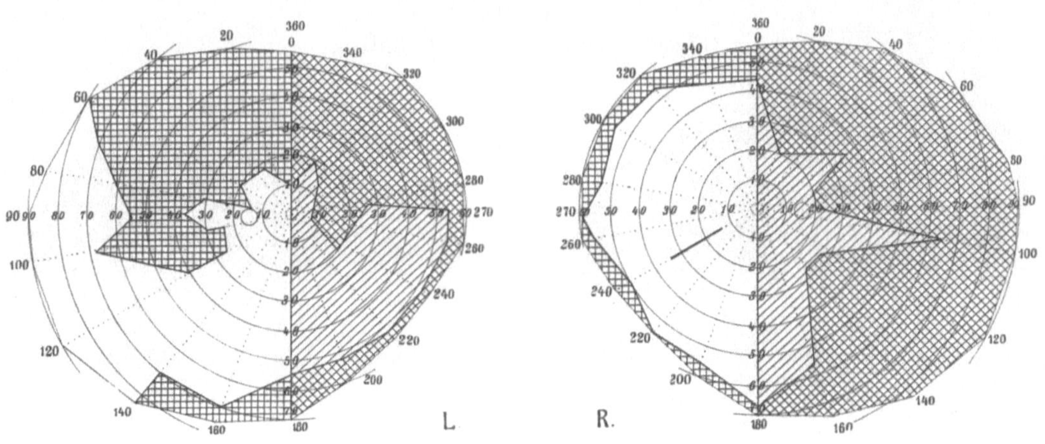

Fig. 148.
(Eigene Beobachtung: Fall A. C.)

die Gefässe kreuzender, weisser Schleier. Hochgradige Arteriosklerose der Radialarterien und Karotiden.

Sektion: Rechts primäre Erweichung des Cuneus, lediglich auf diesen begrenzt und die Rinde befallend.

Eigene Beobachtung: A. C., 64jähriger Mann mit allgemeiner Arteriosklerose. Eiweiss im Urin. Ophth. zahlreiche Blutungen und weissliche Flecken auf der Netzhaut neben Kaliberveränderungen der Gefässe. Durch diese Veränderungen waren unregelmässige Gesichtsfelddefekte beiderseits mit rechtsseitiger inkompleter nicht absoluter Hemianopsie entstanden. [Fig. 148.)

Eigene Beobachtung: R. H., 52jähr. Mann. Die ophth. Untersuchung zeigte auf beiden Augen Netzhautblutungen, links war die Papille sehr blass. Die Sehschärfe war hochgradig reduziert. Rechts bestand ein hemianopischer Ausfall im unteren linken Quadranten. Grosse Mengen von Eiweiss im Urin. 11 Tage später Ödem der Papille und Netzhaut. Später: Tod an Apoplexie. Gesichtsfeld siehe Fig. 149.

Ferner sind Patienten als dienstuntauglich (D. U.) zu bezeichnen bei Herden, welche den Tractus opticus bei seinem Übergange ins Chiasma getroffen

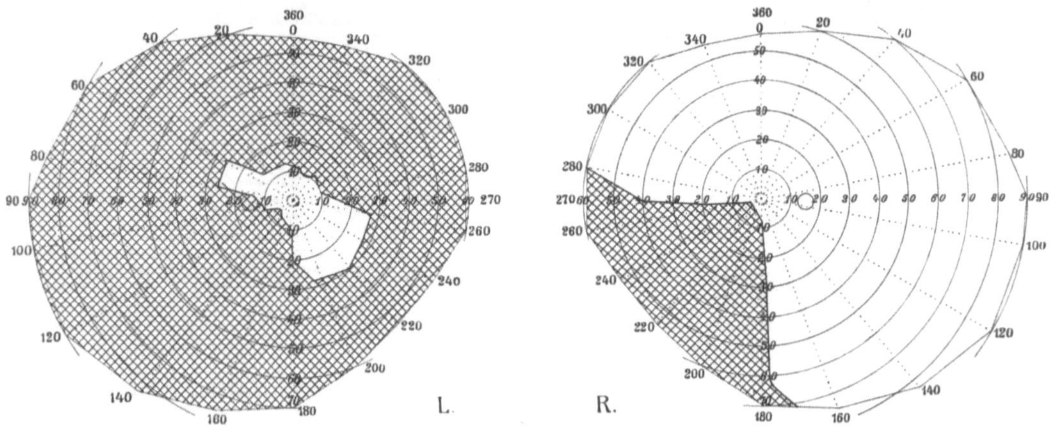

Fig. 149.
(Eigene Beobachtung: Fall R. H.)

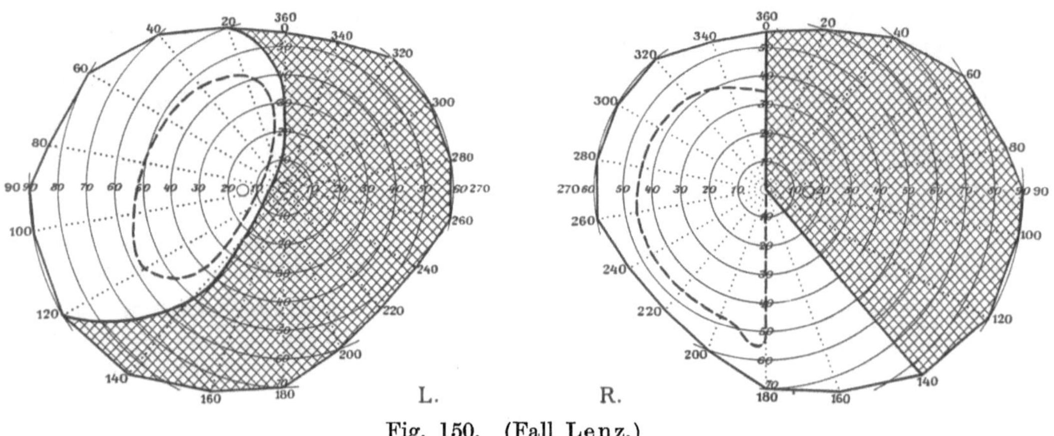

Fig. 150. (Fall Lenz.)

hatten, wie z. B. in Fig. 150 vgl. Neurol. des Auges, Bd. VII, pag. 160, Fall Lenz. Lues basilaris.

Von den 29 Fällen Uhthoffs wurde Fall V, ein Offizier, für felddiensttauglich und ein Offizier für garnisondienstfähig erklärt; alle übrigen waren D. U.

Krückmann (135) sagt folgendes: ,,Zweimal habe ich linksseitige Hemianopsien gefunden, an die sich die Kranken bereits gewöhnt hatten, weil sie nur wenig Beschwerden machten. Diese Kranken wurden nicht eingestellt. Mehrfach kamen kleine isolierte oder symmetrische Defekte vor; beispielsweise lagen sie einmal oben links und einmal unten rechts. Sie begannen beidemale ungefähr 20—30° vom Centrum. Es handelte sich um verwundete Offiziere, die einen Schuss am Hinterkopf erhalten hatten. Ich habe die Herren auf ihren Wunsch wieder hinausgehen lassen, weil sie im übrigen gesund und namentlich im Schädelinneren Knochensplitter oder Fremdkörper nicht nachweisbar waren. Hemianopsien, gleichgültig ob der Defekt rechts oder links, oben oder unten gelegen ist, müssen meines Erachtens möglichst entlassen werden. Eine einzige Ausnahme habe ich gemacht. Einen Offizier mit rechtsseitiger Hemianopsie, der ein ausgesprochener Kopfarbeiter war und auf der Etappe seinen Posten sehr gut versehen konnte, habe ich am Hinausgehen nicht hindern mögen, doch habe ich gleichzeitig dem Armeearzt einen ausführlichen Bescheid zukommen lassen. Während die Mannschaften mit grösseren hemianopischen Defekten durchgängig als D. U. zu bezeichnen sind, verhält sich die Sache bei Offizieren mit dem Wunsche trotz ihrer Hemianopsie sich im Dienste wieder betätigen zu können anders. Offizieren wird immerhin bei der Vielseitigkeit militärischer Ansprüche und Bedürfnisse der neuzeitlichen Heere trotz ausgedehnter hemianopischer Defekte doch irgendwo eine ihrem Range entsprechende Tätigkeit in der Etappe oder der Garnison zugeteilt werden können, sofern neben der Hemianopsie der Allgemeinzustand derselben weiter zu Befürchtungen keine Veranlassung gibt." (Vergleiche auch den Fall Allers pag. 140, den Fall Krause pag. 144 und unseren Fall L., pag. 31, der auf eigenen Wunsch wieder zur Truppe zurückgekehrt ist.)

Es ist eine bekannte Erfahrung, dass sich Hemianopiker durch entsprechende Kopfwendungen und dadurch bewirkte Verschiebung ihres Gesichtsfeldes nach der Richtung des Defektes hin allmählich im Raume relativ gut zu orientieren vermögen, und dass nach Ablauf einer gewissen Zeit die freie Bewegung im Raume ihnen nicht entfernt mehr so hinderlich ist, wie das naturgemäss in der ersten Zeit der Fall sein musste. Dass selbst nach schweren Schussverletzungen der Sehsphäre schon bereits 6 Monate nach der Verletzung eine weitgehende Gewöhnung an den neuen Zustand anzutreffen ist, zeigte Reis (140) an folgenden Beispielen:

Reis (140, Fall 5). Kr., verwundet am 29. IX. 15. Einschuss an der rechten Kopfseite 2 Finger breit oberhalb der Ohrmuschel, Trepanation, Unterbindung der A. meningea media. Es fand sich ein grosser Trümmerherd im rechten Schläfenlappen. Nach $2^1/_2$ Monaten Abtransport bei gutem Allgemeinbefinden. Röntgenaufnahme am 20. X. ergab Steckschuss (Infanteriegeschoss) im Hinterhauptslappen, etwas oberhalb der Protuberanz, dicht unter der Dura. Absolute und komplete linksseitige homonyme Hemianopsie mit makulärer Aussparung von 8—10°. Augenspiegelbefund und Sehschärfe normal.

Erneute Untersuchung am 14. II. 16. Er hatte einen mehrtägigen Urlaub nach seiner fast eine Tagereise entfernten Heimat erhalten und fand es ganz selbstverständlich, dass er die Reise allein ohne Begleitung machte.

Im übrigen bewegte er sich, wie sich Reis wiederholt überzeugen konnte, ganz frei und sicher auf der Strasse, selbst abends in der Dunkelheit; passierte den Bahnübergang usw. Er kann jetzt wieder bequem lesen. Charakteristisch ist, dass er jetzt beim Schreiben unwillkürlich das Blatt mehr nach rechts hin legt und so ganz fliessend schreibt, auch mühelos den Anfang der neuen Zeile findet. Seit Anfang Februar hat er auch angefangen, sich in einem Bankhause beruflich etwas zu beschäftigen.

Reis (140, Fall VIII). Kriegsrentenempfänger E., verwundet 1914. Einschussnarbe anscheinend unter der Protuberanz. Röntgenbild: Horizontalliegendes Projektil in der Gegend der Keilbeinhöhle rechts. Hat über 4 Monate gelähmt gelegen. Seit der Verwundung ständig starke Kopfschmerzen und Sehstörung; besonders Lesen und Schreiben ging sehr schlecht, da sofort Flimmern vor den Augen auftrat. S R. = $^7/_{20}$; L. = $^7/_{15}$. Typische Hemianopsia homonyma dextra. Beiderseits nur geringe makuläre Aussparung von etwa 5°. Er geht schon seit April 1915 allein umher, zeigt jetzt (Juni 1916) nicht die geringsten Störungen in der Orientierung, macht den weiten Weg zur Klinik stets allein; bewegt sich auch im Untersuchungszimmer ganz frei und unbehindert zwischen den Stühlen usw. umher. Findet sich überhaupt in der ihm bis dahin unbekannten Klinik gut zurecht. Beim Schreiben legt er das Papier ganz schräg, so dass er fast von unten nach oben schreibt. Auch auf der Strasse bewegt er sich wie früher und ist durchaus nicht ängstlich, auf die Strasse zu gehen.

Reis (140, Fall VI). R., 3. VI. 15 verwundet durch Maschinengewehrschuss. 14 Tage bewusstlos. Untersuchung am 14. I. 16. 4 Finger breit hinter der Scheitelmitte transversal verlaufende 8 cm lange, in der Mitte 1 cm breite und hier deutlich vertiefte Weichteilknochennarbe, die hier deutliche Pulsation zeigt. (Patient war an der Front operiert worden, wobei Knochensplitter aus der Wunde entfernt wurden.) S R. = $^6/_{36}$; L. $^6/_{36}$—$^6/_{24}$. Augenspiegelbefund normal. Linksseitige homonyme Hemianopsie, die fast bis zum Fixierpunkte heranreichte.

Reis traf den Patienten im Dezember 1916 zufällig auf der Strasse, wo er sich flott und sicher bewegte. Er beabsichtigte, sich für den landwirtschaftlichen Beruf ausbilden zu lassen.

Reis (140, Fall VII). J., 29. IX. 15 verwundet. Einschuss 3 Finger breit über der linken Ohrmuschel, 4 cm weiter nach hinten beginnt die Ausschussnarbe und erstreckt sich in 6 cm Ausdehnung bis zum Hinterhaupt, wo sie kurz vor der Mittellinie endet. S R. = $^6/_6$; L. = $^6/_{20}$. Homonyme rechtsseitige Hemianopsie. Er geht regelmässig allein im Freien spazieren, allerdings nicht gerne mitten auf der Strasse, sondern nach Möglichkeit stets auf dem Bürgersteig und zwar an der linken Häuserseite entlang und hält dann den Kopf etwas nach rechts gedreht. Er fühlt sich, wie er angibt, gar nicht unsicher und ist auch nicht ängstlich, dass ihm etwas passieren könnte.

Mag man dabei, sagt Reis, auch beträchtliche individuelle Unterschiede machen, so wird man einem Verletzten doch nicht unrecht tun, wenn man, sofern nicht ganz bestimmte Gründe dem entgegenstehen, nach Ablauf von 2—3 Jahren den Eintritt einer gewissen Gewöhnung voraussetzt und damit das Vorhandensein einer beschränkten Erwerbstätigkeit annimmt. Bestimmte einheitliche Werte für die Fälle mit homonymer Hemianopsie sind aber, wie aus den vorhergegangenen Erwägungen hervorgeht, nicht festzulegen; dieselben müssen eben nach ihrer Eigenart beurteilt werden.

Einzelne Autoren hatten $33^1/_2^0/_0$ für linksseitige und 40—60$^0/_0$ für rechtsseitige komplete und absolute homonyme Hemianopsie vorgeschlagen. Schnaudigel (141) schätzt die Minderung der Erwerbsfähigkeit bei guter normaler Sehschärfe auf 40$^0/_0$, Uhthoff für die linksseitige auf $33^1/_3^0/_0$, für doppelseitige natürlich entsprechend mehr.

Ein solcher Prozentsatz hat jedoch nur Geltung für Fälle, bei denen allein nur die Hemianopsie als solche in Betracht kommt.

Neben den Defektformen des Gesichtsfeldes, dem Verhalten der centralen Sehschärfe und dem Augenspiegelbefunde, sind auch natürlich eventuelle andere cerebrale Herderscheinungen von Dauer bezüglich der Diensttauglichkeit in Betracht zu ziehen. In der ganz überwiegenden Mehrzahl aller Fälle von Hinterhauptsschüssen war bei den in den Heimatlazaretten weiter beobachteten Fällen die einseitige und doppelseitige homonyme Hemianopsie das einzige cerebrale Herdsymptom von dauerndem Bestande. Auch darin liegt wieder ein Beweis, dass der Hinterhauptslappen ganz allein als das Gebiet der optischen Sinnessphäre zu betrachten ist. Während die Hemianopsie nach Längs- und Steckschüssen am häufigsten von dauernden anderen cerebralen Herderscheinungen begleitet war, traten dieselben bei den übrigen Schussrichtungen nur vereinzelt auf. Ungleich häufiger begegnen wir denselben als Fernwirkung in den ersten Wochen nach der Verwundung.

Wir hatten bei der Zusammenstellung der Symptome der einzelnen Schussrichtungen speziell der anderen die Hemianopsie begleitenden Herderscheinungen Erwähnung getan und verweisen hier auf die bezüglichen Angaben. (Vgl. § 79—95.)

Ferner ist bei der Beurteilung der Diensttauglichkeit auf den psychoneurotischen Zustand des Patienten Rücksicht zu nehmen. (Siehe § 96.)

§ 100. Zum Schlusse geben wir eine kurze Zusammenstellung derjenigen neuen Tatsachen, welche aus den Beobachtungen der Schussverletzungen der Sehbahnen in diesem Weltkriege bis jetzt gewonnen worden sind.

1. Das Vorkommen einer kompleten Hemianopsia inferior.

2. Das Vorkommen einer kompleten Hemianopsia superior.

3. Die Häufigkeit zentral homonym hemianopischer und doppelseitiger zentraler Skotome bei Verletzungen in der Gegend der Protuberantia occipitalis externa.

4. Die Existenz des sog. peripheren Halbmondes.

5. Dass weder dauernde cerebrale Blindheit noch dauernde Seelenblindheit nach Hinterhauptsschüssen bis jetzt beobachtet worden ist.

6. Das Vorkommen lediglich von rechtsseitiger oder linksseitiger Farbenhemianopsie resp. Hemiamblyopie.

7. Die Erfahrungen, die bei den Kriegsverletzungen des optischen Zentralapparates gemacht wurden. stützen die seit Jahren von Wilbrand und Henschen zuerst aufgestellten Lehren von einer feststehenden, flächenhaften. Projektion der Retina auf die Rinde der die Fissura calcarina umgebenden Hirnpartie und lassen die von v. Monakow und seinen Schülern vertretene Ansicht der Dezentralisation als nicht den klinischen Tatsachen entsprechend erscheinen und zwar weil wir aus den vorliegenden Beobachtungen entnehmen

a) dass bei bestimmten Schussrichtungen z. B. bei geraden unkomplizierten Querschüssen symmetrische, bei anderen z. B. bei schrägen Querschüssen, unsymmetrische Defekte auf beiden Seiten des binokularen Gesichtsfeldes auftreten,

b) dass demnach die Anlage beider Sehzentren und Bahnen die gleiche ist,

c) dass bestimmte Gesichtsfeldformen sich nur aus bestimmten Schussrichtungen erklären lassen, indes andere sich aus der Schussrichtung nicht deuten lassen, während sie bei Apoplexie, Embolie oder Enzephalomalacie tatsächlich beobachtet worden sind,

d) dass ausnahmslos die durch eine gerade Schusslinie hervorgerufenen doppelseitigen homonymen Gesichtsfelddefekte in der vertikalen Trennungslinie des Gesichtsfeldes so zusammentreffen, dass sie kontinuierlich ineinander übergehen.

Literatur-Verzeichnis.

1. Becké, Inaug.-Dissert. Marburg 1903.
2. Marchand-Stauffer-Schmidt-Rimpler, Stauffer Inaug.-Dissert. Marburg 1890.
3. Uhthoff, Allg. med. Centralzeitg. 1900. Nr. 96.
4. Pontoppidan, Hosp. Tid. 1894. 4. Bd. II. 15.
5. Uhthoff, Jahresb. f. Ophth. 1902. 434.
6. Anschütz, Allg. med. Centralbl. 1900. Nr. 95. p. 1122.
7. Bonhoeffer, Arch. f. Psych. u. Nerv. Bd. XXXVII. p. 564.
8. Tauber, Kowalewskys Archiv XXVII. p. 16.
9. Regulski, Deutsche Zeitschr. f. Chirurg. Bd. 43. p. 309.
10. Alt, Americ. Journ. of Ophth. May 1884.
11. Janeway, New York Journ. of Nerv. and Ment. Disease 1886. Nr. 4 u. 5.
12. Lewick, Americ. Journ. of Med. Sc. 1866. Oct. p. 314.
13. Beevor und Horsley, Ophth. Review 1891. p. 383.
14. Lexer, Berl. klin. Wochenschr. 1905. 481.
15. Hessberg, Berl. klin. Wochenschr. 1912. 570.
16. Hirschberg, Centralbl. f. prakt. Augenheilk. 1906. Juli.
17. Peters, Deutsche med. Wochenschr. 1891. Nr. 38. p. 1097.
18. de Beck, Northwest. Medic. I. Nr. 1.
19. Ewetzky, Med. Obosrenije. p. 374. 1883.
20. Heuse, Centralbl. f. prakt. Augenheilk. Juli. 1881.
21. Philipps, The Royal London Ophth. Hosp. Rep. 1889. Part. IV.
22. Gelpke, Arch. f. Augenheilk. XXXIX. p. 116.
23. Hughes, Irish. hosp. Gaz. 1873. July.
24. Willet, Lancet 1901. Oct. 12.
25. Resnikow und Davidenko, Zeitschr. f. d. ges. Neurol. u. Psych. IV. Heft 5.
26. Wickel, Berl. klin. Wochenschr. 1898. Nr. 44.
27. Reyher, Petersb. med. Wochenschr. 1908. 113.
28. James, Ophth. Review 1910. p. 335.
29. Bellouard, Thèse de Paris 1879.
30. Tsuchida, Arch. f. Psych. u. Nerv. XLII. 1906.
31. Tilley, Ophth. Review 1890. 245.
32. Csápody, Szemészet. 1888. 2.
33. Eskridge und Rogers, Med. News 1896. June 6.
34. Abadie, Clinique ophth. 1903. 112.
35. Bohne, Fortschr. d. Med. 1902. Nr. 36.
36. Sutter, Inaug.-Dissert. Strassburg 1890.
37. Henschen, Beiträge zur Pathologie des Gehirns. Upsala. 1890—1892.
38. Mingazzini, Neurol. Centralbl. 1890. Nr. 16.
39. Friedenwald, Arch. f. Augenheilk. XLIX. 233.

40. Wernicke, Deutsche militärärztl. Zeitschr. 1894. Nr. 11.
41. Hebold, Zeitschr. f. Psych. LII. 869.
42. Schüller, Neurol. Centralbl. 1908. 888.
43. Steffen, Klin. Monatsbl. f. Augenheilk. III. 167.
44. Graham, Brit. med. Journ. 1898. Nr. 1955.
45. Marchand, Berl. klin. Wochenschr. 1888. Nr. 47.
46. Possek, Zeitschr. f. Augenheilk. XIII. Ergänzungsheft p. 794.
47. Leber, Gräfe-Saemisch V. 936. 1. Aufl.
48. Heiligtag, Deutsche med. Wochenschr. 1910. 2147.
49. Bruns, Neurol. Centralbl. 1890. Nr. 16.
50. Glynn, Brit. med. Journ. Jan. 4. I. p. 45. 1890.
51. Kölpin, Friedreichs Blätt. f. gerichtl. Med. 53. Jahrg. Heft 3.
52. Nieden, Arch. f. Ophth. XXIX. 3. 145.
53. Basevi, Morgagni Milano XXXII. 322.
54. Gaffron, Deutschmanns Beitr. z. Augenheilk. Heft V. p. 59.
55. Vossius-Brückner, Neurol. Centralbl. 1896. p. 997.
56. Hirschberg, Centralbl. f. Augenheilk. Juli 1906. Fall II.
57. Dimmer, Wien. klin. Wochenschr. 1904. Nr. 29.
58. Ewetzky, Med. Obosrenijr. p. 374. 1883.
59. de Lapersonne und Grand, Revue génér. d'ophth. 1887. 319.
60. Szumann, Przeglad lekarski 1901. Nr. 9.
61. Liebrecht, Arch. f. Augenheilk. LV. p. 36.
62. Faravelli, Annal. di ottalm. XX. 431.
63. Hirsch, Deutsche med. Wochenschr. 1910. 1436.
64. Deutschmann, Beitr. z. Augenheilk. I. 31. 1890.
65. Claes, Berl. klin. Wochenschr. 1891. 920.
66. Mey, Centralbl. f. inn. Med. XVI. Nr. 42.
67. Pflüger, Jahresber. f. Ophth. 1885. 281.
68. Leonard, Recueil d'ophth. 1899. 188.
69. Hesse, Klin. Monatsbl. f. Augenheilk. LI. p. 29.
70. Phleps, Wien. klin. Wochenschr. 1902. 1373.
71. Mingazzini, Neurol. Centralbl. 1890. Nr. 16.
72. Heuse, Centralbl. f. prakt. Augenheilk. 1881. 204.
73. Lewschin, Centralbl. f. Chirurgie 1900. Nr. 34 u. 35.
74. Donath, Wien. med. Presse. 1902. Nr. 27 u. 28.
75. v. Duyse, Arch. d'ophth. XXV. p. 4.
76. Hartmann, Münch. med. Wochenschr. 1899. p. 162.
77. Best, Münch. med. Wochenschr. 1910. Nr. 34. p. 1790.
78. Coutela und Velter, Arch. d'ophth. XXX. pag. 1291.
79. Ratimoff, Revue de chir. 1890. Nr. 10. p. 592.
80. Henschen-Lennander, Grenzgeb. d. Med. u. Chir. III. 1898. 283.
81. v. Bergmann, Münch. med. Wochenschr. 1898. 221.
82. Greenleaf, Philadelphia med. Journ. 1900. Dec. 151.
83. Gamble, Journ. of the Americ. Med. Assoc. 1904. 23.
84. v. Limbeck, Prag. med. Wochenschr. 1890. Nr. 45.
85. Burkhard, Deutsche Zeitschr. f. Chir. XV. 582. 1882.
86. v. Bergmann, Münch. med. Wochenschr. 1898. 221.
87. Tscherning, Hospital Tidende 1901.
88. Christiansen, Nord. med. Arch. 1901. Heft II. 2.
89. Doppertin, Deutsche med. Wochenschr. 1902. 247.
90. Stern, Neurol. Centralbl. XXXIII. 683.
91. Inouye, Die Sehstörungen bei Schussverletzungen der kortikalen Sehsphäre. Leipzig
    1909.

92. Hegner, Klin. Monatsbl. f. Augenheilk. LV. 642.
93. Axenfeld, Klin. Monatsbl. f. Augenheilk. LV. 120. Fall VI.
94. v. Szily, Atlas der Kriegsaugenheilkunde. 1. Lieferung. Stuttgart 1916. Enke.
95. R. Allers, Über Schädelschüsse. Berlin 1916. Springer.
96. Genet, Lyon, Chirurgical. Nov. 1915.
97. Morax, Annales d'oculist. 79. Jahrg. p. 112—121. März 1916.
98. Bielschowsky, Münch. med. Wochenschr. 1915. p. 551.
99. Uhthoff, Klin. Monatsbl. f. Augenheilk. LV. 104. Fall VII.
100. Kopczynski, Neurol. Centralbl. XXVII. 141.
101. Keen and Thomson, Transact. of Americ. Soc. 1871. p. 122.
102. Rothmann, Neurol. Centralbl. 1914. p. 126.
103. Saenger, Münch. med. Wochenschr. 1915.
104. Dimmer Wien. med. Wochenschr. 1915. p. 519.
105. Lenz, Arch. f. Ophth. Bd. II.
106. Franke, Röntgenatlas der Kriegsverletzungen. Hamburg 1916. Herausgegeben von Prof. Albers-Schönberg.
107. Cantonnet, Arch. d'ophth. 34. Nr. 9. 1915.
108. Abelsdorff, Klin. Monatsbl. f. Augenheilk. LVI. p. 172.
110. Critchett, Ophth. Review 1910. p. 86.
111. Stevensohn, Journ. of the Royal Army med. Corps 1903. August.
112. Pincus, Versamml. d. ophth. Gesellsch. zu Heidelberg 1916.
113. Beck, Deutsche Zeitschr. f. Chirurgie. XVI. p. 547.
114. Arndt, Berl. klin. Wochenschr. 1888. Nr. 8 u. 9.
115. Reich, Jahresber. d. ophth. Tätigkeit in der Armee. 1911.
116. Meyerhoff, Klin. Monatsbl. f. Augenheilk. LVI. 63.
117. Sanders, Lancet Aug. 31. 1901.
118. Behr, Klin. Monatsbl. f. Augenheilk. Bd. 56.
119. Poppelreuter, Die psychischen Schädigungen durch Kopfschuss im Kriege 1914/16. Bd. I. Leipzig 1917. Leopold Voss.
120. Adamandriadis, Arch. d'ophth. XXVIII. 702.
121. Pagenstecher, Arch. f. Augenheilk. LXXX. p. 229.
122. Zuckerkandl, Deutsche med. Wochenschr. 1915. Nr. 51.
123. Loewenstein und Rychlik, Med. Klinik. 1916. Nr. 6.
124. Jessop, Ophthalm. Review. Juni 1915. p. 178; Klin. Monatsbl. f. Augenheilk. Bd. 55. p. 428.
125. Zade, Münch. med. Wochenschr. 1915. p. 759.
126. Best, Verhandl. des Kriegschirurgenkongresses in Brüssel. 7. April 1915.
127. Gilbert, Arch. f. Augenheilk. Bd. 80. p. 41.
128. Passow, Med. Klinik 1916. Nr. 1.
129. Payr, Jahreskurse für ärztliche Fortbildung. 6. Jahrg. Dezemberheft 1915.
130. Lunz, Deutsche med. Wochenschr. 1897. Nr. 38.
131. Wilbrand, Klinische Monatsblätter für Augenheilkunde. XLIX. II. 301 1915. pag. 537.
132. Capelle, Münch. med. Wochenschr. 1917. pag. 260.
133. Münch, Münch. med. Wochenschr. 1916. pag. 1098.
134. Best, Arch. f. Ophth. Bd. 93. pag. 49. Heft I. 1917.
135. Krückmann, Bericht über die 40. Versamml. d. Heidelb. ophth. Gesellsch. 1916. J. F. Bergmann.
136. F. Krause, Med. Klinik 1917. p. 295.
137. Igersheimer, Bericht über die 40. Versammlung d. opth. Gesellsch. z. Heidelberg 1916.
138. Uhthoff, Bericht über die 40. Versamml. d. ophth. Gesellsch. z. Heidelberg 1916.
139. v. Hippel, Bericht über die 40. Versamml. d. ophth. Gesellsch. z. Heidelberg 1916.
140. Reis, Arch. f. Augenheilk. XXXVI. p. 273.
141. Schnaudigel, Bericht über die 40. Versamml. d. ophth. Gesellsch. z. Heidelberg 1916.

142. Fehr, Bericht über die 40. Versamml. d. ophth. Gesellsch. z. Heidelberg 1916.
143. Groenouw, Arch. f. Psych. u. Nerv. XXIII. Heft 2.
144. Pincus, Bericht über die 40. Versamml. d. ophth. Gesellsch. z. Heidelberg 1916.
145. Henschen, Beiträge zur Pathologie des Gehirns. Upsala 1890—1892.
146. Payr, Jahreskurse für ärztliche Fortbildung. 6. Jahrg. Dezemberheft 1915.
147. Wernicke, Lehrb. d. Gehirnkrankheiten.
148. Förster, Deutsche Zeitschr. f. Nervenheilk. Bd. 56. Heft 1—4.
149. Oehlecker, Deutsche med. Wochenschr. 10. März 1917.
150. Mendel, Neurol. Centralbl. 1916.
151. Röper, Münch. med. Wochenschr. 1917. Nr. 121.
152. Haenel, Kriegschir. Hefte v. Bruns. 1917.
153. Schultz, Monatsschr.. f. Psych. u. Neurol. Bd. XLII. Dez. 1917.
154. Noethe, Deutsche med. Wochenschr. 1915. p. 41.
155. Rottmann, Berliner nervenärztl. Gesellsch. Nov. 1917.
156. Fuchs und Poetzl, Jahrb. f. Psych. u. Neurol. BO. XXXVIII. 1917.
157. Heilig, Zeitschr. f. d. ges. Neurol. u. Psych. 1916. Bd. 33.
158. Oehlecker, Deutsche med. Wochenschr. 1917. 15. März.
158. Poppelreuter, Die psychischen Schädigungen durch Kopfschuss. Leop. Voss. 1917.
160. Goldstein, Jahresber. f. Neurol. u. Psych. XIX. Jahrg. p. 14..
161. Schröder, Geistesstörungen nach Kopfverletzungen.
162. Berger, Zeitschr. f. d. ges. Neurol. u. Psych. 35. Bd. 4. Heft. 1917.
163. Schultze, Deutsche med. Wochenschr. 1917. Nr. 34.
164. Goldstein, Münch. med. Wochenschr. 1918. Nr. 3 u. 4.
165. Payr, Med. Klinik. 1916. (32/33).
166. Bitterf, Münch. med. Wochenschr. 1916. 439.
167. Roemheld, Neurol. Centralbl. 1916. 663.
168. Hauptmann, Zeitschr. f. d. ges. Neurol. u. Psych. Bd. XXXVI. Heft 3/4. 1917.
169. Goldstein u. Gelb, Zeitschr. f. d. ges. Neurol. u. Psych. Bd. XLI. Heft 1/3. 1918.
170. A. Jacob, Jahreskurse f. ärztl. Fortbildung. Maiheft 1918.
171. E. Redlich, Wiener med. Wochenschr. Nr. 17, 18 u. 19.
172. Sommer, Schmidts Jahrb. 1916. Bd. 324. p. 197.
173. Löwenstein und Borchardt, Deutsche Zeitschr. f. Nervenheilkunde. 58. Bd.
　　　3.—6. Heft. 1918.
174. Pfeifer, Deutsche Zeitschr. f. Nervenheilkunde. 58. Bd. p. 216. 1918.

Verlag von J. F. Bergmann in Wiesbaden.

Die

Neurologie des Auges.

Ein Handbuch für Nerven- und Augenärzte.

Von

Professor Dr. H. Wilbrand,   und   **Professor Dr. A. Saenger,**

Augenarzt
Oberarzt am Krankenhause Eppendorf-
Hamburg.

Nervenarzt
Oberarzt am Krankenhause St. Georg-
Hamburg.

Aus Besprechungen:

Mit dem vorliegenden Bande haben die Verff. ein Werk geschaffen, das in dieser Form in der gesamten okulistischen Literatur kein Gegenstück hat und das samt den vorangegangenen Bänden zu den wertvollsten Erscheinungen des Büchermarktes der letzten Jahre gerechnet werden muss. Bei aller Prägnanz des Ausdruckes und Kürze der Darstellung erreicht dasselbe eine solche Vollständigkeit, dass es sich vermöge des übersichtlichen Aufbaues in ganz hervorragender Weise als Nachschlagebuch eignet. Auf einen genauen lohnenden Gang durch das Werk selbst muss leider verzichtet werden, nur einige markante Kapitel seien wenigstens angeführt, um dem Leser auseinanderzusetzen, was er von dem Buche zu erwarten hat.

Besonders eingehend ist die Gruppierung der vielgestaltigen homonymen Gesichtsfelddefekte dargestellt, um dadurch klarzulegen, unter welch verschiedenen Formen die homonyme Hemianopsie überhaupt aufzutreten pflegt.

Unter typischer homonymer Hemianopsie versteht man einen gleichzeitig entstandenen kompletten und absoluten Ausfall entweder der rechten oder der linken Gesichtsfeldhälften beider Augen.

Die Kriegsverletzungen des Gehirns, welche einer der Verff. bei frischen Kopfschüssen an der Front selbst beobachten konnte, gaben eine volle Bestätigung der früheren Ansicht über die Projektion und Lokalisation des Sehvermögens in der Gehirnrinde.

Bezüglich der Schussverletzungen wurden neue Tatsachen festgestellt.

Neurol. Centralblatt.